儿科静脉输液治疗
临床护理实践

主 编 吴丽元 周乐山

科学出版社

北 京

内 容 简 介

本书共 19 章,详细阐述了儿童血管解剖与生理特点,儿童药理学特点,儿童输液疼痛评估与干预,儿童静脉输液的特点,儿童常用静脉输液治疗血管通路工具置管规范与维护规范、安全管理流程及健康教育内容,儿童静脉输液导管尖端定位技术,特殊置管技术在儿童静脉通路中的应用,儿童静脉营养的应用,儿科门诊静脉输液安全管理,儿童静脉输液常见并发症、不良反应,以及医务人员静脉输液专业防护知识等内容。

本书内容系统、全面,理论与实践相结合,汇集了当前儿童静脉输液治疗领域的新理念、新技术和新方法,还增加了儿童静脉输液治疗操作视频,可为广大儿科护理人员提供理论与实践指导。

图书在版编目(CIP)数据

儿科静脉输液治疗临床护理实践 / 吴丽元,周乐山主编. —北京:科学出版社,2022.9
ISBN 978-7-03-073042-8

Ⅰ.①儿… Ⅱ.①吴… ②周… Ⅲ.①小儿疾病–静脉注射–输液疗法–护理 Ⅳ.①R457.2

中国版本图书馆 CIP 数据核字(2022)第 161372 号

责任编辑:杨小玲 许红霞 / 责任校对:张小霞
责任印制:赵 博 / 封面设计:吴朝洪

科 学 出 版 社 出版
北京东黄城根北街 16 号
邮政编码:100717
http://www.sciencep.com

北京九天鸿程印刷有限责任公司 印刷
科学出版社发行 各地新华书店经销

*

2022 年 9 月第 一 版 开本:787×1092 1/16
2022 年 9 月第一次印刷 印张:23 1/4
字数:550 000

定价:88.00 元
(如有印装质量问题,我社负责调换)

主 编 简 介

吴丽元　副主任护师，高级静脉输液治疗专科护士。
中南大学湘雅二医院急危重症学科片区院感管理小组组
长、湘雅二医院儿科护理发展小组组长，湘雅二医院静脉
输液治疗小组核心成员，曾任中南大学湘雅二医院新生儿
专科护士长。兼任中华护理学会儿科护理专业委员会专家
库成员、中国妇幼保健协会助产士分会新生儿护理学组委
员、海峡两岸医药卫生交流协会新生儿学专业委员会新生
儿护理与护理管理学组委员、湖南省护理学会儿科专业委员

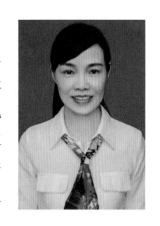

会副主任委员、湖南省医师协会儿科医师分会早产儿护理学组副组长及湖南省健
康管理学会血管通路研究与管理专业委员会委员。

从事儿科、新生儿科临床护理及管理工作 37 年，静脉输液管理工作 25 年。近
15 年带领科室置管团队开展经外周静脉穿刺的中心静脉导管（PICC）置管、脐
静脉置管及质量控制工作，在全国率先开展了新生儿 PICC 置管、脐静脉置管心
腔内电图定位技术。所在置管团队成功开展 PICC 置管 2000 余例（其中心腔内
电图定位下置管 800 余例），完成心腔内电图定位下脐静脉置管 300 余例。获国
家发明专利 1 项。在静脉输液治疗领域获省级一等奖 1 项、三等奖 1 项。以第
一作者在核心期刊发表专业论文 20 余篇（其中包含 2 篇静脉输液治疗领域 SCI
研究论文）；主持及参与护理科研课题多项；主编及参编教材和专著 16 部。2015
年获中南大学"湘雅最美护士"称号。

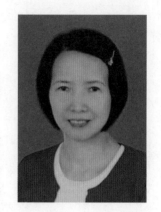

周乐山 博士，教授，硕士生导师。

中南大学湘雅护理学院临床护理学系主任。兼任中国卫生信息与健康医疗大数据学会护理学分会常务委员，湖南省儿科护理专业委员会委员。

从事儿科护理临床、科研和教学工作 30 年，担任本科生"儿科护理学"课程负责人、研究生"儿童健康管理与促进"课程负责人；担任全国高等学校"十三五"创新规划教材《儿科护理学》主编、百校千课共享联盟护理学专业融媒体教材《儿科护理学》主编、全国高等学校护理学类专业"十四五"规划教材《儿科护理学》副主编、"十二五"职业教育国家规划教材《诊断学基础》主编。近年主持省部级或校级科研课题和教改课题 10 余项，发表科研和教学论文 40 余篇，其中 SCI 收录论文 10 篇；获省级和校级教学成果奖 3 项；获中南大学优秀课程思政案例、课程思政示范教师及课程思政教学竞赛"三十佳"称号。

《儿科静脉输液治疗临床护理实践》
编写人员

主　编　吴丽元　周乐山

主　审　刘利群

副主编　许　静　张　莎　陈　媛　杨　凡　彭　敏

编　者　（按姓氏笔画排序）

邓小青（中南大学湘雅二医院）

田继东（中南大学湘雅二医院）

刘　平（中南大学湘雅二医院）

许　静（中南大学湘雅二医院）

李　欢（中南大学湘雅二医院）

杨　凡（中国医科大学附属盛京医院）

杨　芳（中南大学湘雅二医院）

肖咏蓓（中南大学湘雅二医院）

吴丽元（中南大学湘雅二医院）

张　莎（石家庄市人民医院）

陈　媛（中南大学湘雅二医院）

卓珍玉（中南大学湘雅二医院）

周乐山（中南大学湘雅护理学院）

胡明双（中南大学湘雅二医院）

曹　甜（中南大学湘雅二医院）

彭　敏（中南大学湘雅二医院）

彭芳容（中南大学湘雅二医院）

蔡峥嵘（中南大学湘雅二医院）

秘　书　彭　敏

序

    静脉输液治疗（intravenous therapy）简称静疗，是将溶液直接注入血液循环的一种治疗方式。它广泛用于药物管理和输血及血液制品输注。根据患者的年龄、临床特征、治疗时间或特定溶液的特性，可以通过外周或中心静脉导管进行静脉治疗。护士必须了解患者血管情况，选择适宜的穿刺技术完成静脉通路。儿童不是成人的缩小版。儿童处于生长发育阶段，其静脉发育在不同年龄阶段有不同的特点，如新生儿和婴儿，其血管纤细，皮肤显露也不明显，在选择穿刺点及操作方法和所用的材料等方面均与成人有所不同，加上患儿不能配合，给儿科护士增加了操作难度。《儿科静脉输液治疗临床护理实践》一书为儿童静脉输液治疗的规范化和安全管理提供了丰富的临床和科学实践经验。

    吴丽元同志从事儿科护理工作已经 37 年，她是中南大学湘雅二医院新生儿科首任护士长，担任护士长工作 23 年，我见证了她随着这个专科成长的过程。她钻研于儿科静脉输液治疗的工作，有着丰富的儿科静脉输液治疗实际操作及管理经验，她在工作上精益求精，不断创新，锐意进取，取得了可喜的成绩，在儿科静脉输液治疗方面有了突破性进展，尤其在新生儿 PICC 置管的心腔内电图定位技术方面居全国前列，并在此基础上率先成功开展了新生儿脐静脉置管心电定位技术，让新生儿精准静脉输液治疗上了一个新的台阶。她曾多次在全国多地就儿科静脉输液治疗问题进行学术交流，2018 年至今，她连续主持了四届全国新生儿 PICC 资质认证培训班，学员来自全国 18 个省（自治区、直辖市）。吴丽元在静脉输液治疗研究论文整理及该书的写作过程中付出了艰辛劳动，她当时患有右腕关节炎及坐骨神经痛，处于右手不能打字和不能坐凳椅的困难状况，但她有一股湖南人"吃得苦，霸得蛮"的干劲，有着对儿科护理科研和儿科护理的热爱。她克服了常人难以想象的病痛和压力，每天站立着用不习惯打字的左手把字符一个一个地输入计算机，正是这种坚忍不拔的"湘雅精神"，促使她完成了这本具有临床护理实用价值书籍的编写工作。针对心腔内电图定位精准置管，她发表了数篇高质量的 SCI 护理论文，获得同行赞誉。截至 2020 年，她在儿科静脉输液治疗领域先后取得了中南大学湘雅二医院护理新技术成果奖一等奖及第五届湖南省护理创新大赛三等奖等四项省、院级新技术成果奖。作为儿科老主任，我看到晚辈有这样的成就倍感欣慰。吴丽元同志为推动我国儿科静脉输液治疗事业发展做出了贡献，我乐意为该书作序。

　　该书的编者都是儿科临床护理的一线工作者，其中 89%的编者为研究生学历，大多具有高级职称，是我国知名的儿科静脉输液治疗护理专家，其扎实的儿科静脉输液治疗基础理论和丰富的临床静脉输液治疗护理的工作经验在书中都有很好的体现。该书紧跟国际儿科静脉输液治疗护理前沿进展，结合我国实际，贴近儿科临床，对儿科静脉输液治疗从理论到实践做了详细阐述，进一步规范了静脉输液治疗的操作过程，并创新性地将部分重要的操作过程用视频方式展示，将心腔内电图定位精准置管术进行详尽的记述，这是该书最大的亮点。相信该书的出版发行会给我国儿科静脉输液治疗护理技术的应用、提升和发展起到推动作用，使儿科静脉输液治疗护理技术的应用更为普及，技术更为熟练，操作更为规范化、标准化。

易著文

中南大学湘雅二医院儿童医学中心

2022 年 2 月

前　言

随着医学及护理学技术的飞速发展，静脉输液治疗也得到了迅猛的发展，新工具、新技术不断应用于临床。静脉输液治疗是临床抢救和治疗患儿的重要措施之一，儿童处于生长发育期，与成人相比，在药物的使用、静脉输液血管通路装置的选择及应用等方面具有明显的差异。作为一名高级儿科静脉输液治疗专家，近年来，我经常接到省内外儿科、新生儿科护理同仁的咨询，涉及新生儿、儿童 PICC 置管标准流程及尖端定位方法、X 线尖端定位结果的判读、导管异位的预防及处理、儿童有创血压监测方法、输液并发症的预防及处理等方面的问题。带着这些疑问，我查找了相关资料，发现近年来我国关于儿童静脉输液治疗临床实践的全面系统的专业书籍匮乏，在知识快速更新的今天，编写一部规范、实用、内容新颖的儿童静脉输液治疗临床实践书籍，显得尤为必要。

为此，我以中南大学湘雅二医院高级儿科静脉输液治疗专家为主，邀请国内知名儿科静脉输液治疗专家编写了《儿科静脉输液治疗临床护理实践》一书。本书凝集了全体编者宝贵的临床经验，以《静脉治疗护理技术操作规范》行业标准、美国 INS《输液治疗实践标准》（2021 年版）及最新静脉治疗领域相关专家共识为指导，涵盖了儿童静脉输液治疗相关基础知识、静脉穿刺、置管及导管尖端定位技术、输液质量管理内容，并重点介绍了心腔内电图定位技术在新生儿与儿童 PICC 置管、新生儿脐静脉置管尖端定位中的应用，超声技术在儿童 PICC 置管中的应用，儿童有创动脉血压监测技术等，还增加了儿童静脉输液治疗及有创动脉血压监测技术的操作视频。本书理论与实践相结合，内容全面、系统，图文并茂，涵盖了当前儿童静脉输液治疗领域的新理念、新技术和新方法，学术性、实用性强，可为广大儿科护理人员提供静脉输液治疗理论与实践指导。

最后，感谢参与此次编写的专家们，感谢参与视频拍摄的中南大学湘雅二医院、中国医科大学附属盛京医院、石家庄市人民医院儿科团队，感谢老师们科学、严谨、精心的组织、拍摄及制作，还要感谢中南大学湘雅二医院临床护理科研基金的资助（2019-HLKY-16）。

由于时间仓促及本专业研究发展迅速，本书难免存在疏漏与不足之处，恳请各位专家和读者批评指正。

吴丽元

2022 年 2 月

目　　录

第一章

概　述

第一节　儿童皮肤特点

皮肤是人体最大的器官，皮肤直接与外界环境接触，具有独特的结构特点和多种重要的生理功能。儿童处在不断生长发育的过程中，皮肤功能由相对不成熟逐渐发展到成熟，各年龄段儿童皮肤结构及生理特点与成人均存在一定的差异，年龄越小与成人的差异越大，新生儿及早产儿尤为显著。了解儿童皮肤特点对执行儿童静脉治疗具有重要意义。

一、儿童皮肤结构特点

（一）表皮

皮肤由表皮和真皮构成，表皮属复层扁平上皮，表皮最外层为角质层，角质层由多层角化上皮细胞（核及细胞器消失，细胞膜较厚）构成，足月儿与成人角质层均由 10～20 层细胞组成，但足月儿角质形成细胞体积较小，以致足月儿角质层厚度比成人薄约 1/3，即成人为 9～15μm，而足月儿仅为 6～10μm。早产儿角质层则更薄，仅由 5～6 层细胞组成，为 4～5μm；而胎龄小于 30 周的早产儿角质层更薄，仅 2～3 层，角质层细胞彼此间连接也不紧密。成人表皮厚度约为 50μm，足月儿为 40～50μm，早产儿仅为 20～25μm。成人皮肤平均厚度为 2.1mm，足月儿皮肤平均厚度约为 1.2mm，早产儿皮肤更薄，平均厚度仅为 0.9mm。

（二）真皮

真皮属于致密结缔组织，有许多胶原纤维和弹性纤维，故皮肤有韧性和弹性。婴幼儿皮肤中，真皮上层的胶原纤维不如成人的致密，真皮乳头层和网状层之间没有明显的界线，纤维束的大小也是逐渐变化的，且最终的纤维束比成人的细小。弹性纤维的分布与成人相同，但纤维较细，在结构上较不成熟。真皮有丰富的血管和神经。

（三）皮肤附属器

皮肤下有皮下组织，属疏松结缔组织，有大量脂肪细胞。皮肤还有毛发、汗腺、皮脂腺、指（趾）甲等许多附属物。

总之，儿童皮肤较成人薄，皮肤娇嫩，容易被损伤，且年龄越小越明显。

二、儿童皮肤生理特点

（一）机械屏障功能

皮肤作为人体的保护器官，最重要的功能就是机械屏障功能。皮肤的屏障功能是表皮层细胞最重要的功能，主要由角质层发挥作用。角质层既能阻止体液、电解质和其他分子丢失，又能阻止微生物、毒性物质和紫外线的穿透，还能防止外界机械性损伤等。

（二）吸收渗透功能

皮肤具有吸收外界物质的能力。婴幼儿表皮薄，真皮上部有丰富的毛细血管网，具有较强的吸收和渗透能力，新生儿和早产儿表现更加明显。

（三）皮脂腺功能

皮脂腺分泌的表皮脂质对维持皮肤屏障功能和皮肤的完整性发挥着重要作用。皮脂腺在胎儿 4 个月时形成，6 个月时结构发育完善。新生儿受到母体雄激素的影响，至出生后第 7 天，皮脂的分泌量与成人相接近。然后随着母体激素的减少，皮脂腺活性逐渐下降，到 6 个月时逐渐静止，维持在一个很低的水平，直至青春期前（7～8 岁）受雄激素刺激分泌逐渐增多，16～20 岁达到高峰，之后维持相对稳定。因此，儿童皮脂腺功能相对不成熟，皮肤对外界刺激的保护能力相对较弱。

（四）皮肤酸碱度

成人皮肤表面酸碱度（pH）呈弱酸性，pH 为 5.0～5.5，而新生儿皮肤表面的 pH 接近中性，可能与羊水环境相关，也可能与皮肤表面没有微生物群定植及酶系统的不成熟等因素有关。出生后 4d 左右皮肤表面 pH 显著下降，随后几个月继续下降，继而保持稳定，婴儿后期时皮肤表面的酸碱度才与成人相近。因此，婴儿期皮肤 pH 相对高，削弱了其抑制皮肤表面微生物过度增殖的作用。

（五）皮肤含水量

刚出生的新生儿角质层含水量较低，显著低于婴儿、儿童和成人，在出生后的 2～4 周，角质层含水量显著增加，并超过成人，然后趋于稳定。3～12 个月的婴儿角质层含水量明显高于成人。婴儿皮肤含水量较多，但其皮肤薄，皮肤屏障功能不全，极易造成皮肤水分丢失增多。

（六）体温调节功能

皮肤是体温调节的重要器官，新生儿体重较轻，体表面积相对较大，体表面积与体重的比值约为成人的 5 倍。体表面积大导致散热快，再加上体温调节中枢不完善，皮下脂肪少，易受环境温度的影响，护理不当时极易造成体温下降。

三、皮肤特点与静脉治疗

1. 儿童皮肤较成人薄，皮肤穿刺时需要注意进针的角度、力度和深度，均应与成人不同。

2. 儿童皮肤娇嫩，容易损伤，进行静脉输液时应注意做好皮肤角质层的保护，选择黏度适当、预防过敏的透明敷料完成各类静脉输液装置的固定。输液完毕，移除各类敷料时注意选择 0°或 180°的移除方式，尽量减少对儿童局部表皮的牵拉而导致的皮肤损伤。必要时可在使用敷料前局部涂擦皮肤保护膜，以保护局部皮肤。在粘贴各类敷料时注意无张力粘贴，避免局部张力过大导致的皮肤损伤。

3. 儿童的皮肤屏障功能不完善，皮脂腺分泌较少，皮肤酸碱度相对高，抑制皮肤表面微生物增殖能力弱，加上免疫功能发育不完善，易发生细菌、真菌和病毒等微生物感染。执行静脉输液治疗时需要严格遵守无菌操作规程，防止医源性感染。

4. 儿童皮肤面积相对较大，容易导致水分和热量的丢失，加之体温调节功能不完善，体温易受外界环境温度影响，执行静脉输液过程中需避免过长时间和过多部位暴露皮肤。

5. 儿童皮肤血管丰富，吸收和渗透能力较大，静脉输液时需正确选择皮肤消毒剂，输液外渗时需正确使用皮肤外敷药物，避免有害物质的吸收。

知 识 链 接

婴儿出生后皮肤对宫外干燥环境有一个逐步适应的过程，也是其解剖结构逐步成熟的过程，一般 1 岁以后儿童皮肤结构和功能逐步完善。因此，婴幼儿皮肤屏障功能不成熟，新生儿尤其是早产儿表现更为突出，导管留置期间易出现导管相关性感染、药物渗出或外渗等并发症。

（周乐山）

第二节　儿童血管解剖及生理特点

血管是血液流通于心房、心室、器官、躯干四肢之间的相对密闭的连接管道系统，也是人体内的血液运输、气体交换、新陈代谢的中转空间站。血管主要划分为动脉、静脉和毛细血管三类。

一、儿童血管的解剖结构

（一）儿童血管壁的解剖

动脉和静脉的血管壁基础结构相同，从管腔内向外依次为内膜、中膜和外膜三层。其中动脉是由左心室起，分支形成整个身体的供血动脉网络系统，将血液运送至全身各处。由于动脉内血流压力较大，血流速度较快，因此动脉管壁较厚，弹性纤维较多，随着心脏收缩和血压变化呈现出有节律的不同强度的搏动特征。静脉是汇集全身血液回流入心脏的血管，与相应的动脉相比，静脉的管腔大、管壁较薄、弹性小，管腔在外界压力下容易改变。管径超过 2mm 的静脉，尤其是下肢静脉，间隔存在成对的半月形静脉瓣，可防止血液逆流。儿童血管壁的厚度及弹性纤维含量与年龄呈正相关关系，随着年龄的增长，血管壁逐渐增厚，弹性纤维也逐渐增多。

1. 内膜　位于血管壁的最里层，由内皮和内皮下层构成，薄且光滑。由单层扁平细胞组成的内皮光滑，可以减少血液流动的阻力。内皮层具有复杂的分泌和调节功能，能分泌凝血因子Ⅷ、组织纤维酶原活性物、前列腺素、内皮素、血管紧张素转换酶等；能通过血管紧张素转换酶将血管紧张素Ⅰ转变为血管紧张素Ⅱ；能降解去甲肾上腺素、5-羟色胺及组胺等。以毛细血管为主的中小血管的内皮层是气体置换、养分供应、代谢废物排出的重要交换屏障。内皮下层由含有胶原纤维和弹性纤维的薄层结缔组织构成，常作为内膜与中膜的分界。内膜受损状态易导致静脉炎或血栓附着。

2. 中膜　位于血管壁中层，是血管重要组成部分，由弹性纤维、胶原纤维、平滑肌细胞组成。中膜随血压变化而扩张或塌陷，维持管壁张力。中膜对外界刺激等较敏感，如止血带结扎时间超过 2min，血管过度膨胀后会引起静脉挛缩，因此建议止血带结扎时间不宜过长。反复多次同一部位穿刺易造成静脉管腔狭窄，静脉穿刺后，中膜会形成瘢痕愈合。

3. 外膜　位于血管壁最外层，由疏松结缔组织组成，其中富含的成纤维细胞具有修复破损血管外膜的能力。

4. 静脉瓣膜　形成于静脉内膜皱襞处，由两层内皮细胞折叠而成，形似半月小袋，含有弹性纤维。正常瓣膜包含瓣叶、游离缘、附着缘和交会点，游离缘朝向心脏，血液流向心脏方向是张开，反之则闭合。静脉瓣具有促进静脉血回流和防止血液逆流的作用，受重力影响，静脉瓣分布在静脉回流困难的部位较多，以四肢尤其是下肢较为常见。因此，进行静脉输液治疗的穿刺点不建议选择在受重力影响大、静脉瓣膜较多的下肢部位，以预防血栓或静脉炎的发生。

（二）儿童血管的解剖结构及特点

儿童生长发育快、新陈代谢旺盛，婴幼儿毛细血管管径较粗，血液供应更充足。幼儿的血流循环系统路径比成年人短，血液在体内循环一周所需要的时间相对较少，3～5 岁时循环一周所需时间为 15s，14 岁时为 18.6s，成年人则为 22.1s 左右。静脉输液给药时，药物会更快到达患儿全身各脏器。因此，护理人员对静脉输液患儿的观察和巡视应更仔细，以保证及时了解用药效果及药物不良反应。输液过程中应加强对输液速度的管理，必要时使用输液泵对输液速度进行控制，避免输液速度过快导致的不良反应。

二、儿童血管生理特点

（一）儿童血管概述

1. 根据结构及功能不同，可分为动脉、微血管与静脉。动脉起自心脏，不断分支，口径逐渐变细，管壁逐渐变薄，最后分成大量的毛细血管，分布到全身的组织和细胞间。毛细血管再汇合，形成静脉管道，动脉与静脉通过心脏连通，构成一个连续且相对密闭的管道系统。血液由心室射出，经动脉、毛细血管、静脉再循环流入心房。

2. 根据循环途径的不同，可分为体循环和肺循环两种。

（1）体循环：起始于左心室，左心室收缩将富含氧气和营养物质的动脉血泵入主动脉，经各级动脉分支到达全身各个部位组织的毛细血管网，与组织、细胞进行物质和气体交换，即血中的氧气和营养物质为组织细胞所吸收，组织细胞的代谢产物和二氧化碳等进入血液，形成静脉血。再经各级静脉，最后汇合成上、下腔静脉注入右心房。

1）上腔静脉系：收集头颈部、上肢和胸部的静脉血，通过上腔静脉注入右心房。上腔静脉入心房前还有奇静脉注入。奇静脉及其属支由胸壁、食管和支气管的静脉汇集而成。奇静脉起自右腰升静脉，穿膈、沿脊柱右侧上行至第4胸椎高度，弓形向前绕右肺根上方，注入上腔静脉。中心静脉置管时尖端有可能误入奇静脉内。

2）下腔静脉系

A. 下腔静脉收集下肢、盆部和腹部的静脉血，由左、右髂总静脉汇合而成，沿脊柱右前方穿膈的腔静脉孔入胸腔，注入右心房。

B. 大隐静脉是全身最长的浅静脉，起自足背静脉弓内侧，于腹股沟韧带稍下方注入股静脉，新生儿经下肢置管时可以选择大隐静脉。

C. 腹部静脉亦分为脏、壁两支。成对的壁支与脏支直接或间接注入下腔静脉，不成对的脏支（除肝外）先汇合成肝门静脉入肝后，经肝静脉回流入下腔静脉。肝静脉有2~3支，在肝后缘注入下腔静脉。

D. 肝门静脉系的结构特点：肝门静脉系的血管，始端与末端均为毛细血管，一般无静脉瓣，当肝门静脉压力升高时，血液可以发生逆流。肝门静脉的主要属支有肠系膜上静脉、肠系膜下静脉、胃左及胃右静脉、胆囊静脉、附脐静脉等。在进行动静脉置管时，需要根据血管走向选择合适的穿刺置管部位，并防止尖端误入下腔静脉以外的小血管，置管结束后及时行X线检查，确定尖端位置。

（2）肺循环：起于右心室，右心室收缩，将体循环回流的血液（含代谢产物及二氧化碳的静脉血）泵入肺动脉，经肺动脉的各级分支到达肺泡周围的毛细血管网，通过毛细血管壁和肺泡壁与肺泡内的空气进行气体交换，即排出二氧化碳，摄入氧气，使血液变为富含氧气的动脉血，再经肺静脉回流于左心房。

（二）儿童血管的血流动力学

儿童输注刺激性强的药物时，应选择管径粗的血管，较大的血流量可使药物迅速稀释，从而减轻药物对血管壁的刺激，减少化学性静脉炎的发生。临床上在进行静脉置管时，必须在尽可能大的静脉内置入能满足治疗需要的最小管道，使被置管的静脉局部有足够的空间让血液通过。美国静脉输液护理学会（Infusion Nurses Society，INS）《输液治疗实践标准》（2021版）建议，在满足治疗前提下选择管径最细、管腔最少、创伤性最小的导管装置。置入导管直径/血管直径≤45%，保证一定的血流速度和血流量，避免在管腔较小的静脉置入导管，防止堵管等并发症发生。新生儿，尤其是早产儿，外周血管纤细，可供静脉输液、采血的血管有限，但危重患儿通常需要安全的通道完成静脉输液、输注肠外营养液、动脉采血等操作。因此，利用新生儿特有的脐静脉、脐动脉可以在新生儿出生时迅速、高效地建立动、静脉通道，完成静脉治疗和血液采集，避免对新生儿、早产儿外周动、静脉进行反复穿刺而造成伤害。

知识链接

嬰幼儿处于从出生至 3 岁这一时期，头部皮下脂肪少，静脉清晰表浅，位置固定，可行头皮静脉穿刺。但在外周血液循环差时，其管壁呈塌陷状态，在行头皮静脉穿刺时易造成穿刺失败、血肿形成或误穿动脉，建议不在此穿刺。

第三节　儿童水、电解质与酸碱平衡失调

体液是人体的重要组成部分，其中的水、电解质，以及体液的酸碱度、渗透压的动态平衡依赖于神经、内分泌及呼吸系统，特别是泌尿系统的正常调节功能。

一、儿童体液的特点

体液包括血浆、间质液及细胞内液，其中血浆和间质液合称细胞外液。由于儿童间质液的比例比较高，因此年龄越小，体液总量相对越多，而血浆和细胞内液量的比例则与成人相近。儿童，尤其是婴儿在出生后数月肾功能尚不健全，体内水和电解质的动态平衡易因疾病、手术或创伤等外界环境的影响发生失调，导致机体更容易出现水、电解质紊乱或酸碱平衡失调。

二、水的平衡与失调

（一）水的平衡

健康儿童每日水和电解质的摄入量波动很大，但体内液体和电解质的含量保持着相对的稳定，即水的摄入量大致等于排泄量。水的需要量与新陈代谢、摄热量、食物性质、经肾排出溶质量、不显性失水、活动量及环境温度有关。

儿童生长发育快、活动量大、机体新陈代谢旺盛；摄入的热量、蛋白质和经肾排出的溶质量均较高；相对成人，儿童体表面积更大，呼吸频率更快，不显性失水更多。因此，儿童对水的需求量大，且儿童排泄水的速度较成人快，婴儿甚至可以比成人快 3～4 倍，若水的摄入不足同时又有水分丢失时，将比成人更容易发生脱水。

（二）水的失调

1. 脱水　是指体液（特别是细胞外液）容量减少，脱水可导致有效循环血量不足。儿童水、电解质紊乱最常见的原因为不同类型的脱水。脱水的程度常以丢失液体量占体重的

百分比来表示。体重的下降常是体液和电解质的丢失而不是身体实质部分的减少。

（1）病因：根据水和钠丢失的比例，可将脱水症的原因分为两类：水摄入量不足和水丢失过多。多种原因可导致水摄入量不足或不能经口摄取，如因术后、口腔或消化系统疾病而影响经口摄取。这些原因引起的脱水常以水缺乏为主。

（2）类型：脱水的类型常反映了水和电解质的相对丢失量，临床上常根据血清钠及血浆渗透压水平对其进行评估。通常根据脱水时血清钠浓度的高低将脱水分成三种类型：等渗性脱水、低渗性脱水和高渗性脱水（表1-1）。低渗性脱水时血清钠浓度低于130mmol/L；等渗性脱水时血清钠浓度为130~150mmol/L；高渗性脱水时血清钠浓度大于150mmol/L。低渗性脱水患儿因体内水从细胞外进入细胞内，导致细胞外液的减少程度相对较其他两种脱水明显。

表1-1 三种类型脱水的比较

项目	低渗性脱水	等渗性脱水	高渗性脱水
失水与失钠比较	失水<失钠	失水=失钠	失水>失钠
细胞外液渗透压	低	不变	高
主要症状	不渴、无力、恶心	口渴、乏力、恶心	口渴
尿量	由多变少	少	少
尿比重	低	高	高
尿 Na^+、Cl^-	低	正常	高
血清 Na^+	低	正常	高
补液种类	高渗液	等渗液	低渗液

（3）临床表现：一般可根据儿童前囟、眼窝的凹陷情况，皮肤弹性、循环情况和尿量等临床表现综合判断。不同性质的脱水的临床表现也不尽相同，其中等渗性脱水的临床表现见表1-2。

（4）治疗：脱水的治疗原则是积极治疗原发病及适当补液。根据患儿的基础情况、脱水的程度及类型、有无合并症等制订补液方案。补液方案包括补液制剂的选择，补液途径、量及速度。婴幼儿补液量为计算结果的2/3量，学龄前及学龄儿童为3/4量。注意监测患儿生命体征、尿量、心功能的变化。

表1-2 不同程度等渗性脱水的临床表现

项目	轻度	中度	重度
失水量占体重比例（%）（ml/kg）	<5%（30~50）	5%~10%（50~100）	>10%（100~120）
精神反应	稍差	萎靡或烦躁	淡漠或昏迷
皮肤	稍干，弹性稍差	干燥、苍白、弹性差	干燥、花纹、弹性极差
前囟和眼窝	稍凹陷	凹陷	明显凹陷
口渴	轻	明显	烦渴
尿量	稍少	明显减少	极少或无尿
四肢	温	稍凉	厥冷
周围循环衰竭	无	不明显	明显

第一章 概 述

（5）液体疗法及静脉输液护理

1）液体疗法补充的液体量包括生理需要量、累积损失量和继续丢失量。

2）生理需要量取决于尿量、大便丢失及不显性失水。其中不显性失水约占体液丢失的1/3。在患儿发热时，体温每升高1℃，不显性失水增加12%。

3）轻度脱水患儿补充累计损失量为30～50ml/kg，中度脱水患儿补充累计损失量为50～100ml/kg，重度脱水患儿补充累计损失量为100～120ml/kg。

4）对于中、重度脱水和呕吐明显，无法经口补液的脱水患儿，临床常需要静脉输液治疗。补液原则为先快后慢。

5）合并休克、循环不良的重度脱水患儿，应在0.5～1h完成快速补液扩容，其余累积损失量在8～12h完成。

6）若患儿的腹泻、呕吐、胃肠引流等未改善，常会引起体液的继续丢失，临床上需要根据实际损失量进行补充。对于高渗性脱水患儿，高钠血症需缓慢纠正，并注意预防血钠迅速下降而出现的脑水肿。

7）根据患儿病情、使用药物性质、疗程、补液速度、外周血管条件等因素，选择合适的输液工具。

2. 水中毒 是指机体摄水量超过排水量，水潴留体内，致使血浆渗透压下降和循环血量增多。

（1）病因：机体摄水或静脉补液过多；肾排尿能力下降；各种原因引起血浆抗利尿激素分泌过多。

（2）临床表现：按起病的缓、急分为两类。

1）急性水中毒：因脑细胞肿胀和脑组织水肿致颅内压增高，表现为头痛、躁动、惊厥、昏迷，严重者发生脑疝。

2）慢性水中毒：可出现皮肤苍白、嗜睡、恶心、呕吐、软弱无力、体重增加等症状，一般无凹陷性水肿。

（3）治疗：立即停止水分摄入，严重者需用利尿剂以促进水排出。

三、电解质的平衡与失调

（一）电解质的平衡

电解质是维持机体正常内环境平衡的重要影响因素，参与物质代谢，维持神经肌肉和心肌的正常兴奋与活动功能。由于儿童的肾功能发育尚未完全，应警惕电解质的适量摄入与平衡。

1. 钠的平衡 钠是细胞外液中最主要的阳离子。主要由摄入食盐补充，经小肠吸收，最终主要通过尿液排出，小部分可经汗液排出。钠的主要生理功能是维持细胞外液的渗透压及神经肌肉的兴奋性。正常人对钠的日需要量为6～10g，肾对钠的调节能力强，其特点是多吃多排，少吃少排，不吃不排，即若体内钠不足，尿钠量将明显减少。儿童的钠摄入应严格遵循《中国居民膳食指南（2022）》，依据年龄及发育状况，逐步完善钠的食物摄入计划。

2. 钾的平衡   钾总含量的 2% 存在于细胞外，98%存在于细胞内，是细胞内最主要的电解质。钾主要来自含钾的食物，经消化道吸收，80%经肾排出。钾的主要生理功能是维持细胞的正常代谢、维持细胞内液的渗透压和酸碱平衡、增加神经肌肉应激性、抑制心肌收缩能力。正常人对钾的日需要量为 3～4g，肾对钾的调节能力较差，即使不摄入钾，尿液也会排出钾。故在禁食期间、大量呕吐、大量补充液体时，如果未能及时补钾，容易导致低钾血症的发生。

（二）电解质的失调

1. 钠的失调   正常血清钠浓度为 135～145mmol/L，血清钠浓度＜135mmol/L 可称为低钠血症，血清钠浓度＞145mmol/L 可称为高钠血症。低钠血症与高钠血症的病因、临床表现、处理原则见表 1-3。

表 1-3　低钠血症与高钠血症的比较

项目	低钠血症	高钠血症
血清钠	＜135mmol/L	＞145mmol/L
病因	1. 大量出汗时经皮肤丢失	1. 吞咽困难或渴感中枢迟钝等引起水摄入不足
	2. 经胃肠道丢失钠离子，如呕吐、腹泻、胃肠减压等	2. 经胃肠道大量失水
	3. 糖尿病、利尿剂等引起渗透性利尿	3. 尿崩症或潴留性高钠血症
临床表现	1. 可出现疲乏、倦怠、反应迟钝等急性水中毒综合征临床表现	1. 早期主要表现为口渴、无力、恶心呕吐、体温升高、脱水、尿量减少
	2. 或出现体重减轻、血压偏低、疲乏无力等慢性失钠失水综合征表现	2. 晚期则可出现如烦躁、易激惹或精神淡漠、嗜睡、抽搐或癫痫样发作和昏迷，肌张力增高和反射亢进等脑细胞失水的临床表现
	3. 严重者可出现周围循环衰竭表现，如皮肤苍白、皮肤弹性减低、脉搏细弱、心率快、直立性低血压、尿少，常无口渴感	
处理原则	主要是治疗原发疾病、纠正低钠血症、补钠和限制水摄入量	1. 急性高钠血症应及时补水
		2. 慢性高钠血症主要治疗原发病

2. 钾的失调   正常血钾浓度为 3.5～5.5mmol/L。当血钾浓度低于 3.5mmol/L，即为低钾血症，血钾浓度超过 5.5mmol/L 即为高钾血症。低钾血症与高钾血症的病因、临床表现、处理原则见表 1-4。

表 1-4　低钾血症与高钾血症的比较

项目	低钾血症	高钾血症
血清钾	＜3.5mmol/L	＞5.5mmol/L
病因	1. 长期禁食	1. 输入过多库存血
	2. 排钾利尿剂的应用	2. 使用抑制排钾利尿剂
	3. 原发性失钾性肾病，如先天性肾上腺皮质增生症等	3. 肾功能障碍，排钾功能减低
	4. 钾向细胞内转移，如代谢性碱中毒	4. 大面积烧伤、严重挤压伤等钾离子由细胞内移出
临床表现	最早出现肌无力，后期可出现四肢肌、躯干肌、呼吸肌无力；腱反射下降	神志改变、四肢软、心动过缓、心律不齐

续表

项目	低钾血症	高钾血症
心电图	T波降低、变平或倒置，ST段降低，Q-T间期延长，出现U波	早期T波高尖，Q-T间期延长；后期可出现QRS波增宽，P-R间期延长
合并症	碱中毒、反常性酸性尿	酸中毒、反常性碱性尿
处理原则	补钾	1. 禁钾。避免进食含钾高的食物，停止输注或口服含钾药物 2. 抗钾。推注钙剂，对抗高钾引起的心律失常 3. 转钾。输注含钠溶液，使钾离子转入细胞内 4. 排钾。口服降钾药、灌肠、血液透析等

四、酸碱的平衡与失调

（一）酸碱的平衡

在代谢过程中人体不断产生酸性和碱性物质，使体液的浓度发生改变。正常血液酸碱度维持在7.35～7.45，低于7.35为酸中毒，高于7.45为碱中毒。机体主要通过血液缓冲系统、肺和肾三个途径来维持体液酸碱平衡。

1. 血浆缓冲系统

（1）血浆主要缓冲对为HCO_3^-/H_2CO_3、$HPO_4^{2-}/H_2PO_4^-$和Pr^-/HPr，其中以HCO_3^-/H_2CO_3最为重要，其浓度比值决定血浆pH，当浓度比值保持在20：1时，血浆pH维持在7.40。

（2）药物的pH是判断药物能否经外周静脉输注的一个重要指标。人体能对输注药物的pH进行缓冲，输注血管的内径越大、血流速度越快、输注药物速度越慢，缓冲越好，人体腔静脉的管径粗、血流速度快，能快速将输注药物进行稀释，减少药物对血管内膜的损伤。

（3）当药液的pH低于5.0或高于9.0时，经外周静脉输液局部常出现化学性静脉炎表现，甚至出现静脉硬化、静脉血管通透性增加和血栓形成。因此，外周静脉输液的pH应保持在6.0～8.0，当药液的pH低于5.0或高于9.0时，应该通过中心静脉置管输入药物。

2. 肺 通过调节二氧化碳排出量来调节酸碱平衡。在缺氧状态下，延髓中央化学感受器受抑制，位于颈动脉体和主动脉体的周围化学感受器兴奋，促进肺排出二氧化碳，降低动脉血二氧化碳分压（$PaCO_2$），调节血浆HCO_3^-浓度。

3. 肾 通过改变排出固定酸及保留碱性物质的量来维持血浆的HCO_3^-浓度，使血浆pH不变。

（二）酸碱的失调

原发性的酸碱平衡失调可分为代谢性酸中毒、代谢性碱中毒、呼吸性酸中毒和呼吸性碱中毒4种。

1. 代谢性酸中毒 是临床上最常见的酸碱平衡失调。由于酸性物质的积聚或产生过多，或HCO_3^-丢失过多即可引起代谢性酸中毒。

（1）常见原因：如严重损伤、腹膜炎、高热或休克等致大量碱性消化液丧失。

（2）临床表现：患儿可有嗜睡或烦躁、面潮红、疲乏、感觉迟钝、心率加快、血压常偏低，并可伴有脱水的症状，严重者神志不清或昏迷。最明显的表现是呼吸变得又深又快，呼吸肌收缩明显，呼出的气体有味。由于酸中毒时心肌收缩力和周围血管对儿茶酚胺的敏感性降低，易发生心律不齐、休克和急性肾功能不全。

（3）治疗：消除病因，再辅以补充液体、纠正脱水。较轻的代谢性酸中毒常可自行纠正，不必应用碱性药物。边治疗边观察，逐步纠正酸中毒，是治疗的原则。

2. 代谢性碱中毒 体内 H^+ 丢失或 HCO_3^- 增多可引起代谢性碱中毒。

（1）常见原因：如严重呕吐、长期胃肠减压、服用碱性药物、大量输注库存血、使用利尿剂等。

（2）临床表现：一般无明显症状，有时可有呼吸变浅、变慢或精神方面的异常，如嗜睡、精神错乱等。可有低钾血症和脱水的临床表现，严重时可发生昏迷。

（3）治疗：首先应积极治疗原发疾病。对丧失胃液所致的代谢性碱中毒，可输注等渗盐水或葡萄糖盐水，必要时可补充盐酸精氨酸，既可补充 Cl^-，又可中和过多的 HCO_3^-。碱中毒时几乎都同时存在低钾血症，因此需要同时补给氯化钾（尿量超过 40ml/h 后），补 K^+ 后可纠正细胞内、外离子的异常交换，终止从尿中继续排 H^+，有助于碱中毒的纠正。

3. 呼吸性酸中毒 指肺泡通气及换气功能减弱，不能充分排出体内生成的二氧化碳，以致血液 $PaCO_2$ 增高，引起高碳酸血症。

（1）常见病因：如呼吸中枢抑制、胸部活动受限、呼吸道阻塞或肺部疾病、呼吸机管理不当等。

（2）临床表现：因换气不足导致缺氧，可有头痛、发绀，伴有胸闷、呼吸困难、躁动不安等。随酸中毒加重，可有血压下降、谵妄、昏迷等。严重脑缺氧可致脑水肿、脑疝，甚至呼吸骤停。

（3）治疗：儿童对呼吸性酸中毒的代偿能力较差，常合并缺氧，对机体的危害性极大。因此需尽快去除原发病因，还须采取积极措施改善患儿的通气功能。行气管插管或气管切开术并使用呼吸机，能有效改善机体的通气及换气功能。同时应注意调整呼吸机的潮气量及呼吸频率，保证足够的有效通气量，将潴留体内的二氧化碳迅速排出，纠正缺氧状态。

4. 呼吸性碱中毒 由于肺泡通气过度，体内生成的二氧化碳排出过多，血 $PaCO_2$ 降低，引起低碳酸血症，血液 pH 上升。

（1）常见原因：如通气过度、低氧血症、肝衰竭，以及呼吸机辅助通气过度等。

（2）临床表现：多数患儿有呼吸急促的表现。引起呼吸性碱中毒之后，患儿可有眩晕、手足和口周麻木及针刺感、肌震颤及手足抽搐，常有心率加快。危重患儿发生急性呼吸性碱中毒常提示预后不良，或将发生急性呼吸窘迫综合征。

（3）治疗：首先积极治疗原发疾病。可用纸袋罩住口鼻，增加呼吸道无效腔，减少二氧化碳的呼出，以提高血 $PaCO_2$。危重患儿可用呼吸机进行适当的辅助呼吸。

儿童水、电解质与酸碱平衡失调的相关并发症与成人并无明显差异，但影响病情程度深，变化速度快，需根据病情不断监测患儿的水、电解质与酸碱波动情况，及时调节体液平衡。

第四节　儿童疼痛的评估及输液疼痛干预

疼痛是一种主观的、令人不愉快的感觉与情绪上的感受，被确认为继体温、脉搏、呼吸、血压后的"人类的第五大生命体征"。疼痛可给儿童的心理和生理造成不同程度的近期和远期的伤害。儿童处于生长发育阶段，生理及心理发育均不成熟，对疼痛恐惧值高、耐受差异性大、抗拒情绪强，护理人员应积极采取干预措施来改善和解除患儿的疼痛。

一、儿童输液疼痛的影响因素及评估

不同年龄阶段的儿童对疼痛的耐受和表达有着较大的差异，选择合适的评估工具对不同年龄阶段的儿童疼痛做出正确的评估显得尤为重要。

（一）静脉输液致痛的因素

人体皮肤表层存在大量痛觉感受器，与游离神经末梢相对应，密度高、敏感度高。传导疼痛的神经广泛分布于静脉浅面的表皮层下，且多与静脉伴行。进针时穿刺针刺激患儿皮肤及血管，拔针时棉签按压穿刺部位，可使针尖与针梗触动血管壁，对组织造成机械性刺激，产生疼痛。人体对疼痛的感受力和耐受力存在个体差异，影响疼痛强度的因素包括患儿的年龄、性别、疾病、情绪、注意力及家庭环境等。

（二）疼痛的评估

不同年龄阶段儿童适用不同的疼痛评估工具及方法。

1. 新生儿疼痛评估工具

（1）新生儿面部编码系统（neonatal facial coding system，NFCS）：由加拿大 British Columbia 儿童医院和大学制定。NFCS 含有 10 项新生儿的表现指标：皱眉、挤眼、鼻唇沟加深、张口、嘴垂直伸展、嘴水平伸展、舌呈杯状、下颌颤动、嘴呈"O"形、伸舌。一项表现计 1 分，总分为 10 项之和。NFCS 最低评分为 0 分；最高评分：早产儿为 10 分，足月新生儿为 9 分（"伸舌"只用于评估早产儿）。NFCS 分值越高表示疼痛程度越严重。

（2）新生儿疼痛评估量表（neonatal infant pain scale，NIPS）（表 1-5）：有 6 项指标，即面部表情、哭闹、呼吸类型、上肢、下肢、觉醒状态。总分为 6 项之和，最低为 0 分，最高为 7 分，分值越高表示疼痛程度越严重。NIPS 主要用于评估早产儿和足月儿操作性疼痛。

表 1-5　新生儿疼痛评估量表

项目	0分	1分	2分
面部表情	安静面容，表情自然	面肌收缩（包括眉及鼻唇沟）	
哭闹	安静不哭	间歇性轻声呻吟	持续大声尖叫
呼吸类型	与往常一样	呼吸不规则加快，屏气	
上肢	无肌肉僵硬，偶尔随意运动	肌紧张，臂伸直、僵硬和（或）快速屈伸	
下肢	无肌肉僵硬，偶尔随意运动	肌紧张，臂伸直、僵硬和（或）快速屈伸	
觉醒状态	安静睡眠或者清醒时情绪稳定	警觉，坐立不安，摆动身体	

（3）早产儿疼痛量表（premature infant pain profile，PIPP）（表 1-6）：包括 2 项相关指标（觉醒程度、面部运动）、2 项生理指标（心率、氧饱和度）、3 项行为指标（皱眉、挤眼、鼻唇沟）。总分为 7 项之和，最低为 0 分，最高为 21 分，分值大于 12 分表示存在疼痛，分值越高表示疼痛程度越严重。PIPP 是根据早产儿的特点专门设计的疼痛评估方法，主要用于早产儿急性疼痛的评估。

表 1-6　早产儿疼痛量表

项目	0分 （孕周>36）	1分 （孕周32～35）	2分 （孕周28～31）	3分 （孕周<28）
觉醒程度	活动/清醒，睁眼	安静/清醒，睁眼	活动/睡觉，闭眼	安静/睡觉，闭眼
面部运动	有面部运动	无面部运动	有面部运动	无面部运动
心率增加次数（次/分）	0～4	5～14	15～24	>25
氧饱和度下降比例（%）	0～2.4	2.5～4.9	5.0～7.4	≥7.5
皱眉	无	轻度	中度	重度
挤眼	无	轻度	中度	重度
鼻唇沟	无	轻度	中度	重度

注：行为指标评估时间为 30s；"无"为该动作<9%；"轻度""中度""重度"表示该动作持续时间分别为评估时间的 10%～39%、40%～69%、>70%。

2. CRIES 量表评分法　由美国密苏里大学制定。它包括 5 个指标：哭闹、氧饱和度>95%所需的氧浓度（%）、生命体征、面部表情、失眠。其中失眠是基于记录 1h 前的观察结果，生命体征在最后测量，以免惊醒患儿。CRIES 量表评分法（表 1-7）各项分值为 0～2 分，总分为 10 分，评分>3 分应进行镇痛处理。该方法主要用于评估 32 孕周以上新生儿的术后疼痛，也适用于 0～6 个月的新生儿和婴幼儿，对不能进行良好沟通的幼儿也可以采用该评估方法。

表 1-7　CRIES 量表评分法

项目	0分	1分	2分
哭闹	无	高声哭，可安慰	高声哭，不可安慰
氧饱和度>95%所需的氧浓度（%）	无	FiO_2<30%	FiO_2>30%
生命体征	无变化	上升<20%	上升>20%
面部表情	无	愁眉苦脸	愁眉苦脸/呻吟
失眠	安静入睡	经常醒	一直清醒

3. FLACC 量表评分法（表 1-8） 多用于 2 个月至 7 岁儿童。它包括 5 个指标：面部表情、肢体动作、行为、哭闹和可安慰性。FLACC 量表评分法是行为学评分法，对于在缺乏认知和表达能力的婴幼儿进行评估非常有效。使用该量表，评估人员需观察 1～15min，每项内容按 0～2 分评分，总评分最高为 10 分，1～3 分为轻度疼痛，4～6 分为中度疼痛，7～10 分为重度疼痛。研究认为此评分超过 3 分时应给予镇痛处理。

表 1-8　FLACC 量表评分法

项目	0 分	1 分	2 分
面部表情	微笑	偶尔皱眉，面部扭曲、淡漠	下颌颤抖或紧咬
肢体动作	放松体位	紧张、不安静	腿踢动
行为	静卧或活动自如	来回动	身体屈曲、僵直或急扭
哭闹	无	呻吟	持续哭、哭声大
可安慰性	无须安慰	轻拍可安慰	很难安慰

4. 改良面部表情疼痛量表（FPS-R） 该方法采用 6 种面部表情从微笑至哭泣的不同表情来表达疼痛的程度（图 1-1）。每种表情代表不同的意义，0：非常愉快，没有疼痛；2：有一点疼痛；4：轻微疼痛；6：疼痛较明显；8：疼痛较严重；10：剧烈疼痛。疼痛评估时让患儿选择一张最能表达其疼痛的表情。此量表评估方法简单、直观、形象，易于掌握，适合各个年龄阶段儿童。

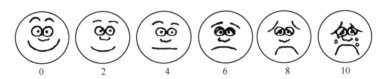

图 1-1　改良面部表情疼痛量表

二、输液疼痛的干预

（一）心理干预

疼痛既有生理原因，又有心理原因，通过心理护理可以帮助患儿缓解或消除疼痛。儿童对输液普遍有一种紧张恐惧心理，加上儿童血管相对细小，穿刺难度大，如果穿刺失败更会加重患儿紧张、恐惧心理；紧张、恐惧时，儿茶酚胺分泌增多，导致周围血管收缩，加重穿刺难度，反复穿刺使患儿疼痛加重。采取美化就医环境、建立良好的护患关系，给予安慰、鼓励性的语言及抚慰性的动作等多种措施，分散患儿注意力，减轻其对输液的恐惧，放松心情，提高患儿静脉穿刺成功率，从而减轻患儿疼痛感。

（二）输液疼痛的干预

将输液疼痛按照输液治疗的进程，分为 3 个阶段：穿刺、输液、拔针，进行对因干预。

1. 穿刺阶段

（1）穿刺部位及血管的选择：手背部的三角区域内神经分布稀疏，此区域是浅表静脉穿刺的最佳部位。尽量选择手背尺侧静脉穿刺，因手背尺侧相对于桡侧皮肤薄，血管富有弹性，进针阻力小，机械性刺激小，穿刺成功率高，疼痛感较弱。还应从远心端向近心端有计划地使用血管，提高血管的使用率。

（2）选择合适的穿刺工具：根据患儿的年龄、治疗药物性质、疗程等选择最合适的输液穿刺工具，既可以避免反复穿刺造成的血管损伤，又可以减少患儿的疼痛，从而确保高质量地完成治疗（详见第一章第五节）。

（3）避免穿刺时消毒液的刺激：消毒后应待局部皮肤完全干燥再进行穿刺，避免穿刺时消毒液随针尖进入皮肤组织，刺激皮肤和血管，产生疼痛感。

（4）掌握正确的进针方法：穿刺时（除头皮静脉外）适当增大进针角度（45°～60°），皮肤受损范围小，进针压强增大，进针速度加快，疼痛感减轻。但对于严重水肿、肥胖、静脉穿刺失败率高的患儿，应缓慢进针，确保穿刺成功。

（5）固定方法适宜：若针柄或留置针针翼固定不当，可导致针头或导管尖端紧贴血管壁引起刺痛。可采取调整至舒适体位的方法，必要时将针柄或留置针针翼位置进行适当调整，重新固定，避免针头紧贴血管壁。

2. 输液阶段

（1）药物及微粒刺激：当输液过程中输注刺激性较强的药物或随同药物进入人体的非代谢性颗粒杂质，可使静脉通透性增强，白细胞浸润，产生炎症改变，引起化学性静脉炎；同时，释放组胺使血管收缩、痉挛变硬，并发血栓。两者协同作用使患儿静脉炎疼痛发生率明显升高。选择较大且弹性好的血管，使用精密过滤输液器（过滤介质孔径为 5μm 以上）能有效过滤药液中不溶性微粒，减少微粒对血管的刺激，避免药物及微粒对静脉的刺激，减少静脉炎、血栓的发生率，避免或减少疼痛的发生。

（2）寒冷刺激：药液温度过低可刺激血管，引起人体不适和疼痛感。应注意保持适宜的环境温度及对患儿的保暖。对需要冷藏保存的药物，在使用前需在室温下放置适当的时间，或在输液前使用输液加温器对药液进行适当加温，但应注意避免温度过高所致药物成分的破坏。

（3）药物渗出：因小儿好动、配合度低，易导致针尖斜面或导管尖端未完全进入血管内或脱出于血管外，以及由于外周静脉导管留置时间过长或患儿血管通透性增加等原因，使药物渗出，局部肿胀，引起疼痛。应对患儿及家属进行安全输液宣教，责任护士加强巡查，发现异常及时予以处理，从而避免或减低药物外渗的风险。

3. 拔针阶段 撕固定胶带或者敷料时，尽量不要牵拉输液穿刺工具与皮肤的连接点，拔除时应快速沿血管方向拔出输液穿刺工具，再按压穿刺点。

（三）新生儿输液疼痛管理

根据《新生儿疼痛评估与镇痛管理专家共识》（2020 版）中"新生儿镇痛管理阶梯方案图"显示，新生儿静脉及动脉穿刺属于中度疼痛，采取的干预措施除轻度疼痛（如手指及足跟采血）所采用的主要以环境干预为主（温柔抚触、母亲喂养等），辅以非药物干预措施（舒缓音乐疗法、非营养吸吮联合蔗糖水喂养）外，选用合适套管针（24～26G）、精准穿刺是减少疼痛的重要前提；另外，穿刺部位可应用局麻类药物（如麻醉低共熔混合物霜、利多卡因霜），不推荐静脉用药。

知 识 链 接

随着年龄增长，儿童生长发育，认知增强，对疼痛的感受和表现形式不同。采用干预措施可以增加穿刺首次成功率，如采用血管可视化技术、喷射加压加速利多卡因（无针法）等措施被证明可以有效减少疼痛。

第五节　儿童静脉治疗血管通路装置类型与选择标准

儿童静脉治疗所使用的血管通路装置（vascular access device，VAD）的选择应遵循满足治疗需要、损伤最小、穿刺次数最少和风险最小的原则。

一、儿童静脉治疗血管通路工具选择标准

目前遵循的标准主要是《静脉治疗护理技术操作规范》（WS/T 433—2013）及美国 INS《输液治疗实践标准》（2021 版）。

1. 输液治疗开始前应根据患儿的诊断，评估可替代的治疗途径，以及各种治疗方式的风险与利益。

2. 尽早选择最合适的 VAD 是医疗护理团队、患儿及照护者之间共同合作的过程。

3. 根据治疗方案，包括预期治疗时间、血管特点，患儿年龄、合并症、输液治疗史、患儿对 VAD 类型和位置的偏好，以及维护血管通路装置的能力和资源，选择合适的 VAD 类型（外周或中心）以满足患儿的血管通路需求。

（1）单次静脉输液治疗，静脉注射或静脉滴注非刺激性、非发疱剂、等渗液体，可选择一次性静脉输液钢针。

（2）非腐蚀性、非发疱性和非高渗性药物的输液治疗，且输液治疗时间较短（少于 4d）的患儿建议选择外周静脉留置针。

（3）持续静脉输注等渗或接近等渗的药物，治疗时间为 5～14d 时，建议选择中等长度导管。

（4）需要长期（＞15d）静脉输液治疗或输注腐蚀性药物时优先选择中心静脉血管通路装置（CVAD），如经外周静脉穿刺的中心静脉导管（PICC）、输液港（Port）等。

（5）需要高压注射对比剂时应选择耐高压导管。

（6）行血流动力学监测时可选择外周静脉留置针、中心静脉导管（CVC）。

（7）出生后早期新生儿可选择脐静脉导管（UVC）进行药物、肠外营养液等输注及中

心静脉压监测，最长留置时间为14d。

4. 理想的经外周静脉治疗用药应该是等渗的且具有生理pH，当无法做到这一点时，应避免在外周静脉输注极端pH和渗透压的药物。目前还没有明确的、普遍认可的pH或渗透压的界限值。

5. 在满足规定治疗方案的前提下，选择管径最细、管腔数量最少、创伤性最小的VAD。

6. 制定血管通路计划时，应首先考虑血管的健康和保护。

7. 各种血管通路工具的选择及使用均应在患儿或家属自愿基础上实施，其中 UVC、CVC、PICC 和 Port 需要在儿童监护人签字后方可操作。

二、儿童静脉治疗血管通路装置类型

（一）外周静脉血管通路装置

1. 一次性静脉输液钢针（disposable intravenous infusion with steel needle） 目前主要用于外周静脉采血和短期静脉输液。根据其功能分为静脉采血针和一次性静脉输液钢针两类。优点：操作简单、易于穿刺、价格便宜。缺点：对患儿静脉及药物的要求高；输液时患儿活动受限，容易发生渗漏；反复穿刺，增加患儿的痛苦；增加操作者职业暴露的风险。目前我国医疗机构提倡钢针"零容忍"。

（1）材质：为钢针。

（2）规格：详见第三章第一节。

（3）适应范围：浅静脉采血、短时单次输注无刺激性溶液或药物；多作为临时静脉用药，留置时间一般在2～4h。

2. 外周静脉导管（peripheral inserted venous catheter，PIVC） 指经外周静脉置入并留置在外周静脉中的导管。置管的外周静脉包括四肢、颈外静脉和新生儿的头皮静脉。PIVC可以置入位于浅表组织皮肤下的浅表静脉，以及肌肉组织下的深静脉。

美国INS《输液治疗实践标准》（2021版）将外周静脉导管分为3种类型：

（1）外周静脉短导管（短PIVC）：导管覆盖针头，导管内有中空金属针芯（针头），通常由浅表静脉置入。满足短PIVC使用的所有条件，但难以触及或难以肉眼观察时，推荐使用超声引导/近红外技术。外周静脉短导管是目前国内外重要的外周浅静脉输液治疗工具，分为开放式留置针与密闭式留置针两种类型。①开放式留置针：分为开放式普通型和开放式安全型留置针两种。开放式安全型留置针是在普通型留置针的基础上设计了针尖保护装置，可以避免医护人员针刺伤。②密闭式留置针：分为密闭式普通型和密闭式安全型（防针刺伤）留置针两种，一体化设计的整体密闭式系统能有效阻止血液外溢造成的污染。

（2）外周静脉长导管（长PIVC）：置入浅表或深处的外周静脉，通常在短PIVC不够长，无法对可用静脉置管时使用。长PIVC可采用传统的置管技术或更先进的操作（如改良塞丁格技术）置入。选择长PIVC时应评价血管深度，以确保2/3的导管位于静脉内。

（3）中等长度导管：①对于儿童和成人，经贵要静脉、头静脉或肱静脉置入上臂外周静脉，导管尖端位于腋静脉胸段或锁骨下静脉，但未到达上腔静脉；②对于新生儿：除上臂静脉外，还可经头皮静脉置入中线导管，导管尖端位于锁骨上方的颈静脉，或者置入下肢，导管尖端位于腹股沟韧带下方的股静脉内。但需要更多高质量的临床试验来确认中线导管在新生儿和婴儿中使用的安全性和有效性。

（1）短 PIVC、长 PIVC

1）导管材质：目前多为聚氨酯和聚氨亚酯材质，质地柔软、生物相容性高、血管损伤性小。外周静脉留置针因其材质不同，分为耐高压型与非耐高压型两种，耐高压型留置针可以抵抗高压注射对比剂带来的压力，降低对比剂的渗漏及局部肿胀的风险。

2）规格：外周静脉留置针因尾端针座外径大小不同而有不同规格，依据针翼颜色不同加以区分（表 1-9）。

表 1-9　外周静脉留置针规格

项目	24G	22G	20G	18G	17G	16G	14G
尾端针座外径（mm）	0.7	0.9	1.1	1.3	1.5	1.7	2.2
针翼颜色	黄色	蓝色	粉色	绿色	白色	灰色	橙色

3）适应证

A. 多次静脉治疗，输注时间较长（>4h），多次采集血标本，手术患儿，输注血液、血液制品，血流动力学监测，推注对比剂等。

B. 输入急救药品，如在 CVAD 开通前，需紧急输注血管升压素等，可以通过 PIVC 输注，直到 24～48h 尽快置入 CVAD。

C. 如果不得不通过 PIVC 输注肠外营养（PN），则使用限制的葡萄糖和蛋白质浓度，分别≤10%和（或）5%。

（2）中等长度导管（medium length catheter）：指其长度为 20～30cm 的导管。与外周静脉留置针相比，其优势如下：①穿刺可在直视下盲穿完成，如选择较深静脉穿刺可在血管超声引导下穿刺，成功率高、对血管损伤小。②导管尖端位置在腋静脉或锁骨下静脉区域，因其血管较粗、血流量较大、可充分稀释药物，减少或避免对血管的刺激，具有留置时间长、感染率低、活动方便、并发症少、减轻患儿反复穿刺痛苦等优点。局限性：①置管相对复杂，费用较高。②相对于中心静脉导管，中等长度导管操作方便，但是其留置时间较中心静脉导管短。③输入液体有限制，不可使用中等长度导管进行连续的发疱剂治疗、PN 或输液极端 pH 或渗透压液体；间歇性输液已知刺激物和发疱剂时，由于静脉炎或外渗风险增加，应加强导管部位监测；当患儿有血栓病史、高凝状态、肢体静脉血流减少或终末期肾病需要保护静脉时，避免使用中等长度导管。

1）导管材质：为硅胶或聚氨酯。

2）规格：因导管材质不同分为硅胶材质的中等长度导管（头端闭合式、三向瓣膜式）和聚氨酯材质的中等长度导管（头端开口式）。

3）适应证：持续治疗时间为 5～14d 的中短期静脉治疗，无刺激性的等张溶液或药物的治疗。可使用中等长度导管输注如抗生素、补液和镇痛药等外周静脉耐受良好的药物。

（二）中心静脉血管通路装置

中心静脉血管通路装置（central vascular access device，CVAD）是指从周围静脉置入导管，导管尖端留置在中心静脉（上腔静脉或下腔静脉）的导管，包括 UVC、CVC、PICC、Port 等。通过中心静脉导管可注射部分刺激性比较强的药物，以预防因药物导致的周围血管闭塞及静脉炎等并发症的发生，导管的使用时限相对较长，操作方便。

如果 CVAD 维护不当，也会导致导管相关性感染、血栓等并发症的发生。美国 INS《输液治疗实践标准》（2021 版）推荐：应尽量减少不必要的 CVAD 置管，需要确定基于循证证据的 CVAD 适应证，包括但不限于：①患儿病情不稳定和（或）输液治疗用药方案复杂（多种药物输注）；②在预期外周静脉通路不足的情况下进行不定期化疗时；③不适合外周静脉输液规定的持续性输液治疗（如输注发疱剂、电解质等及 PN）；④创伤性血流动力学监测；⑤长期间歇性输液治疗；⑥既往外周静脉穿刺困难或超声引导穿刺失败。

1. 脐静脉导管（umbilical venous catheterization，UVC）　是利用新生儿出生后早期脐静脉尚未关闭，经脐静脉置入中心静脉的导管。

（1）导管材质：常用脐静脉导管分硅胶及聚氨酯两类。聚氨酯导管具有热敏性能（体温状态下比较柔软，可随血管弯曲而呈弯曲形）、张力较强而伸张度较小、导管受阻时不易折断，以及防凝血、防黏附的功能。

（2）规格：按照管腔的多少分为单腔、双腔、三腔导管。三向阀门支持多途径输注。按照管腔的外径大小分为 3.5Fr、5Fr、6.5Fr、8Fr。

（3）适应证

1）危重患儿中心静脉压测定。

2）需要频繁采集血标本的患儿。

3）同步输血治疗患儿。

4）极低或超低出生体重儿、危重新生儿出生后早期的中心静脉输液通道。

2. 中心静脉导管（central venous catheter，CVC）　是指经皮肤由颈内静脉、锁骨下静脉或股静脉穿刺置入，沿血管走向至上腔静脉或下腔静脉的导管。临床上一般选择右颈内静脉穿刺。由于 CVC 尖端位于上、下腔静脉，避免了刺激性药物及高渗或黏稠性液体对患儿外周血管的损害，因而 CVC 在临床上应用较为广泛，适用于所有类型的静脉治疗。CVC 是由临床医生或麻醉科医生在严格的无菌条件下进行的一项技术操作，置管过程中可能出现血气胸、大血管穿孔等危及生命安全的并发症，感染的发生率高于 PICC。在儿童重症护理中，CVC 常用于快速静脉内输入药物和液体，以及监护中心静脉压。

（1）导管材质：常用的 CVC 材质一般为硅胶或聚氨酯，相对于人体均具有良好的生物相容性和较好的柔韧性。但由于聚氨酯材质导管相对较硬，其置管并发症的发生率高于硅胶材质，因而对于经济条件较好、治疗周期较长、维护方便的患儿，硅胶材质导管应作为置管时的首选。新一代聚氨酯材质导管的抗张力强度高，进入机体后能变得柔软，且对化学治疗药物的耐受性较强，非常适用于需要进行耐高压治疗的患儿。

（2）规格：根据管腔不同可分为单腔、双腔及多腔导管；根据导管的功能不同可分为普通型与耐高压型。婴幼儿常用型号有 3Fr、3.5Fr、4Fr，不同型号对应导管的长度各有不同。导管的外形有直型管、弯型管和弯外延型管等。

（3）适用范围：CVC 可适用于任何性质的药物输注、血流动力学监测，但不应用于高压注射泵注射对比剂（耐高压导管除外）。其还可用于接受血液透析、血液滤过、血浆置换、心导管检查及安装心脏起搏器的患儿。

3. 经外周静脉穿刺的中心静脉导管（peripherally inserted central catheter，PICC）　是指经上肢贵要静脉、肘正中静脉、头静脉、肱静脉及颈外静脉（新生儿还可以通过下肢大隐静脉、头部静脉、耳后静脉等）穿刺置管，尖端位于上腔静脉或下腔静脉的导管。

（1）导管材质：PICC 的材质主要为硅胶或聚氨酯。聚氨酯导管结实但不坚硬，在静脉内随人体中心温度的影响而变得更软、更柔韧。硅胶导管具有良好的弹性，与机体相容性高，置管后并发症发生率低。

（2）规格：导管分类依据导管的管腔数量、结构、功能、型号不同，PICC 分为以下几类：①依据管腔数量多少分为单腔、双腔及多腔。②依据结构分为前端开口式和三向瓣膜式。③依据功能分为耐高压注射型及非耐高压注射型。④依据型号分为 1.9Fr、3Fr、4Fr、5Fr 及 6Fr，新生儿常选用 1.9Fr，幼儿常选用 3Fr，儿童常选用 4Fr。

（3）适应证：适用于中长期静脉输液治疗，可用于任何性质的药物输注。不应用于血流动力学监测和高压注射泵注射对比剂（耐高压导管除外）。

4. 完全植入式静脉输液港（totally implantable venous access port，TIVAP）　简称输液港（Port），是完全置入人体内的闭合输液装置，它包括供穿刺用的注射座、尖端位于上腔静脉的导管及将导管与注射座连接起来的导管锁三部分。前上胸壁是最常见的置入部位，腹部或肘前区的手臂也可以使用。注射座边缘有缝合孔，上面是隔膜，中间是储液槽。缝合孔主要是便于将注射座整体缝合固定于皮下组织。注射座隔膜由耐度极强的硅胶构成，可被无损伤针反复穿刺，输液时使用蝶翼无损伤针经皮肤穿刺进入注射座，形成输液通路。由于输液装置完全置入体内，降低了感染的风险，且具有在治疗间歇期维护周期长、总体维护费用较低及方便、美观，不影响患儿的生活、学习和形象，改善患儿的生存质量等优点。

（1）材质

1）导管材质：主要为聚氨酯和硅胶材料。聚氨酯导管表面光滑，降低药物和血液附着，随体温的影响变得柔软；硅胶导管壁薄腔大，堵管率低。

2）输液港材质：输液港注射座材质有树脂、钛金属等。

（2）规格：①依据管腔多少分为单腔、双腔、多腔的中心静脉导管；②依据结构分为前端开口式和三向瓣膜式；③根据各生产厂家不同，其规格有 4.8Fr、6Fr、7Fr 等。

（3）适用范围：可用于任何性质药物的输注，以及需要长期或反复间断输液的患儿；长期输血、血液制品或静脉采血的患儿；长期胃肠外营养液输入的患儿。

知 识 链 接

　　静脉输液治疗始于17世纪，在20世纪逐渐形成一套完整的体系，其中静脉输液工具的发展在静脉输液治疗中起到非常重要的作用，使静脉输液治疗的有效性、安全性得到了极大的提升。临床工作中需结合患儿的具体情况选择合适的输液工具，从而高质量地完成静脉输液治疗，提高患儿的就医体验和生存质量。

（李　欢）

参 考 文 献

程锐，杨洋，史源，等，2020. 新生儿疼痛评估与镇痛管理专家共识（2020版）. 中国当代儿科杂志，22（9）：923-930.

甘立强，王华，倪思利，等，2017. 高频皮肤超声测量中国儿童皮肤厚度和密度的临床研究. 激光杂志，38（12）：159-161.

国家卫生和计划生育委员会，2014. 静脉治疗护理技术操作规范. 中国护理管理，14（1）：1-4.

柳舟，周博洋，李邻峰，2019. 儿童与孕妇皮肤特点及护肤品的选择. 皮肤性病诊疗学杂志，26(6)：386-389.

吴丽芬，何娇，刘恋，2018. 儿童静脉治疗安全与管理. 郑州：河南科学技术出版社：4-17，220-230.

吴玉芬，杨巧芳，夏琪，2021. 静脉输液治疗专科护士培训教材. 2版. 北京：人民卫生出版社：12-20，63-119.

Fluhr JW，Darlenski R，2018. Skin surface pH in newborns：origin and consequences. Current problems in dermatology，54：26-32.

Gorski LA，Hadaway L，Hagle ME，et al，2021. Infusion therapy standards of practice，8th ed. J Infus Nurs，44（Sup 1）：S1-S224.

第二章

儿童药理学特点

第一节　儿童常用刺激性药物的理化特点

药物的理化性质是指药物的物理和化学性质。物理性质是指药物的分子大小、溶解度、熔点、解离度、挥发性、吸湿和分化等；化学性质是指氧化、还原、分解化学反应特征。药物的脂溶性和水溶性也会影响药物的吸收、分布、代谢、排泄等；化学稳定性可影响药物质量及体内代谢过程。其中药物的 pH、渗透压、浓度可改变局部组织及血管的情况，使用不当可能造成较大的损伤。

刺激性药物是指药物外渗后引起局部组织灼伤或轻度可逆性炎性反应的药物。刺激性药物本身具有极强的刺激性与细胞毒性。静脉输注的刺激性溶液或药物的 pH、渗透压、浓度等对皮肤黏膜有损伤，也会对血管产生不同程度的刺激，引起静脉炎，甚至外渗或渗出。药物外渗或渗出后，若处理不及时或处置不当很可能导致局部组织的坏死。

一、儿童常用刺激性药物的 pH

溶液的酸碱度用 pH 表示，为溶液酸性或碱性程度的数值，是溶液中氢离子的浓度指数，即水溶液中氢离子浓度的负对数。中性溶液 pH=7.0，pH<7.0 为酸性，pH>7.0 为碱性。

生理情况下，正常人体血浆 pH 为 7.35～7.45。输注药物的 pH 应保持在 6～8，当药液的 pH 低于 5.0 或高于 9.0，局部组织可出现化学性静脉炎、红斑、肿胀等，甚至发生药物的外渗或渗出，药物外渗或渗出后若处理不及时或处置不当，很可能发生局部组织的缺血坏死。临床儿童常用刺激性药物的 pH 见表 2-1。

表 2-1　儿童常用刺激性药物的 pH 及渗透压

药物名称	酸碱度（pH）	渗透压（mmol/L）
50%葡萄糖	3.2～6.5	2526
10%氯化钾	5.0	2666
5%碳酸氢钠	7.5～8.5	1190
葡萄糖酸钙	4.0～7.5	—
氨基酸	—	500
去甲肾上腺素	2.5～4.5	—
盐酸多巴酚丁胺	2.5	280
多巴胺	2.5～4.5	277
静脉营养液	5.3～6.3	1100～1400
20%甘露醇	5.0～7.0	1098
右旋糖酐	5.2～6.5	2000
阿昔洛韦	10.5～11.6	316

续表

药物名称	酸碱度（pH）	渗透压（mmol/L）
更昔洛韦	11	320
胺碘酮	2.5~4.0	700~800
碘海醇注射液	6.5~7.8	700~800
5-FU	9.2	650
顺铂	3.5~6	300
长春新碱	3.5~5.5	610
环磷酰胺	—	352
多柔比星（阿霉素）	4.0~5.5	280
表柔比星	2.4~3.6	—
柔红霉素	4.5~6.5	300

二、儿童常用刺激性药物的渗透压

血浆渗透压是指溶质分子通过半透膜的一种吸水力量，其大小取决于溶质颗粒数目的多少，而与溶质的分子量和半径等特性无关。标准情况下，人体正常血浆渗透压的值为280~320mmol/L。

溶液的渗透压与血浆渗透压相等即为等渗溶液，渗透压＜280mmol/L 的溶液为低渗溶液，渗透压＞320mmol/L 的溶液为高渗溶液。静脉输注等渗溶液一般不会引起血细胞及静脉管壁细胞的改变。低渗溶液一般用于稀释或调节高渗药物，当静脉输注低渗溶液时，水分子向细胞内移动，细胞内水分过多，可能造成血管壁细胞膨胀破裂，血管内膜完整性受损，导致静脉刺激与静脉炎。当静脉输注高渗溶液时会吸收细胞内的水分，水分子向细胞外移动造成血管壁细胞脱水，血管内膜脱水、萎缩甚至坏死，导致血管壁发生炎性改变，进而出现静脉收缩、变硬和条索状改变的情况。

外周静脉输液时，液体渗透压＞450mmol/L 可能引起中度静脉炎，液体渗透压＞600mmol/L 则会引起重度静脉炎，因此外周静脉输注的液体需要根据药物的化学特性利用稀释剂来控制渗透压。有些药物在不能改变其最终渗透压浓度的情况下，则应选择粗直、弹性好的血管缓慢滴注，必要时选择输液泵缓慢匀速泵入，利用人体的血液进行稀释。外周静脉在输注高渗液体时，注意控制适宜的速度和输液量，若输注速度太快，用量太大，易造成局部高渗状态而引起红细胞皱缩。据相关研究证实，静脉输注时间越长，外周静脉内皮细胞可耐受的渗透压越低，如果降低溶液的渗透压即使增加输液量也不会引起静脉炎。如果给药渗透压浓度为900mmol/L 或以上，应采用中心静脉导管。临床儿童常用药物的渗透压见表2-1。

知 识 链 接

除药物本身的特性外，血管的选择、药物的输注速度、输液量也可能导致输液性静脉炎的发生。由于儿童的血管相对于成年人来说，管腔比较小，血管壁薄，弹性纤维少，穿刺难度大，因此在输注刺激性药物时更应注意选择合适的血管。药物输注过程中，应选择适当的工具，使用输液泵匀速输注，输液过程中多巡查，及时与患儿及家长沟通交流，了解其心理需求，做好相关健康宣教。

第二节 儿童抗肿瘤药物的静脉输注

抗肿瘤药物具有细胞毒性，它在杀伤人体肿瘤细胞的同时，也会杀伤正常的细胞。化疗是抗肿瘤治疗的主要方法之一。由于儿童的免疫功能、肝肾功能等发育尚未完全，因此很容易出现抗肿瘤药物蓄积导致的毒副作用，如抑制造血功能、引起胃肠道不适、产生神经毒性等。患儿对药物的反应性、耐受性等也与成年人不尽相同，护士对儿童的抗肿瘤药物的配制和输注过程必须严格执行医嘱，注意儿童剂量换算、药物不良反应、禁忌证等信息，确保抗肿瘤药物静脉输注的准确性、合理性和安全性。

一、儿童抗肿瘤药物的分类

1. 根据抗肿瘤药物对血管和局部组织的刺激程度不同可分为腐蚀性药物、刺激性药物和非腐蚀性药物。

（1）腐蚀性药物：指抗肿瘤药物发生外渗后可引起局部皮肤组织坏死的药物。药物一旦发生外渗很容易导致严重的静脉炎，引起穿刺处局部皮肤组织的红肿，产生疼痛感，甚至出现皮肤组织溃烂坏死，如长春新碱、长春地辛、长春瑞滨、多柔比星等。此类药物需采用中心静脉通路输注。

（2）刺激性药物：指抗肿瘤药物发生外渗后可引起局部组织灼伤或轻度炎性反应的药物。当从静脉输注此类药物时，可引起注射部位的疼痛或沿着输液的整条血管出现疼痛，但药物外渗后很少发生皮肤组织坏死，如达卡巴嗪、紫杉醇、氟尿嘧啶、依托泊苷等。输注此类药物也应采用中心静脉。

（3）非腐蚀性药物：指药物外渗后无明显腐蚀或刺激作用的药物，如顺铂、甲氨蝶呤、环磷酰胺等。输注时最好采用中心静脉，如果条件不允许，可考虑采用外周血管输注。

2. 根据抗肿瘤药物的化学结构、性质、来源及作用机制可分为以下 8 大类。

（1）烷化剂类药物：烷化剂属于细胞毒类药物，它通过结合细胞的蛋白质和核酸杀伤肿瘤细胞，直接毒害、杀伤细胞，对肿瘤治疗具有重要价值。代表药物有环磷酰胺（CTX）、盐酸氮芥等。

（2）抗肿瘤抗生素：临床化疗方案中常存在联合用药情况，即使用多种抗肿瘤药物，抗肿瘤抗生素类药物就是常用的一种。儿童常用的代表药物有米托蒽醌、多柔比星、表柔比星等。

（3）金属铂类药物：临床中常用于儿童恶性肿瘤治疗的 2 种铂类药物是顺铂和卡铂。但铂类药物在使用过程中可能产生肾毒性和心脏毒性。因此，使用铂类药物时要注意监测肾功能和心功能，注意观察药物不良反应。

（4）抗代谢药物：该药物的化学结构与体内的核酸或蛋白质代谢物相似，能与体内代谢物发生特异性结合，从而影响或拮抗代谢功能。儿童中常用的抗代谢药物有甲氨蝶呤（MTX）、阿糖胞苷（Ara-C）等。常见的不良反应有恶心、呕吐、食欲缺乏、腹泻、白细胞及血小板计数减少、脱发等。

（5）抗肿瘤植物药：用于临床的从植物中提取的生物碱类药物，如长春碱、秋水仙碱、三尖杉碱。

（6）激素类药物：有性激素、黄体激素和肾上腺皮质激素。

（7）免疫治疗剂：又称为生物调节剂，主要通过机体免疫系统直接或间接增强机体的抗肿瘤效应，如干扰素（IFN）、白细胞介素（IL）、肿瘤坏死因子（TNF）。

（8）靶向治疗药物：儿童抗肿瘤药物中常用的是利妥昔单抗注射液（美罗华），它通过抗原抗体结合的形式杀灭 CD20 阳性的细胞而发挥作用。

二、儿童抗肿瘤药物的配制及储存

部分抗肿瘤药物由于受环境、光线、温度、溶媒及储存时间的影响，在稀释配制好后可能发生物理和化学变化，如产生沉淀、结晶、降解等现象，从而降低了药物疗效、增加了毒副作用。因此，在配制、储存静脉用抗肿瘤药物时，应重视并避免这些因素的影响。

1. 做好环境、人员准备　由经过专科培训的注册护士，严格按照操作程序进行集中配制。配制抗肿瘤药物的区域应与其他药物配制空间区分开，最好有单独空间，操作台应有Ⅱ级或Ⅲ级垂直层流生物安全柜。

2. 溶媒　药物的溶解性和稳定性受溶媒的 pH 影响　不同的溶媒 pH 也不一样，因此在药物配制过程中溶媒的选择非常重要，须认真了解药物说明书和认真核查医嘱（表 2-2）。

表 2-2　儿童常用抗肿瘤药物溶媒、放置条件及保存时间

药物名称	溶媒	放置条件及保存时间
环磷酰胺	0.9%氯化钠注射液或 5%葡萄糖注射液	8℃可保存 24h
异环磷酰胺	0.9%氯化钠注射液或 5%葡萄糖注射液	8℃可保存 24h
顺铂	0.9%氯化钠注射液	室温避光可保存 24h
卡铂	5%葡萄糖注射液	室温避光可保存 8h
甲氨蝶呤	0.9%氯化钠注射液或 5%葡萄糖注射液	2～8℃可保存 24h
阿糖胞苷	0.9%氯化钠注射液或灭菌注射用水	室温可保存 24h；4℃可保存 72h
多柔比星	0.9%氯化钠注射液或 5%葡萄糖注射液	室温避光可保存 24h；4～10℃避光可保存 72h
表柔比星	0.9%氯化钠注射液或灭菌注射用水	2～8℃避光可保存 48h
吡柔比星	5%葡萄糖注射液或灭菌注射用水	室温可保存 6h
柔红霉素	0.9%氯化钠注射液	室温避光可保存 24h；4～10℃避光可保存 48h
米托蒽醌	0.9%氯化钠注射液或 5%葡萄糖注射液	室温可保存 24h

续表

药物名称	溶媒	放置条件及保存时间
长春新碱	0.9%氯化钠注射液	室温可保存24h
长春地辛	0.9%氯化钠注射液或5%葡萄糖注射液	室温可保存6h
放射线菌素D	0.9%氯化钠注射液或5%葡萄糖注射液	2～8℃可保存24h
依托泊苷	0.9%氯化钠注射液	即配即用
培门冬酶	0.9%氯化钠注射液或5%葡萄糖注射液	2～8℃可保存24h
门冬酰胺酶	0.9%氯化钠注射液或5%葡萄糖注射液	室温可保存8h
利妥昔单抗	0.9%氯化钠注射液	室温可保存12h；2～8℃可保存24h

3. 药物的浓度对疗效的影响　当输注药物的浓度偏低时，药物血药浓度将低于有效浓度，从而降低药物疗效；当输注浓度偏高时，药物在输注过程中可刺激血管，产生疼痛感，出现皮肤发红、静脉炎情况及发生骨髓抑制等现象。因此在药物配制时，一定要遵循化疗方案表及儿童体表面积计算药物浓度，严格遵医嘱进行配制。

4. 储存条件

（1）光线：药物在溶解稀释后，有些溶液受光线的影响稳定性会下降，还可引起光化降解，发生颜色的改变和产生沉淀，从而影响药物质量，甚至增加药物毒性。因此，在储存及输注过程中须采取相应的避光措施，如使用避光袋和避光输液器等。需要避光的常用药物有顺铂、卡铂、长春新碱、表柔比星等。

（2）温度：溶解稀释后的药物，因温度的变化不仅可能发生降解、氧化、还原等化学反应，还可能促进细菌的生长和繁殖，导致药物的有效性和安全性下降。因此药物配制好后，应放置在合适的温度环境下，避免发生以上情况。

（3）储存时间：药物在稀释溶解后其化学结构的稳定性也和原来不一样，随着时间的推移，其物理、化学及生物稳定性均会有不同的变化（表2-2）。

三、儿童抗肿瘤药物的输注及注意事项

1. 输液装置的选择　在选择血管通路装置前，需要了解并熟悉血管的解剖和生理知识，掌握不同血管通路装置所适应的不同的静脉输注治疗，了解输注药物的性质等，然后再准确评估患儿情况，最后做出合适的选择。在达到治疗效果的情况下，宜尽量选择伤害程度最小的装置，避免频繁更换装置，降低并发症的发生率。部分抗肿瘤药物需要避光输注则应选择避光输液器和避光袋。输注时需要限速的抗肿瘤药物最好选择输液泵输注。

2. 穿刺部位的选择　对于化疗周期较长的患儿需要有计划地选择静脉，刺激性强的化疗药物的输注应避开手背或关节处的静脉，最好不使用足背静脉及下肢静脉进行输注，被穿刺过的静脉24h内避免重新穿刺，发疱性抗癌药物应选择前臂静脉及粗、直、弹性好的静脉（尽可能选择中心静脉）。

3. 输注流程注意事项

（1）严格执行配药、发药、输液查对制度，核对时对患儿采用两种以上的身份识别方式，核对输液卡及药物，严格核对药物的名称、剂量、给药途径、速度及时间，询问药物过敏史。

（2）用非抗肿瘤药物建立静脉通路，正确连接输液装置，检查并确保输液装置的完整性和连接的紧密性。

（3）抗肿瘤药物输注前再次确认患儿的穿刺部位血管及局部皮肤组织情况，观察回血，确保导管在血管内，输液通畅方可给药。

（4）根据药物的性质、患儿病情及医嘱要求调节滴速或输液泵速度。

（5）输注过程加强巡视，密切观察患儿病情及穿刺部位有无红、肿、热、痛等药物外渗情况及静脉炎的表现。

（6）掌握抗肿瘤药物的正确溶媒、存储条件及保存时间，保证药物准确且及时输注，以提高疗效，降低毒性。

（7）抗肿瘤药物输注完毕用生理盐水或5%葡萄糖注射液冲洗静脉通道。再次查看穿刺处血管、局部皮肤组织及静脉导管情况。

四、抗肿瘤药物外渗的处理

化疗药物如果出现外渗，应立即采取相应措施，操作步骤如下：

1. 停止输注，尽可能地抽回外渗药液，再去除输液针头，重新建立输液通道，并抬高肢体，促进淋巴回流及药物的再吸收。

2. 记录并测量外渗范围，用记号笔标记外渗区域，方便评估变化。避免按压外渗区域。

3. 首选冷敷或热敷，应根据外渗药物性质和并发症的严重程度进行选择。

（1）时间及频率为20分钟/次，4次/天，持续24~48h。

（2）热敷水温为40~60℃，以防烫伤；冷敷水温为4~6℃，以防冻伤。

（3）应用药物选择

1）腐蚀性或刺激性药物，如蒽环类、抗肿瘤抗生素、烷化剂采用冷敷，避免使用含有酒精的敷料；长春碱类、紫杉醇类、铂类采用热敷。

2）非腐蚀性药物使用干燥敷料冷敷。

（4）局部封闭时可用2%盐酸利多卡因 0.1g+地塞米松 5mg+生理盐水 20ml 环形封闭。

知 识 链 接

随着社会的进步，患儿及家长采用法律手段保护自我的意识也不断增强。护理人员要做好化疗前、化疗中、化疗后的相关健康宣教，提高患儿及家长对疾病及化疗过程的认知程度，帮助患儿及家长根据使用药物性质、疗程等选择合适的输液装置，保证用药安全，减少并发症的发生。

第三节　儿童常用特殊药物的静脉输注

随着科学技术的不断发展、医疗技术的不断更新，临床中不断出现新药，医护人员应及时熟悉新药的应用、配伍禁忌及注意事项。

一、儿童常用特殊药物配伍禁忌

药物的配伍禁忌是指在一定条件下两种以上药物混合使用时，出现药物中和、水解等理化反应，发生变色、浑浊、沉淀等外观异常的现象。

（一）溶媒的配伍禁忌

1. 临床中不宜用生理盐水为溶媒的儿童常用特殊药物见表 2-3。

表 2-3　不宜用生理盐水为溶媒的儿童常用特殊药物

药物名称	原因	现象或反应
两性霉素 B	溶媒 pH 高于 4.25 时不稳定	出现浑浊、沉淀或变色现象
硝普钠	可能产生毒性产物	发生化学反应
氨茶碱	可能与杂质中的金属生成络合物	出现浑浊现象
盐酸胺碘酮	加速降解；生成沉淀	形成乳白色沉淀
门冬氨酸钾镁	钠离子影响钾离子吸收	降低疗效
多烯磷脂酰胆碱	禁用电解质溶液稀释	出现白色浑浊现象
卡铂	不稳定	发生降解
氟罗沙星	遇强电解质可析出沉淀	析出沉淀
20%甘露醇	加入电解质可加速盐析	产生结晶

2. 临床中不宜用葡萄糖注射液为溶媒的儿童常用特殊药物见表 2-4。

表 2-4　不宜用葡萄糖注射液为溶媒的儿童常用特殊药物

药物名称	原因	现象或反应
红霉素	在 pH 呈弱酸性时不稳定	损失效价
氨苄西林	在弱酸性溶液中分解快，药效降低	发生过敏反应
青霉素钠	酸性破坏青霉素的活性	降低药效，发生过敏反应
头孢哌酮钠	pH<4	析出沉淀
柔红霉素	与酸性溶液配伍失效	损失效价
表柔比星	与酸性溶液配伍失效	损失效价
吉西他滨	不稳定	产生沉淀
肝素钠	pH<6 很快失效	降低药效

续表

药物名称	原因	发生的现象或反应
苯妥英钠	pH<4 不能完全溶解	出现沉淀
阿昔洛韦	不稳定	损失效价

（二）常用特殊药物之间的配伍禁忌

常用特殊药物之间的配伍禁忌见表 2-5。

表 2-5　儿童常用特殊药物之间的配伍禁忌表

药物名称	禁忌配伍药物及原因
头孢曲松	氨溴索、含钙制剂
溴己新	阿奇霉素、头孢他啶、美罗培南、头孢哌酮/舒巴坦钠、氨茶碱、腺苷三磷酸、门冬氨酸钾镁、维生素 C、阿莫西林/克拉维酸钾
酚磺乙胺	维生素 C 粉针剂，可产生沉淀
地塞米松注射液	昂丹司琼、盐酸托烷司琼，会产生白色絮状物
环磷酰胺	盐酸多柔比星，可出现红色絮状物
头孢菌素类	呋塞米、甘露醇，可能导致肾脏中毒
低分子右旋糖酐	双嘧达莫、维生素 B_{12}

（三）药物配伍禁忌的预防

1. 配药前仔细阅读药物的说明书，全面了解药物的性质、用法、注意事项、不良反应、药物的相互作用及配伍禁忌，正确使用溶媒，避免盲目配伍。

2. 对发生配伍禁忌较多的药物，如确实需要连续输液时，应用生理盐水间隔，再进行静脉输注。

3. 两种不同浓度的药物配伍时，应先加高浓度药物，后加低浓度药物。

4. 配药时严格执行无菌制度，丢弃使用过的注射器，不用同一支注射器配制不同的药物。

二、儿童常用特殊药物的静脉输注注意事项

（一）心血管系统常用药物

1. 盐酸多巴胺

（1）药物特性：是一种升血压药物，适用于心肌梗死、肾衰竭、心力衰竭等引起的各种休克综合征。常见不良反应有胸痛、呼吸困难、心律失常等。

（2）输注注意事项：用输液泵控制输液速度，随时根据血压的变化调节输注速度；密切监测血压变化；建议经中心静脉通路输注，若条件不具备，使用外周血管输注者，需注

意观察局部皮肤情况，避免药液外渗引起皮肤坏死。

2. 盐酸多巴酚丁胺

（1）药物特性：是一种正性肌力的 β 肾上腺素能受体激动药，用于因器质性心脏病或心脏外科手术等引起的心力衰竭和休克等的短期支持治疗。不良反应有心悸、恶心、头痛、胸痛、气短等。

（2）输注注意事项：使用输液泵控制输液速度，给药速度及治疗时间应根据患儿的心率、血压、尿量等来调整。密切监测血压、心率和心律的变化。避免药液泄漏引起局部炎症。

3. 硝普钠

（1）药物特性：一种速效和短时间作用的扩血管药。适用于高血压急症，如高血压危象、高血压脑病等紧急降压，也用于急性心力衰竭。不良反应有氰化物中毒和低血压。突然停用可能发生血压反弹性升高。

（2）输注注意事项：药物对光敏感，输注时应新鲜配制并避光输注，如有变色应立即更换，溶液保存与应用不超过 24h，溶液内不宜加入其他药物。注意监测血压，每 15～30min 记录一次血压，根据血压变化随时调节泵速。避免氰化物中毒和药液外渗。

（二）呼吸系统常用药物

氨茶碱注射液

（1）药物特性：为平滑肌松弛药、利尿剂。用于心功能不全和支气管哮喘等缓解喘息症状。不良反应有茶碱的毒性反应，如恶心、呕吐、失眠等；当血清中茶碱浓度超过 20μg/ml，可出现心动过速、心律失常；血清中茶碱浓度超过 40μg/ml，可发生发热、失水、惊厥等症状，严重者引起呼吸、心搏骤停，甚至死亡。

（2）输注注意事项：定期监测血清茶碱浓度，避免血药浓度过高而发生危险。注意监测患儿呼吸、血压、心率、脉搏等情况，注意观察注射部位皮肤有无红、肿、热、痛等情况。

（三）神经系统常用药物

20%甘露醇

（1）药物特性：一种脱水剂，用于各种水肿性疾病的治疗如脑出血导致颅内压升高、高血压脑病等。不良反应有水电解质紊乱、寒战、发热、过敏、口渴、排尿困难等。

（2）输注注意事项：甘露醇遇冷易结晶，应放置在热水中溶解后再使用。在降低颅内压脱水治疗时需快速输注，一般 30min 内输注完。观察尿量变化，出现少尿、无尿时要及时予以处理。药物外渗可导致皮肤坏死，建议经中心静脉通路输注。

（四）常用血液制品

1. 药物特性

（1）静脉注射用丙种球蛋白：是一种提高人体免疫力的药物，有增强机体抵抗力、预防感染的作用。该药适用于各种原发性免疫球蛋白缺陷病、自身免疫性疾病（如特发性血小板减少性紫癜）、川崎病等。其不良反应有类过敏反应，如荨麻疹、咳嗽、发热，严重者可出现过敏性休克。

（2）人血白蛋白：适用于失血创伤、烧伤引起的休克；脑水肿及损伤引起的颅内压升高；肝硬化及肾病引起的水肿或腹水，低蛋白血症的防治及新生儿高胆红素血症的治疗。不良反应有寒战、发热、颜面潮红、皮疹、恶心、呕吐等症状，输注速度过快可导致肺水肿，偶有过敏反应。

2. 输注注意事项

（1）药物在使用前应保存于2～8℃的冰箱里。药物开启后应一次输注完毕，不得分次或给第二人输注。

（2）药物输注前后应用0.9%氯化钠注射液进行冲管，单独使用输液器。在开始输注的前15min内应缓慢滴注，滴注速度不超过2ml/min，无特殊不适再逐渐加速。

（3）输注过程中多巡视病房，如发现患儿有不适反应，应立即停止输注，通知医生处理。

（五）常用生物制剂

生物制剂也称为免疫生物制剂，是利用现代生物技术，用微生物（细菌、立克次体、病毒等）及其代谢产物有效抗原成分、动物毒素、人或动物的血液或组织等加工而成，采用DNA重组技术或其他生物新技术研制的蛋白质或核酸类药物，作为预防、治疗、诊断相应传染病或其他有关疾病的生物制品。

1. 托珠单抗注射液（雅美罗）

（1）药物特性：托珠单抗注射液是一种重组人源化抗人IL-6受体的单克隆抗体。该药适用于全身幼年型特发性关节炎（sJIA）儿童患者。不良反应有感染、胃肠穿孔、高血压、皮疹，偶有过敏反应。

（2）输注注意事项

1）药物配制时先从100ml的0.9%氯化钠注射液输液瓶中抽取与托珠单抗等体积的0.9%氯化钠注射液弃去，然后将所需的托珠单抗注射液沿着瓶壁缓慢注入该输液瓶，稀释后的体积为100ml，轻轻混匀溶液，避免产生气泡。

2）配制好的托珠单抗注射液应立即使用，若暂不用，需保存在2～8℃的冰箱中，保存时间不超过24h。

3）用药前，先用0.9%氯化钠注射液冲管，使用输液泵控制输注速度，前50ml液体以50ml/h输注，后50ml液体以100ml/h输注，输注多瓶时，后面的液体均以100ml/h的速度输注。

4）输注完毕，再用0.9%氯化钠注射液冲管。

5）输液期间应全程行心电监护，每小时监测体温和血压1次，同时密切观察患儿有无头痛、皮肤瘙痒、皮疹、过敏反应等。

2. 英夫利昔单抗注射液（类克）

（1）药物特性：英夫利昔单抗是一种人鼠嵌合型肿瘤坏死因子α（tumor necrosis factor，TNF-α）单克隆抗体，可特异性结合可溶性及膜结合型TNF-α，阻断TNF-α与其受体结合，从而抑制TNF-α引起的免疫反应及炎症反应。主要用于治疗类风湿关节炎、强直性脊柱炎、中重度活动的克罗恩病。常见的不良反应有感染和输液反应（如头痛、头晕、皮肤瘙痒、呼吸困难等）。

（2）输注注意事项

1）给药周期为0周、2周、6周、14周，之后每隔8周给药一次。

2）药物溶于250ml的0.9%氯化钠注射液中。输液装置中应有生物过滤膜，输注前后用0.9%氯化钠注射液进行排气和冲管。

3）更换英夫利昔单抗后以200ml/h的速度输注6min（以排尽输液器中的0.9%氯化钠注射液），然后以10ml/h的速度输注15min，15min后增至20ml/h，30min后增至40ml/h，45min后增至80ml/h，60min后增至150ml/h，90min后增至200ml/h，整个输液过程应大于2h，但不超过3h。

4）输注期间给予心电监护，进行生命体征监测。输液过程中注意观察患儿有无皮肤瘙痒、荨麻疹、脸红、头痛、发热、低血压等不良反应，如有不适立即报告并予以相应处理，同时安抚好患儿及家属的情绪。

3. 利妥昔单抗注射液（美罗华）

（1）药物特性：利妥昔单抗注射液是一种人鼠嵌合型单克隆抗体，能特异性地与跨膜抗原CD20结合。该药适用于B细胞非霍奇金淋巴瘤的治疗。其不良反应有全身反应，如发热、寒战、头痛、咽痒、腹痛；消化系统反应如恶心、呕吐；心血管系统反应如低血压，还可出现白细胞计数减少、中性粒细胞数减少、荨麻疹等。

（2）输注注意事项

1）使用0.9%氯化钠注射液进行稀释，溶液混合时轻柔颠倒输液瓶，避免产生泡沫。

2）每次输注利妥昔单抗注射液前应预先使用解热镇痛药（如布洛芬）、抗组胺药（如苯海拉明）、糖皮质激素。

3）利妥昔单抗注射液输注前后用0.9%氯化钠注射液冲洗输液器，开始以25ml/h速度输注60min，若无不适，则后面每30~60min进行一次加速（具体速度根据患儿的输液情况而定），儿童最大速度一般不超过100ml/h，稀释后的溶液在室温下放置不超过24h。

4）输注期间给予心电监护，进行生命体征监测。输液过程中注意观察患儿有无寒战、胸闷、气促、呼吸困难、皮肤瘙痒、皮疹、高热等不适，如有不适立即报告并予以相应处理。

知 识 链 接

随着医疗技术的不断更新和新药的问世，这给患儿带来了福音，同时也给医务人员带来了新的挑战。随着现代生物技术的快速发展，生物制剂的研发成为热门学科。生物制剂的不良反应及其静脉输注注意事项越来越受到关注。患儿使用生物制剂后一段时间内自身抵抗力会下降，因此需要向患儿及家属做好健康宣教，建议避免去人流量大的地方，外出佩戴口罩，注意手卫生，预防感染的发生。

（邓小青）

参 考 文 献

陈静，赵德华，楚明明，等，2020. 静脉用抗肿瘤药物临床应用的药学管理. 肿瘤药学，10（3）：364-372.

方小兰，蔡玲玲，李萍，等，2018. 英夫利昔单抗治疗银屑病关节炎的不良反应及护理. 中医临床研究，10（6）：93-95.

魏秋红，刘晓月，王盼，等，2020. 抗肿瘤药物的分类和药效学研究进展. 医学综述，26（18）：3707-3716.

吴玉芬，杨巧芳，夏琪，2021. 静脉输液治疗专科护士培训教材. 2 版. 北京：人民卫生出版社：131-163.

张小可，李明花，苑晓磊，2019. 利妥昔单抗联合 CHOP 化疗方案对弥漫性大 B 细胞淋巴瘤患儿 PD-1，PD-L1，T 细胞亚群及 NK 细胞的影响. 保健医学研究与实践，16（5）：36-39.

中华医学会，2020. 支气管哮喘基层合理用药指南. 中华全科医师杂志，19（7）：572-581.

曾小燕，蒋小梅，姜琳，等，2016. 托珠单抗治疗儿童难治性全身型幼年特发性关节炎的护理. 中国临床护理，8（5）：426-427.

Gorski LA，Hadaway L，Hagle ME，et al，2021. Infusion therapy standards of practice，8th ed. J Infus Nurs，44（Sup 1）：S1-S224.

第三章

儿童一次性静脉输液钢针穿刺
临床实践

第一节　儿童一次性静脉输液钢针穿刺概述

一次性静脉输液钢针（disposable intravenous infusion with steel needle）于 1957 年发明，由于它操作简单、易于穿刺、价格便宜，曾在临床上广泛被应用。但由于它具有增加职业暴露风险、高渗漏率、血管损伤大、增加化学性静脉炎及下肢血栓的风险，以及输液时患儿活动受限等缺点，现仅用于单次采集血标本及短期或单次静脉给药，且腐蚀性药物不宜使用。

一、适应证及应用条件

（一）适应证

1. 单次或短期（单次输液时间<4h、输液疗程<3d）非刺激性、非腐蚀性等渗液体静脉输液治疗。
2. 单次采集血标本。

（二）应用条件

1. 静脉输液治疗途径无限制的患儿。
2. 意识清楚、合作的患儿。

二、禁　忌　证

1. 输注腐蚀性药物、刺激性药物及化疗药物。
2. 输注肠外营养液。
3. 输注 pH 低于 5 或高于 9 的液体或药液。
4. 输注渗透压大于 600mmol/L 的液体。
5. 瘫痪侧肢体、血栓侧肢体、手术侧肢体。
6. 皮肤完整性受损的部位。
7. 意识不清、不合作者。

三、穿刺部位及血管的选择

（一）穿刺部位

从远心端静脉开始有计划地选择穿刺部位及血管，避开神经、局部组织损伤、炎症、硬结、水肿、关节和活动受限部位，年长儿应避免下肢静脉穿刺。

（二）穿刺血管

穿刺血管宜选位于手部、前臂和腋以下的上臂浅血管。如果尚未行走，可选择足部血管；避开手部、手指或者被用来吮吸的拇指/手指。不同年龄阶段的患儿配合程度及血管特点不同，根据患儿的年龄、配合程度及血管条件选择穿刺的血管（图3-1）。

1. 上肢静脉　手背静脉为穿刺首选静脉，还可选择头静脉、贵要静脉和其他的前臂浅静脉及属支。临床工作中采集血样、输血或静脉注射等操作时常在肘部附近和前臂最远端部位进行。选择上肢静脉穿刺时，应充分考虑各部位静脉血管的血流量是否满足治疗的需要。上肢静脉血流量情况见表3-1。

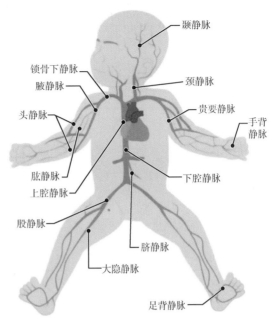

图 3-1　儿童静脉输液的主要血管通路解剖示意图

表 3-1　上肢静脉的血流量参考值

静脉部位	血流量（ml/min）
手背至肘部静脉	<95
肘部至肩部静脉	100～300
锁骨下静脉	350～800
上腔静脉	2000～2500

2. 头皮静脉　由于头皮静脉分布较广，互相沟通，交错成网，血液可通过侧支回流，故而顺行和逆行进针均不影响回流，且表浅易见，不宜滑动，便于固定。一般选择额上静脉、颞浅静脉、耳后静脉。因一次性静脉输液钢针锐利，发生外渗的危险性太大，一般不建议在头皮静脉处穿刺。

3. 足背浅静脉　足背浅静脉处皮下脂肪少，静脉位置表浅恒定，易于固定，是一种有效可行的静脉穿刺部位选择。

四、穿刺工具规格及特点

一次性静脉输液钢针因其外径大小不同而有不同规格，依据针翼颜色不同加以区分（表3-2）。

表 3-2　一次性静脉输液钢针规格

项目	26G	25G	24G	23G	22G	21G	20G	18G
外径（mm）	0.45	0.5	0.55	0.6	0.7	0.8	0.9	1.2
长度（mm）	13.5	17.5	17.5	22.5	22.5	26	26	26
颜色	咖啡色	橙色	紫色	深蓝色	黑色	绿色	黄色	粉色

五、穿刺工具型号的选择

　　一次性静脉输液钢针选择原则为在满足静脉输液治疗需要的前提下，选择最小型号的一次性静脉输液钢针。根据年龄及血管条件选择不同规格的一次性静脉输液钢针（表 3-3）。

表 3-3　一次性静脉输液钢针的临床使用型号

选择条件	钢针的型号（mm）
新生儿	0.45
婴幼儿	0.5
静脉采血	0.7~1.2

知 识 链 接

　　近年来，越来越多的医疗机构提倡钢针"零容忍"，一次性静脉输液钢针使用范围逐渐缩小，由于钢针的使用会增加液体渗漏概率、下肢穿刺时患儿的活动受限等，临床上选择输液工具时，一定要谨慎评估患儿的治疗方案、时间、药物性质及潜在的并发症。

第二节　儿童一次性静脉输液钢针穿刺前评估与准备

　　静脉输液是临床上最常用的治疗方法。一次性静脉输液钢针操作方便、快捷，在某种意义上被认为是儿童危重症诊断与治疗的重要手段，在临床抢救、短期治疗方面有着重要意义。如何保证一次性静脉输液钢针穿刺技术发挥最佳水平，穿刺前充分评估及准备非常重要。

一、穿刺前的评估

　　一次性静脉输液钢针穿刺前需要评估的内容主要包括患儿疾病、治疗疗程、药物性质、血管条件、穿刺点周围的皮肤情况等。

1. 疾病评估

（1）评估患儿基本信息：如姓名、性别、年龄、体重、病情、意识、用药史、过敏史、手术史、血栓史等。

（2）评估患儿或家长心理：评估患儿或家长心理状态和合作程度。解释静脉输液治疗的目的及输液时的注意事项，消除患儿或家长的紧张情绪。

2. 治疗方案评估　评估药物性质和疗程。

3. 血管通路选择评估　患儿符合一次性静脉输液钢针穿刺指征，具备一次性静脉输液钢针穿刺适应证及应用条件。

4. 穿刺部位与穿刺血管评估　选择粗、直、弹性好、清晰的静脉，从远端静脉开始。穿刺部位无炎症、硬结、水肿，避开神经、损伤部位、新近穿刺过的静脉之远端部位、受限制的部位和关节部位，应避免在下肢进行静脉穿刺（婴幼儿例外）。

二、穿刺前的准备

一次性静脉输液钢针穿刺前需做好充分准备，包括操作者准备、物品准备、环境及设备准备、患儿的准备。

1. 操作者准备　着装整洁、洗手、戴口罩、戴无菌手套。

2. 物品准备　一次性静脉输液钢针、输液器、注射器、胶布、无菌棉签、弯盘、启瓶器或砂轮、网套、止血带、小枕、垫巾、无菌纱布、输液贴、消毒剂（有效碘浓度≥0.5%碘伏、75%酒精）、无菌手套、输液架，必要时备小夹板、备皮刀（用于头皮静脉输液）、绷带等。

3. 环境及设备准备　环境整洁、安静，光线充足，温度适宜；必要时备输液泵、远红外辐射抢救台（新生儿及婴儿）。

4. 患儿准备

（1）患儿取舒适卧位，协助患儿排便及更换尿裤（新生儿及婴儿）。

（2）必要时，助手协助固定患儿穿刺侧肢体。

5. 检查清单　儿童一次性静脉输液钢针穿刺前准备核查清单见表3-4。

表3-4　儿童一次性静脉输液钢针穿刺前准备核查清单

项目	一次性静脉输液钢针穿刺前准备
操作者准备	1. 操作者、辅助者各1名 2. 操作者及助手洗手，戴口罩、戴无菌手套
物品准备	一次性静脉输液钢针、输液器、注射器、胶布、无菌棉签、弯盘、启瓶器或砂轮、网套、止血带、小枕、垫巾、无菌纱布、输液贴、消毒剂（有效碘浓度≥0.5%碘伏、75%酒精）、无菌手套、输液架，必要时备小夹板、备皮刀（用于头皮静脉输液）、绷带等
环境及设备准备	环境整洁、安静，光线充足，温度适宜；必要时备输液泵、远红外辐射抢救台（新生儿及婴儿）
患儿准备	1. 患儿取舒适卧位，协助患儿排便及更换尿裤（新生儿及婴儿） 2. 必要时，助手协助固定患儿穿刺侧肢体

知 识 链 接

由于一次性静脉输液钢针穿刺术具有一定的操作风险，操作前必须与患儿家属进行有效沟通，详细说明可能出现的并发症等，并取得患儿家属的配合。穿刺及输液过程中尽量减少穿刺侧肢体活动，一旦发生药液渗漏，应尽早拔针，以避免可能出现的相关并发症。

第三节　儿童一次性静脉输液钢针穿刺操作流程

静脉输液是临床给药、输血及扩充血容量的重要途径。一次性静脉输液钢针作为静脉输液的通道，能否及时、准确、熟练及成功地进行穿刺，直接关系到治疗效果，对抢救危重患儿的生命尤为重要。

一、操 作 步 骤

儿童一次性静脉输液钢针穿刺术操作步骤见表 3-5。

表 3-5　儿童一次性静脉输液钢针穿刺术操作步骤

操作步骤	要点说明
1. 查对患儿身份	核对腕带信息，向家属进行解释
2. 操作前评估与准备	详见本章第二节
3. 核对并检查药物	
（1）核对药液瓶签（药名、浓度、剂量）及给药时间和给药方法	
（2）检查药液的质量及有效期	
4. 配药	
（1）套上瓶套；开启输液瓶铝盖的中心部位，常规消毒瓶塞	
（2）按医嘱加入药物。根据病情需要有计划地安排输液顺序	
5. 粘输液贴　根据医嘱将输液贴粘贴在输液瓶上	注意输液贴勿覆盖原有的标签
6. 插输液器　将输液器的插头插入瓶塞至插头根部，关闭调节器	
7. 再次核对患儿身份　携用物至床旁，核对患儿姓名、住院号及医嘱执行单与输液标签贴是否一致	
8. 排气	（1）输液前排尽输液管及针头内的气体，防止发生空气栓塞
（1）将输液瓶挂于输液架上	（2）如墨菲管下端的输液管内有小气泡不易排出时，可以轻弹输液管，将气泡弹至墨菲管内
（2）倒置墨菲管，使输液瓶内的液体流出。当墨菲管内的液面达到滴管的 1/2～2/3 时，迅速转正滴管，打开调节器，使液平面缓慢下降，直至排尽导管和针头内的空气	
（3）将输液管末端放入输液器包装袋内，置于治疗盘中	

续表

操作步骤	要点说明
9. 选择穿刺部位及消毒 （1）将小枕置于穿刺肢体下，铺治疗巾 （2）在穿刺点上方 6～8cm 处扎止血带，使用有效碘浓度≥0.5%碘伏常规消毒穿刺部位皮肤，待干 （3）备胶布，戴无菌手套	（1）消毒范围大于 5cm （2）如果选择头皮静脉穿刺，根据需要剃去穿刺部位毛发，使用 75%酒精消毒穿刺部位皮肤 2 遍
10. 静脉穿刺 （1）扎止血带；嘱患儿握拳；再次排气 （2）穿刺：取下护针帽，左手绷紧皮肤，右手持一次性静脉输液钢针，针头与皮肤呈 15°～30°刺入血管，见回血后将针头与皮肤平行再进入少许，使针头斜面全部进入血管内	充分排气，确保穿刺前滴管下端输液管内无气泡
11. 固定 （1）用右手拇指固定针柄，松开止血带，嘱患儿放松，打开调节器 （2）待液体滴入通畅、患儿无不适后，用胶布固定针柄、针眼部位，最后将针头附近的输液管环绕后固定	必要时用夹板固定关节
12. 调节滴速　根据患儿年龄、病情及药液的性质调节输液速度	必要时遵医嘱使用输液泵
13. 再次核对患儿的信息	
14. 整理用物与记录	

二、儿童一次性静脉输液钢针穿刺术操作流程

儿童一次性静脉输液钢针穿刺术操作流程见图 3-2。

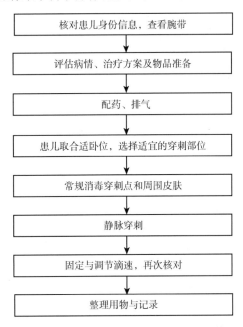

核对患儿身份信息，查看腕带

评估病情、治疗方案及物品准备

配药、排气

患儿取合适卧位，选择适宜的穿刺部位

常规消毒穿刺点和周围皮肤

静脉穿刺

固定与调节滴速，再次核对

整理用物与记录

图 3-2　儿童一次性静脉输液钢针穿刺术操作流程

知 识 链 接

由于儿童自我约束能力差，通常不能很好地配合治疗，致使穿刺失败。即使穿刺成功，也经常因为固定不当而导致输液过程中出现渗漏。要尽量牢固固定，保证输液顺利完成，减轻反复穿刺给患儿带来的痛苦和压力，提高患儿及家长的满意度。

第四节　儿童一次性静脉输液钢针穿刺健康教育及注意事项

一次性静脉输液钢针穿刺是静脉输液治疗方法之一，在穿刺及输液过程中也可能出现输液相关并发症，故掌握其正确的健康教育及注意事项至关重要。

一、健 康 教 育

（一）穿刺前对患儿及家长做好解释工作

1. 解释输液的目的、药物的作用、输液量及速度、输液不良反应等。
2. 讲解药物外渗、静脉炎等并发症的症状，并对并发症的护理方法给予适当指导，提高患儿及其家长的自我保护能力，使之积极配合治疗。
3. 督促输液前做好排便等准备工作。
4. 告知患儿及家长保护血管的重要性及穿刺时的配合方法。

（二）穿刺后告知患儿及家长

1. 不要自行调节输液速度。
2. 静脉输液时不要随意离开病房，避免交叉感染；不要因进食、饮水、排便等随意调整体位，导致穿刺针脱出血管。
3. 指导观察穿刺部位及剩余液量情况，如出现穿刺点肿胀、疼痛、输液贴胶布卷边、输液瓶内的余液量不足等情况时，及时告知值班护士。

二、注 意 事 项

1. 严格执行查对制度、手卫生及无菌技术操作规程。
2. 注意保护静脉，一般从远端小静脉开始穿刺（抢救时可例外）。
3. 根据治疗原则，按照急、缓及药物半衰期等情况合理安排输液顺序，注意药物配伍禁忌。
4. 加强穿刺针的固定。在使用胶布数量相同时，对针柄交叉固定比平行固定更稳固；在运用相同固定法时，使用≥4条的胶布加强固定比仅使用3条胶布更稳固；对于活动度大或者躁动的儿童，给予夹板固定；所有液体应确定针头已完全刺入血管内才可输入。

5. 输液前要排尽输液管及针头内的空气，药液滴尽前要及时更换输液瓶（袋），静脉输液完毕后及时拔针，防止空气进入血管造成空气栓塞。

6. 输液过程中要加强巡视，注意观察下列情况：

（1）局部有无渗出、肿胀、疼痛等不适。

（2）针头有无脱出、阻塞或移位，输液管有无漏液、扭曲或受压，输液是否通畅。

（3）患儿有无畏寒、持续性咳嗽、心悸等静脉输液反应，如患儿出现上述异常情况，应立即减慢或停止输液，并通知医生及时处理。

知 识 链 接

使用一次性静脉输液钢针会增加液体渗漏到皮下组织的风险，在下肢穿刺时，患儿活动受限，造成下肢血栓的发生率增加，故应根据患儿的治疗方案、药物性质及潜在并发症风险，选择合适的静脉输液工具。

第五节 儿童一次性静脉输液钢针拔除

一次性静脉输液钢针输液治疗完毕、患儿出现不适或并发症时应及时拔除。

（一）拔针指征

1. 单次或短期静脉输液治疗结束。

2. 单次采集血标本操作结束。

3. 静脉输液钢针脱出，导致液体外渗应立即拔针。

4. 当患儿主诉与输液钢针有关的不适或疼痛时，应拔针。

（二）拔针方法

1. 操作者准备，着装整洁，洗手，戴口罩。

2. 用物准备，执行单、治疗盘、棉签、弯盘。

3. 核对医嘱及患儿信息，如核对执行单、患儿手腕带，确认患儿液体已输完。

4. 拔针及按压止血。去除固定胶布，关闭调节器，干棉签放于穿刺点上方，沿血管走向拔出针头，避免触碰血管壁，按压3～5min至无出血为止。

5. 再次核对，整理床单位，协助患儿取舒适卧位，按照院感要求清理用物，洗手，脱口罩，记录。

（三）拔针注意事项

1. 拔针前，向患儿或家长告知拔针的配合方法及注意事项。

2. 按压棉签与穿刺血管平行，纵向按压。

3. 拔针后不应按揉穿刺点，以防皮下出血。凝血功能差者需延长按压时间达 10min 以上，至无出血为止。

知识链接

目前静脉输液拔针及按压的方法很多，临床上无统一的规定。在实际工作中，可以根据患儿年龄、病情、穿刺部位等具体情况来选择合适的方法，降低静脉穿刺的不良反应，减轻患儿的痛苦，确保患儿的安全。

（刘　平）

参 考 文 献

儿童静脉输液治疗临床实践循证指南组，中华医学会儿科学分会护理学组（筹），复旦大学附属儿科医院临床指南制作和评价中心，2021. 儿童静脉输液治疗临床实践循证指南. 中国循证儿科杂志，16（1）：3.

李红，2016. 静脉输液拔针后按压方法与发生皮下出血的关系. 实用临床护理学电子杂志，1（5）：169.

李少寒，尚少梅，2017. 基础护理学. 6 版. 北京：人民卫生出版社：410-412.

孙秀芹，2019. 全方位护理干预对急诊留观室静脉输液患者一次性穿刺成功率及护理工作满意度的影响. 疾病监测与控制，13（6）：494-496.

吴玉芬，杨巧芳，夏琪，2021. 静脉输液治疗专科护士培训教材. 2 版. 北京：人民卫生出版社：188-191.

周锦缎，柯丽清，李溶萍，等，2016. 一次性静脉输液针不同固定法对其稳固性的影响. 全科护理，14（24）：2530-2531.

第四章

儿童外周静脉留置针置管
临床实践

第一节　儿童外周静脉留置针置管概述

外周静脉留置针置管技术（peripheral venous catheter，PVC）是将外周静脉留置针置入周围静脉的方法。外周静脉留置针又称为外周静脉短导管、外周静脉套管，是由不锈钢针芯、软外套管和塑料针座组成，穿刺时将针芯和软管一起送入血管，最后撤出针芯，将软管留在血管中的一种外周静脉输液工具，主要用于短期静脉输液治疗。第一代外周静脉留置针于 1964 年由美国 BD 公司发明并应用于临床，我国于 20 世纪 80 年代开始逐渐应用于临床。外周静脉留置针可用于临床静脉输液、输血、采血等治疗，具有套管柔软、便于固定、操作简单、方便等优点，同时还可以保护血管，减轻患儿因重复穿刺所带来的痛苦，随时保持静脉通道的通畅，是现代静脉治疗中应用最广泛的技术之一。

一、适　应　证

（1）静脉输注全血或者血液制品的患儿。
（2）静脉输注非腐蚀性、非发疱性和非高渗性药物，且输液时间较短（＜4d）的患儿。
（3）婴幼儿、老年人、躁动不安的患儿静脉输液治疗。
（4）需要连续多次采集血液标本的患儿。
（5）每天需要多次静脉注射无刺激性药物的患儿。

二、禁　忌　证

（1）输注腐蚀性、发疱性和高渗性药物。
（2）对静脉留置针的材质有过敏反应的患儿。

三、穿刺部位及血管的选择

美国 INS《输液治疗实践标准》（2021 版）推荐，根据患儿偏好和治疗需求选择合适的穿刺技术和部位。可以使用血管可视化技术，与患儿和（或）照护者讨论 VAD 部位选择的偏好，在最有可能持续整个治疗疗程的静脉部位置管。避免下列静脉置管部位：屈曲部位/触诊疼痛的部位；受损皮肤和末梢/感染/已有治疗规划的部位；受损静脉及腹部、胸部或躯干部的可见静脉部位。除新生儿、婴儿和紧急情况，避免使用下肢静脉。

1. 选择穿刺部位。评估静脉情况及既往静脉穿刺史。避开静脉瓣及关节部位，以及有瘢痕、炎症、硬结等部位的静脉，避免在同一条血管上反复多次穿刺。

2. 选择原则。首选弹性好且粗、直、血流丰富的前臂静脉，从远心端到近心端。不宜选择血管弹性差，有静脉瓣、静脉炎、静脉曲张的血管。避免手腕内侧面的桡静脉穿刺，因其会增加穿刺的疼痛感，且可能对桡神经造成伤害。

3. 幼儿和学步期小儿可以考虑头皮位置的静脉，如果尚未行走，可以选择足部血管。但婴幼儿不宜首选头皮静脉。

4. 避开婴幼儿用来吮吸的拇指/手指。

5. 条件允许的情况下，可以让患儿或家属参与讨论穿刺血管的选择，可以选择方便家属照顾的部位。

四、穿刺工具种类及型号的选择

（一）留置针的种类与安全

1. 按结构分类　留置针从结构上主要可以分为Ⅰ型留置针（直型）和Ⅱ型留置针（三通型）。

（1）Ⅰ型留置针：由保护套、导管组件、针管组件和排气塞构成。Ⅰ型留置针的结构相对简单，成本相对低；相同型号，流速相对快；固定方便牢固，容易操作，易贴实皮肤。

（2）Ⅱ型留置针：在Ⅰ型留置针基础上，多出了软管组件。

Ⅰ型留置针比较舒适，但留置时间短，病情相对较轻、肢体活动量较大的患儿可选Ⅰ型留置针；病情严重或需要长期大量静脉输液或意识障碍的患儿可选择Ⅱ型留置针。

2. 按功能分类　从功能上主要分为开放式留置针和密闭式留置针。

（1）开放式留置针：是将导管置入静脉时，使静脉与外界相通的一种套管针，因其不能完全有效地避免血液外溢，造成滴血现象，给临床护士及患儿造成较大困扰。

（2）密闭式留置针：在Ⅰ型留置针的漏斗末端装有一个闭合瓣；Ⅱ型留置针则在导管座部位安装了橡胶塞；为了拔针时有效地避免血液外溢，在软管末端安装了排气塞或肝素帽；让护士有效控制软管内的血液回流，在操作手法上为护士提供了方便，有效降低了血液暴露。

3. 按安全性分类　分为开放式安全型留置针（Ⅰ型安全型）和密闭式安全型留置针（Ⅱ型安全型）（图 4-1）。安全型留置针是留置针退针芯时，将针尖包裹，从而有效防止针刺伤发生。密闭式安全型留置针可以有效避免针刺伤和血液暴露的风险，目前在临床上受到广泛欢迎。护士可以根据患儿的治疗需求选择Ⅰ型安全型和Ⅱ型安全型。

（二）留置针型号的选择

1. 在满足静脉输液治疗需要的前提下，选择型号最小的导管（管径最小、导管最短）。

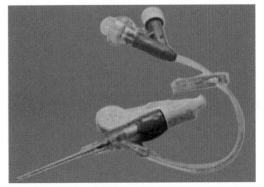

图 4-1　外周静脉密闭式安全型留置针

2. 外周留置针型号的选择，如婴幼儿、儿童选择 22～24G 导管，新生儿可选择 24～26G 导管。

3. 推荐使用安全型留置针穿刺工具，防止针刺伤。

知 识 链 接

安全型留置针虽然降低了针刺伤的发生率，但并没有解决血液暴露的风险。而密闭式安全型留置针的设计既可在退出针芯时将针芯完全退到保护套中，同时还可以避免血液外溢，从而有效地降低了针刺伤及血液暴露的风险，建议临床推广使用。

第二节　儿童外周静脉留置针置管前评估与准备

随着医疗水平的发展与进步，外周静脉留置针置管技术的操作及应用日趋成熟。静脉留置针是目前我国住院患儿最常使用的血管通路装置，可为危、急、重症患儿的抢救赢取时间。外周静脉留置针置管前充分评估及准备，可保证静脉留置针置管技术发挥最佳水平。

一、外周静脉留置针置管前的评估

外周静脉留置针置管前需要评估的内容主要包括患儿疾病、治疗疗程、药物性质、外周静脉的条件、周围皮肤情况、法定监护人的认知与配合程度等。

1. 疾病评估　评估患儿基本信息，如姓名、性别、年龄、病情、用药史、过敏史、家族史、药物不良反应史、意识状态及合作程度等。

2. 治疗方案评估　评估需要接受治疗的药物性质和疗程。

3. 外周静脉血管通路选择　患儿符合外周静脉留置针置管指征，具有外周静脉留置针置管适应证及应用条件。

4. 穿刺部位与穿刺血管评估　患儿穿刺点周围皮肤是否完整，有无瘢痕、硬结、感染；血管是否粗、直、弹性好、清晰；是否从远端静脉开始，是否避开了关节部位及静脉瓣。

5. 知情同意评估　评估患儿心理状态和合作程度。向患儿家属解释操作目的和意义及穿刺时的注意事项，消除患儿紧张情绪。

二、外周静脉留置针置管前的准备

外周静脉留置针置管前需做好充分准备，包括操作者准备、物品准备、环境准备、患儿准备。

（一）操作者准备

外周静脉留置针置管时由具有注册护士资质的护士执行。操作者着装整洁，修剪指甲，规范洗手，戴口罩、帽子，戴无菌手套。

（二）物品准备

1. 穿刺用物及药物　外周静脉留置针、0.9%氯化钠注射液 5ml、药物及液体（按医嘱准备）。

2. 其他　输液器、无针输液接头、6cm×7cm 无菌透明敷贴、无菌棉签、无菌纱布、无菌手套、胶布、止血带、治疗巾、小枕、有效碘浓度≥0.5%碘伏、免洗手消毒液、锐器收集器、垃圾回收桶、输液架，必要时备夹板、绷带，选择头皮静脉时备剃刀等（图 4-2）。

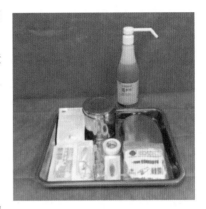

图 4-2　用物准备

（三）环境准备

室内安静整洁、光线充足、温湿度适宜，符合无菌操作及职业防护要求。

（四）患儿准备

1. 置管前向患儿或家长解释并说明静脉留置针输液的目的及配合方法。
2. 输液前患儿排尿或排便（为小婴儿更换尿布）。
3. 患儿取舒适卧位，露出穿刺点及周围皮肤。
4. 选择头皮静脉时根据情况剔除局部毛发。

（五）儿童外周静脉留置针置管前准备核查清单

儿童外周静脉留置针置管前准备核查清单见表 4-1。

表 4-1　儿童外周静脉留置针置管前准备核查清单

项目	外周静脉留置针置管前准备
操作者准备	1. 操作者符合置管资质
	2. 操作者着装整洁，洗手，戴帽子、口罩，戴无菌手套
物品准备	1. 穿刺用物及药物外周静脉留置针、0.9%氯化钠注射液 5ml、药物及液体（按医嘱准备）
	2. 其他　输液器、无针输液接头、6cm×7cm 无菌透明敷贴、无菌手套、无菌棉签、纱布块、胶布、止血带、治疗巾、小枕、有效碘浓度≥0.5%碘伏、免洗手消毒液、锐器收集器、垃圾回收桶、输液架、必要时备夹板、绷带，选择头皮静脉时备剃毛刀等
环境准备	室内安静整洁、光线充足、温湿度适宜，符合无菌操作及职业防护要求
患儿准备	1. 置管前向患儿或家长解释并说明静脉留置针输液的目的及配合方法
	2. 输液前患儿排尿或排便（为小婴儿更换尿布）
	3. 患儿取舒适卧位，露出穿刺点及周围皮肤
	4. 选择头皮静脉时根据情况剔除局部毛发

知 识 链 接

由于外周静脉留置针置管具有一定的操作风险，置管前需要充分评估及准备，与患儿家属进行有效沟通，详细说明置管的必要性及可能出现的并发症等，取得患儿及家属的理解与配合。

第三节　儿童外周静脉留置针置管操作流程

因外周静脉留置针套管柔软，可在静脉内长时间留置且不易穿破血管，便于 0～3 岁儿童在输液时肢体活动，故易被患儿及家长接受。作为临床输液工作中的常用技术，静脉留置针广泛应用于小儿静脉穿刺。

一、操 作 步 骤

视频 1

儿童外周静脉留置针置管术的操作步骤见表 4-2 和视频 1。

表 4-2　儿童外周静脉留置针置管术的操作步骤

操作步骤	要点说明
1. 查对医嘱及患儿身份	核对医嘱及腕带、床头卡信息，向家属进行解释
2. 穿刺前评估与准备	见本章第二节
3. 打开留置针及无菌透明敷贴的外包装，放置在治疗盘内备用	
4. 选择血管　在穿刺部位下垫治疗巾，于穿刺点上方 6～10cm 处扎止血带（图 4-3），选择血管后松开止血带	
5. 取合适体位　婴幼儿取卧位，年长儿还可取坐位，露出穿刺点及周围皮肤	助手固定患儿肢体及头部
6. 消毒皮肤　操作者戴无菌手套，用有效碘浓度≥0.5% 碘伏消毒皮肤两遍。以穿刺点为中心，分别顺时针、逆时针擦拭消毒皮肤	每次至少 30s，直径≥8cm（大于无菌透明敷料范围），待干（图 4-4）
7. 连接输液器，排气	
8. 穿刺 （1）再次核对患儿基本信息及药物 （2）洗手、戴手套，打开留置针，与无针输液接头相连接，再连接输液器接头，左右转动留置针针芯，排气 （3）嘱患儿握拳，扎止血带，绷紧皮肤，以 15°～30°进针，见回血后降低角度再进 2mm（图 4-5） （4）将针芯撤出导管 2～3mm，将导管全部送入血管 （5）穿刺成功，嘱患儿松拳，松止血带，打开流量调速器，如输液顺畅，拔出针芯	（1）PIVC 置入应遵循标准无菌非接触技术（ANTT）或手术 ANTT 的原则，皮肤消毒后，勿接触或触碰置入部位，尤其穿刺点，以预防感染发生 （2）穿刺时注意观察患儿面色，有无发绀等 （3）安全型留置针后撤针芯后保护装置自动激活并脱落，避免针刺伤发生 （4）拔除的针芯放入锐器盒内
9. 固定　无张力固定无菌透明敷料，导管塑形，抚压，边去除边框边按压，以穿刺点为中心 U 形固定，高举平台固定留置针延长管及输液器	（1）适当约束患儿双手，防止抓、扯留置针 （2）输液接头要高于导管尖端且与血管平行，"Y"形向外

操作步骤	要点说明
10. 标识　在记录纸上注明导管名称、置管时间及操作者姓名	
11. 调节滴速与健康教育　再次核对，根据患儿年龄、病情、药物性质调节滴速。询问并观察患儿输液后反应，告知患儿及家属输液注意事项	
12. 协助患儿取舒适卧位，整理床单位	整理用物，脱手套，洗手并记录

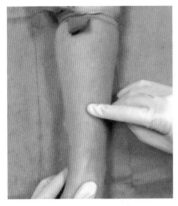
图 4-3　穿刺血管的评估

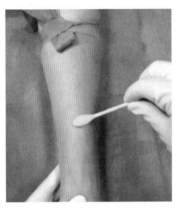
图 4-4　穿刺部位皮肤消毒

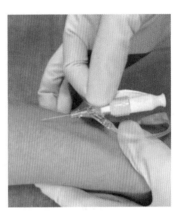
图 4-5　穿刺血管

二、儿童外周静脉留置针置管术操作流程

儿童外周静脉留置针置管术操作流程见图 4-6。

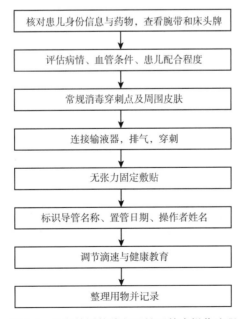

核对患儿身份信息与药物，查看腕带和床头牌

↓

评估病情、血管条件、患儿配合程度

↓

常规消毒穿刺点及周围皮肤

↓

连接输液器，排气，穿刺

↓

无张力固定敷贴

↓

标识导管名称、置管日期、操作者姓名

↓

调节滴速与健康教育

↓

整理用物并记录

图 4-6　儿童外周静脉留置针置管术操作流程

知 识 链 接

外周静脉留置针置管与传统钢针相比，操作简单，使用方便，留置时间长。有效保护了患儿静脉，对于需要短时间反复输液的患儿可应用静脉留置针置管。

第四节　儿童外周静脉留置针导管使用及维护流程

外周静脉置管成功后正确、有效地维护与管理，是确保留置成功的关键，可有效降低患儿导管感染等相关性并发症的发生率。据报道，目前留置针相关性穿刺部位局部感染率为 2.3%。

一、目　　的

1. 保证静脉输液管道通畅。
2. 避免血液凝固堵塞输液管道。
3. 预防导管相关性感染发生。

二、评　　估

1. **全身情况**　评估患儿精神状态、血管条件等，是否可以耐受静脉留置针维护操作。
2. **局部情况**　穿刺点及周围有无渗血、渗液、分泌物等产生，局部有无红、肿、热、痛、条索状硬结等静脉炎表现。
3. **敷贴情况**　观察敷贴是否完整，有无潮湿、污染等异常情况。
4. **导管尖端位置**　输液前后密切观察导管有无脱出或向血管内移位。

三、操作步骤与维护要点

儿童外周静脉留置针导管维护的操作步骤及要点见表 4-3。

表 4-3　儿童外周静脉留置针导管维护的操作步骤及要点

操作步骤	要点说明
1. 环境准备　清洁宽敞、光线充足，符合维护操作要求	
2. 用物准备　免洗手消毒液、75%酒精棉片 1 片、5ml 预充式导管冲洗器（或 5ml 生理盐水注射器）1 支、无菌手套 1 副、胶布、弯盘（图 4-7）	

续表

操作步骤	要点说明
3. 操作者准备　着装规范，无长指甲，洗手，戴口罩、无菌手套	
4. 核对　携用物至患儿床旁，查看腕带，核对患儿身份信息	
5. 评估　外周静脉留置针留置时间、穿刺点及周围皮肤、敷贴及输液接头情况	
6. 消毒无针输液接头　戴无菌手套，用 75%酒精棉片包裹输液接头横切面及外围部分，多方位用力擦拭 15s，待干（图 4-8）	
7. 冲管、封管 （1）打开 5ml 预充式导管冲洗器外包装，垂直向上释放压力 （2）拧开预充式导管冲洗器的锥头帽，垂直向上排气 （3）将预充式导管冲洗器连接输液接头并拧紧（图 4-9），缓慢抽回血，见回血后脉冲式冲管，连接输液器或正压封管	正压封管方法：在注射器内还有最后 0.5～1ml 封管液时，边推注药液，边将针头逐渐向外拔，并不间断推注封管液，直到针头退出输液接头，使整个管腔充满封管液，然后在靠近穿刺点处夹闭小夹子，再分离注射器
8. 固定延长管	用高举平抬法 U 形固定延长管，输液接头要高于导管尖端，且与血管平行
9. 贴导管标识　标识条上注明置管日期、维护日期、维护者姓名	标识内容全面、清晰
10. 整理用物及床单位，垃圾分类处理	
11. 洗手、完善并记录相关导管维护信息	

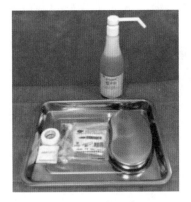
图 4-7　用物准备

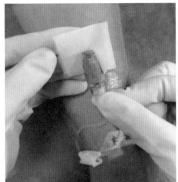
图 4-8　正确消毒输液接头

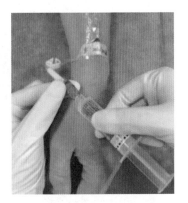
图 4-9　正确使用预冲

四、维 护 流 程

儿童外周静脉留置针导管维护流程见图 4-10。

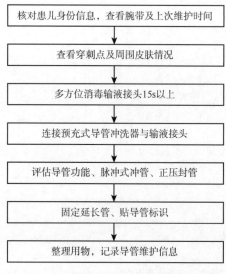

核对患儿身份信息，查看腕带及上次维护时间

查看穿刺点及周围皮肤情况

多方位消毒输液接头15s以上

连接预充式导管冲洗器与输液接头

评估导管功能、脉冲式冲管、正压封管

固定延长管、贴导管标识

整理用物，记录导管维护信息

图4-10　儿童外周静脉留置针导管维护流程

五、日常维护注意事项

1. 保持局部皮肤清洁干燥，若敷料被污染应及时更换。

2. 每日输液前先抽回血，再用无菌生理盐水冲洗导管，观察有无回血及冲管困难，确保输液管道连接紧密。

3. 实施标准"A-C-L"导管维护程序，降低导管堵塞、静脉炎、液体外渗等并发症的发生率。

（1）导管功能评估（Assess）：给药前通过输入生理盐水检测导管通畅性，并确认导管在血管内。

（2）冲管（Clear）：每次输液前后采用脉冲式方法冲管，将导管内残留的药液、血液冲洗干净。

（3）封管（Lock）：按照 SAS（S 表示生理盐水，A 表示药物注射，S 表示生理盐水）原则，在输液完毕或在两次间断的输液之间使用生理盐水正压封管。

4. 使用外周静脉留置针时需严格执行查对制度与无菌操作，注意药物配伍禁忌，加强巡视，防止管路打折、堵塞、脱落；密切观察穿刺部位与静脉走向有无红肿、疼痛与不适；留置针置管侧肢体避免剧烈活动或长时间下垂，避免用力负重。

5. 由于儿童不能充分配合，整个维护过程均需要助手协助固定患儿肢体，充分暴露置管部位。

6. 去除敷贴时注意动作轻柔，可在敷料取下后用酒精棉签轻轻擦拭去除固体胶，局部皮肤消毒，待干后，重新贴薄膜敷贴。

知 识 链 接

近年来，随着经外周静脉穿刺的中心静脉导管、完全植入式静脉输液港等静脉输液前沿技术的发展，静脉导管维护也越来越得到重视。因静脉留置针并发症相对较轻，临床往往忽视静脉留置针的导管维护。然而，目前静脉留置针的应用在大部分医院，特别是基层医院仍占主导地位，改变以往静脉留置针导管维护"C-L"或"L"为主体流程，实施标准"A-C-L"导管维护程序，能有效降低导管堵塞、静脉炎、液体外渗等并发症的发生率，提高静脉留置针置管成功率。

第五节　儿童外周静脉留置针置管健康教育及注意事项

随着医疗水平的不断进步，外周静脉留置技术被广泛运用于各临床实践。在置管及留置过程中可能出现与导管相关的并发症，给予患儿及家属正确的健康教育至关重要。

一、置　管　前

1. 合理评估患儿的年龄、病情、静脉血管条件、过敏史、家族史、输液目的和类型，选择合理的静脉治疗穿刺工具。
2. 向患儿及家属解释置管目的、方法及注意事项，取得患儿及家属的配合。

二、留　置　期　间

1. 留置针置管后的有效维护。静脉炎、输液渗出、回血堵管、留置针脱管、针座压伤是留置针留置期间较常见的并发症，其中输液渗出和静脉炎是儿童72h内拔管的主要原因，也是儿科较常见的并发症，及时有效的维护可以降低并发症的发生率。
2. 留置针意外脱管时，立即拔除并按压穿刺部位以达到止血的目的。
3. 每班需要常规观察穿刺部位情况，根据临床指征更换留置针（详见本章第六节）。
4. 做好健康宣教
（1）告知患儿留置侧肢体不可过度活动及用力，以免留置针在血管内来回移动致静脉炎，也可避免血液回流至套管内凝固，导致导管堵塞，缩短留置时间。同时避免在留置侧肢体测量血压及扎止血带，且不输液时尽量避免肢体下垂。
（2）保持穿刺部位清洁干燥，沐浴时用塑料薄膜覆盖以防止进水。切忌将留有导管的部位长时间浸在水中，避免穿刺点感染。
（3）更衣时注意勿将导管勾出或拔出，穿衣时先穿患侧再穿健侧，脱衣时先脱健侧再脱患侧。
（4）不能随意打开延长管或肝素帽接头，不能随意调节滴速。
（5）嘱患儿及家属如发现留置针有回血应及时告知医务人员，切勿自行挤压。
（6）输液时注意观察，若穿刺部位出现红肿、疼痛、渗血、敷贴脱落等情况应及时处理。

（7）固定留置针的敷贴及胶布如有松脱，应立即告知护士予以更换敷料，防止留置针脱出，如留置针意外脱出应立即按压出血点至无出血为止。

知 识 链 接

国外研究显示，透明敷料与其他敷料或固定装置相比，其对静脉炎、渗出、脱管等并发症的影响的优劣并不明确，有待进一步开展独立高质量的随机对照研究，以评价传统与新型的常用固定产品的相对有效性。

第六节　儿童外周静脉留置针置管导管拔除

外周静脉留置针如已达到治疗目的或出现并发症时，应及时拔除。

（一）拔管指征

1. 不宜以留置时间长短作为儿童静脉导管拔除依据。
2. 外周静脉导管出现导管相关并发症时。
3. 治疗不需要使用外周静脉导管或 24h 以上未再使用时，应及时拔除。
4. 外周静脉留置针装置完整性受损时。

（二）拔管方法

1. 核对执行单、患儿基本信息，确认液体已输注完毕。
2. 用物准备，如棉签、治疗巾、无菌手套、有效碘浓度≥0.5%碘伏、免洗手消毒液、锐器盒。
3. 洗手，戴无菌手套，垫治疗巾，关闭小夹子，关闭调节器并分离输液器。
4. 撕除无菌透明敷料，一手固定针座，另一手以 0°或 180°向外周撕除透明敷贴，观察穿刺部位有无红肿及皮肤压伤等异常。
5. 使用有效碘浓度≥0.5%碘伏消毒穿刺点，干棉签放于穿刺点上方，在没有压力的情况下拔出外周静脉留置针，检查导管长度及完整性。
6. 用棉签沿血管方向纵行按压穿刺点 2～5min 止血。
7. 再次核对，整理床单位，清理用物，洗手，记录。

（三）拔管注意事项

1. 一手固定针座，另一手由外周至中央水平轻轻揭除敷贴。
2. 先拔针后按压止血，对于凝血功能异常的患儿，适当延长按压时间直至不出血为止。切勿急于活动，以免引起出血或皮下血肿。
3. 导管拔出后 24h 内禁止对穿刺部位行湿热敷；48h 以内保持穿刺点及周围皮肤干燥

清洁，密切观察有无其他症状，如静脉炎、穿刺点感染等。

知识链接

　　近年来，随着导管材质的不断提升，留置针对血管的刺激性越来越小。多项研究认为，根据临床指征更换留置针，可以降低导管置入次数，减轻患儿的不适，降低患儿的医疗费用。对于不支持外周静脉导管者，按照传统观念应每72～96h常规更换，但每班均需密切观察穿刺部位并评估导管继续保留的必要性，以减少导管相关并发症的发生。

（田继东）

参考文献

国家卫生和计划生育委员会，2014. 静脉治疗护理技术操作规范. 中国护理管理，14（1）：1-4.

卢苇，邱艳容，王小芳，2017. 静脉治疗护理技术操作标准化程序. 北京：化学工业出版社：17.

吴玉芬，杨巧芳，夏琪，2021. 静脉输液治疗专科护士培训教材. 2 版. 北京：人民卫生出版社：197-198.

Gorski LA，Hadaway L，Hagle ME，et al，2021. Infusion therapy standards of practice，8th ed. J Infus Nurs，44（Sup 1）：S1-S224.

第五章

新生儿脐动、静脉置管临床实践

第一节　新生儿脐动、静脉置管概述

脐动脉置管（umbilical artery catheterization，UAC）是指将导管直接置入脐动脉；脐静脉置管（umbilical venous catheterization，UVC）是将导管从脐静脉置入，并使导管尖端位于下腔静脉上段（在横膈之上）与右心房的连接处，膈上 0.5～1cm 的下腔静脉内。两者是利用新生儿出生后短时间内胎儿血液循环解剖通路未闭合的特点进行置管。早产儿，尤其是出生后 24h 内的极低、超低出生体重儿及病情危重者，需立即建立动静脉通路，以满足静脉药物的输入及中心动静脉压测定等。脐血管置管作为一条天然的静脉通路，为极低、超低出生体重儿的抢救建立起一条重要的"生命线"。作为急救技术，脐动、静脉置管目前已广泛应用于 NICU。但同 PICC 一样，脐动、静脉置管也不可避免地存在相关并发症，如导管相关性感染、腹胀、坏死性小肠结肠炎等。脐动、静脉置管不能长期保留，一般脐动脉置管保留不超过 5d；脐静脉置管保留 5～10d，最长不超过 14d。

一、适应证及应用条件

（一）适应证

1. 脐动脉置管

（1）需要进行动静脉换血。

（2）动脉有创血压持续监测。

（3）需要反复留取动脉血标本。

（4）血管造影。

2. 脐静脉置管

（1）危重新生儿的抢救或新生儿复苏。

（2）新生儿换血、输血。

（3）极低或超低出生体重儿的中心静脉输液通路。

（4）需要监测中心静脉压。

（5）留取静脉血标本。

（二）应用条件

1. 生命体征基本稳定，无明显的凝血功能障碍。

2. 出生后早期脐带未干结前。

3. 脐带无感染、损伤。

二、禁　忌　证

1. 脐炎或者脐周皮肤病变，脐带残端干结。
2. 脐血管损伤。
3. 下肢或臀部有局部血供障碍。
4. 脐部周围相关疾病，如腹裂、脐膨出、坏死性小肠结肠炎、腹膜炎。
5. 有出血倾向、凝血功能障碍、蛋白 C 缺乏的患儿。

三、穿刺部位及血管的选择

1. 穿刺部位为脐部。
2. 穿刺血管为脐动、静脉。

（1）正常脐带包括两条动脉和一条静脉。

（2）脐动脉：位于脐带切面 6 点位置两侧的"4点"和"7 点"处，腔小、壁厚、圆形，白色。脐动脉连接髂内动脉、髂总动脉和主动脉。

（3）脐静脉：位于脐带切面 12 点位置，是单一的、大腔隙、壁薄的卵圆形管道。足月儿长 2～3cm，从脐部偏右，向头侧上行，与门静脉汇合，继续上行，成为静脉导管，静脉导管与肝静脉一起终止于下腔静脉。

（4）由于脐静脉在汇入下腔前需与门静脉、肝静脉汇合，易导致导管异位于门静脉、肝静脉内（图 5-1）。

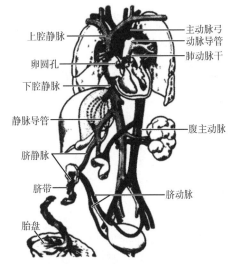

图 5-1　新生儿脐血管血液循环模式图

四、导管规格及特点

1. 新生儿脐动、静脉导管有单、双腔两种。单腔导管有 3.5Fr、5Fr 两种，其长度、导管外径、流速如表 5-1 所示。双腔导管用于同一导管内建立两条输液通路，可输注多种药物，可同时进行相关监测，满足临床同时多项治疗任务的需求，明显减轻患儿痛苦。

表 5-1　单腔脐导管规格及特点

规格	长度（cm）	外径（mm）	流速（ml/min）
3.5Fr	30	1.2	16
5Fr	30	1.7	31

2. 材质 脐导管一般采用聚氨酯材质，抗凝血，能放射显影，使用时可通过放射影像学确认导管尖端位置。

3. 型号选择 新生儿体重<1500g，常选用3.5Fr导管；体重≥1500g，常选用5Fr导管。

五、置管长度的计算

患儿平卧，测量置管长度。

（一）脐动脉置管

1. 高位UAC长度（cm）=体重（kg）×3+9+脐根部长度（cm）。
2. 低位UAC长度（cm）=体重（kg）+7+脐根部长度（cm）。

（二）脐静脉置管

长度（cm）=[体重（kg）×3+9]×1/2+脐根部长度（cm）。

插管过程中可在心腔内电图定位下完成，插管后需要血管超声或X线检查定位，脐静脉导管尖端位置宜在下腔静脉与右心房交界处，膈肌上0.5～1.0cm。不同体重新生儿脐静脉导管置入深度见表5-2。

表5-2 不同体重新生儿脐静脉导管置入深度

体重（g）	置入深度（cm）
<1000	6.25～7
1000～1500	7～7.75
1501～2000	7.75～8.5
2001～2500	8.5～9.25
2501～4000	9.25～12

知识链接

在美国，随着新生儿非侵入监测技术和其他中心静脉通路技术的发展，脐静脉置管使用范围逐渐缩小，主要用于极低、超低出生体重儿。在我国，基于人员、设备和技术上的差距，脐静脉置管简单易行，成功率高，脐静脉插管仍具有广泛的使用前景。目前多建议在新生儿血管通路计划中早期使用。

第二节 新生儿脐动、静脉置管前评估与准备

随着医疗技术的不断进步，脐动、静脉置管技术的操作及应用日趋成熟，在某种意义

上被认为是对新生儿危重症诊断与治疗的重要手段，在临床抢救低出生体重儿及早产儿方面有着重要意义。随着心腔内电图定位技术的不断发展，心腔内电图定位下脐静脉置管在新生儿静脉通路建立中开始被认识、应用，并取得了理想的效果。如何保证脐动、静脉置管技术发挥最佳水平，脐动、静脉置管前充分评估及准备，非常重要。

一、脐动、静脉置管前的评估

脐动、静脉置管前需要评估的内容主要包括患儿疾病，治疗疗程，药物性质，脐动、静脉条件，脐周皮肤情况，法定监护人的认知与配合等相关资料。

1. 疾病评估

（1）评估患儿基本信息：姓名、性别、年龄、胎龄、体重、病情、意识、体温、用药史、过敏史、手术史、血栓史、血管手术史、血常规及超声检查结果等。如为高胆红素血症需要换血治疗患儿，还需要了解患儿母亲血型，了解有无家族遗传病史。

（2）血液生化指标：血小板计数（PLT）、活化部分凝血活酶时间（APTT）、白细胞计数及超敏 C 反应蛋白含量等。原则上早产儿需 PLT 超过（$61\sim80$）$\times10^9$/L；足月儿需 PLT＞100×10^9/L；$32\sim36$ 周早产儿，APTT＞70s；足月儿 APTT 为 50s±10s 方可行脐静脉置管。

2. 治疗方案评估　评估需要接受治疗药物性质和疗程。

3. 血管通路选择评估　患儿符合脐动、静脉置管指征，具备脐动、静脉置管适应证及应用条件。

4. 穿刺部位与穿刺血管评估　患儿脐带是否新鲜、有无感染。

5. 知情同意评估　评估患儿家庭经济情况、治疗方案等，帮助法定监护人做出最佳决策，家属签署脐动、静脉置管知情同意书。

二、脐动、静脉置管前的准备

脐动、静脉置管前需做好充分准备，包括操作者准备、物品准备、环境准备、患儿准备。

1. 操作者准备　脐动、静脉置管应由医师或经过该专业培训的注册护士，通过认证的独立从业者来完成。置管操作需要操作者、助手、辅助者各 1 名。置管前查看患儿家属是否已签署置管知情同意书；操作者及助手洗手，戴帽子、口罩，穿无菌手术衣，戴无菌手套。

2. 物品准备

（1）脐血管导管：体重＜1500g 常选用 3.5Fr；≥1500g 常选用 5Fr。

（2）脐血管穿刺包：含无菌巾 3 块、孔巾 1 块、无菌弯盘 2 个、止血钳 2 把、持针器 1 把、线剪 1 把、一次性手术刀 1 把、扩张器 1 把、缝线 1 包、无菌棉球数个、纱布数块、

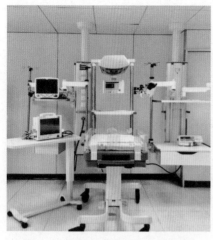

图 5-2 脐血管置管操作室及设备

纱条（结扎脐带用）1 根。

（3）其他：10ml 注射器 1 支、无针密闭式接头 1 个、100ml 肝素盐水（1U/ml）1 瓶、100ml 生理盐水 1 瓶、无菌手套数副、无菌手术衣 2 件、电极片 3 片及测量尺、固定胶带、有效碘浓度≥0.5%碘伏消毒剂。

3. 环境及设备准备　患儿置独立无菌操作室或层流房间，备远红外辐射抢救台、心电监护仪、置管专用定位仪及定位转换夹（详见第十二章第二节）及其他急救设备。置管期间禁止无关人员进入操作室（图 5-2）。

4. 患儿准备　患儿出生后保留脐带 2～4cm。置管前清洁患儿全身皮肤，患儿取仰卧位并被置于远红外辐射抢救台上，连接心腔内电图定位仪，脱去衣服，更换尿裤，用沙袋适当地约束四肢。必要时，穿刺前 15min 根据医嘱应用镇静剂，如 10%水合氯醛（0.5ml/kg）、苯巴比妥钠（10mg/kg）等。

5. 新生儿脐动、静脉置管前准备核查清单见表 5-3。

表 5-3　新生儿脐动、静脉置管前准备核查清单

项目	脐动、静脉置管前准备
操作者准备	1. 需要操作者、助手、辅助者各 1 名
	2. 操作者有置管资质
	3. 操作者及助手洗手，戴帽子、口罩，穿无菌手术衣，戴无菌手套
物品准备	1. 根据需要备脐血管导管 1～2 根
	2. 穿刺包物品：无菌巾、孔巾、无菌弯盘、止血钳、持针器、线剪、一次性手术刀、扩张器、缝线、无菌棉球、纱布、纱条
	3. 另备：10ml 注射器、无针密闭式接头、肝素盐水（1U/ml）、生理盐水、无菌手套、无菌手术衣、测量尺、电极片、固定胶带、有效碘浓度≥0.5%碘伏消毒剂
环境及设备准备	1. 置辐射床于独立无菌操作室或层流房间
	2. 备心电监护仪、置管专用定位仪及定位转换夹，以及其他急救设备
患儿准备	1. 置患儿于远红外辐射抢救台上，取仰卧位
	2. 连接心腔内电图定位仪，脱去衣服，更换尿裤，约束四肢
	3. 必要时，根据医嘱穿刺前 15min 应用镇静剂

知 识 链 接

由于脐动、静脉置管术具有一定的操作风险，操作前必须与患儿家属进行有效沟通，详细说明置管的必要性及可能出现的并发症等，并签署知情同意书。置管前充分评估及准备，在置管及使用维护过程中规范操作，一旦病情缓解应尽早拔管，以避免可能出现的置管相关并发症。

第三节　新生儿脐动、静脉置管操作流程

　　脐动、静脉导管置入技术仅应用于出生后早期的、脐带尚未干结的新生儿。与周围静脉相比,新生儿脐静脉粗而易见、容易穿刺置管,且血管的显影不受周围循环障碍等情况影响。脐动脉是新生儿换血、监测动脉血压及血气分析最方便的部位。脐动、静脉置管术在早产儿、危重新生儿急救中发挥了重要的作用。

一、操 作 步 骤

视频 2

　　新生儿脐动、静脉置管术的操作步骤及要点见表 5-4 和视频 2。

表 5-4　新生儿脐动、静脉置管术的操作步骤及要点

操作步骤	要点说明
1. 查对患儿身份	核对腕带信息,向家属进行解释
2. 穿刺前评估与准备	详见本章第二节。患儿出生后应尽早进行脐动、静脉置管,一般不超过 24h,出生后可用盐水纱布覆盖脐带残端,保持湿润
3. 测量置管长度	
(1)脐动脉置管长度测量	
1)高位 UAC 长度(cm)=体重(kg)×3+9+脐根部长度(cm)	
2)低位 UAC 长度(cm)=体重(kg)+7+脐根部长度(cm)	
(2)脐静脉置管长度测量	
长度(cm)=[体重(kg)×3+9]×1/2+脐根部长度(cm)	
4. 连接心腔内电图定位仪	具体方法详见第十二章第六节
5. 消毒皮肤　辅助人员打开穿刺包,将有效碘浓度≥0.5% 碘伏消毒液倒入无菌盘,浸湿棉球;戴无菌手套,用无菌钳子夹住脐带的末端并提起。操作者戴无菌手套,以脐带为中心,常规消毒脐残端和周围皮肤 3 遍,更换无菌手套,穿无菌手术衣	(1)消毒范围上界平剑突,下界平耻骨联合,左右平腋中线,待干 (2)对于超低出生体重儿,注意保护脐部周围皮肤,可用无菌生理盐水轻轻擦去消毒剂
6. 建立无菌区　助手穿无菌手术衣,戴无菌手套,在脐周铺无菌巾(按头侧→对侧→自己侧顺序),并用巾钳固定;铺孔巾,暴露脐带	保证无菌屏障最大化
7. 选择合适的导管　用生理盐水充满导管	原则上足月儿用 5Fr 导管为宜,极低出生体重儿用 3.5Fr 导管
8. 再次断脐　脐带根部系一无菌纱条,用手术刀在距脐根部约 1cm 处整齐地切断脐带	系纱条的目的是便于必要时系紧止血
9. 识别脐静脉及脐动脉(图 5-3)	(1)脐静脉为一条腔大、壁薄的血管,位于脐切面的 12 点处 (2)脐动脉为一条腔小、壁厚、圆形、白色的血管,位于脐切面的 4 点和 7 点处

续表

操作步骤	要点说明
10. 置管 （1）脐动脉置管：用眼科镊尖端轻轻插入脐动脉内，使其轻微扩张，再将充满生理盐水的脐导管置入，进入腹壁后与水平面呈45°旋转推进。在置入1～2cm后（腹壁处）如遇到阻力，可由助手将脐带向头部牵拉，拉直脐动脉；如在置入5～7cm（膀胱处）遇到阻力，可将插管退出1～2cm后再旋转推进，直到预定深度，抽回血通畅，连接输液管道或封管备用 （2）脐静脉置管：用血管钳将脐带拉直，导管前端与脐静脉对齐，边旋转边缓缓置入，插至脐轮时提起脐带与下腹壁倾斜成60°左右，导管向患儿头侧方向置入，若遇脐轮处置入困难，可用扩张器轻轻打开静脉开口，再送管，直到超出预定深度约2cm，抽回血通畅后连接心电定位装置进行导管尖端定位（详见第十二章第六节）或肝素盐水（1U/ml）封管备用	（1）避免用力过猛或扩张器插入过深，一般正好通过脐轮即可 （2）将导管插到预定深度后，如回血不畅，多提示位置不当，应调整 （3）如完全抽不到回血，提示导管可能置入血管壁假窦道中，应拔出重新置入 （4）若同时放入两根导管时，必须先插脐动脉。若先插脐静脉会引起脐动脉痉挛，而导致插管困难
11. 固定 （1）心腔内电图定位成功后，将脐切面做荷包缝合，并将线绕插管数圈后系牢 （2）在脐残端中部用一根无菌缝线绕插管及脐残端一圈后系牢，以扎紧脐动、静脉，使其既达到止血目的，又能保障脐导管通畅 （3）将胶布粘贴成桥状以固定导管 （4）脐残端置管处及接头处分别覆盖无菌敷料及用无菌纱布包裹，将导管末端固定在腹壁偏左部位	（1）缝线固定时不要缝及皮肤 （2）避免固定在腹壁中部及偏右部位，以免影响术后X线定位时导管尖端位置的判读
12. 床旁X线检查定位	最佳位置 （1）脐动脉置管：高位UAC，导管尖端应插到第6至第10胸椎之间（T_6～T_{10}），在横膈之上；低位UAC，导管尖端应位于第3至第5腰椎之间，在肾动脉及肠系膜动脉之间 （2）脐静脉置管：导管尖端达下腔静脉，约在横膈上1cm处，平T_9～T_{11}
13. 整理用物与记录	

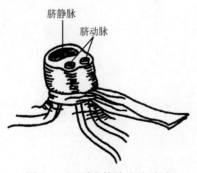

图5-3　识别脐静脉及脐动脉

二、新生儿脐动、静脉置管术操作流程

新生儿脐动、静脉置管术操作流程见图 5-4。

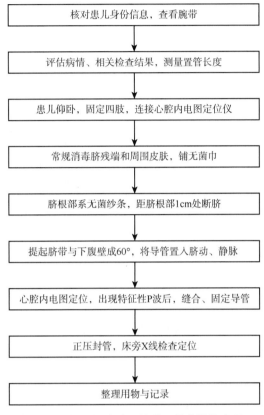

图 5-4　新生儿脐动、静脉置管术操作流程

知 识 链 接

　　研究显示，脐动脉联合脐静脉置管与单用脐静脉置管相比，相关并发症并无明显差异，可根据病情，对于需要频繁监测血气、快速换血、血管造影的患儿，可联合置管。

第四节　新生儿脐动、静脉导管使用及维护流程

　　脐血管置管成功后正确、规范地使用及维护是确保脐血管置管及留置成功的关键，是新生儿重症监护室护理人员必须掌握的临床操作技能之一。

一、目　　的

1. 保持局部皮肤清洁干燥。
2. 预防导管相关性感染发生。
3. 保持导管通畅。

二、评　　估

1. 全身情况　包括精神反应、生命体征等，评估是否可以耐受脐导管维护操作。

2. 局部情况　脐残端有无渗液、渗血，脐周有无红肿。

3. 有无腹胀表现　包括胃潴留，腹部膨隆，伴有腹壁水肿、发亮，腹壁静脉曲张，肠型，腹部压痛，肠鸣音减弱或消失。影像学检查见肠腔扩张、肠壁积气等。

4. 敷料及导管情况　观察敷料是否完整、有无脱落、导管外露长度、导管内有无回血等，确认正常后方可输液。

5. 导管尖端位置　查阅 X 线检查结果，判断有无导管脱出或向血管内移位。条件允许时，最好每 2～3 天床旁超声监测导管尖端位置一次。

三、操作步骤与护理要点

新生儿脐动、静脉导管维护的操作步骤及要点见表 5-5。

表 5-5　新生儿脐动、静脉导管维护的操作步骤及要点

操作步骤	要点说明
1. 环境准备　宽敞清洁、光线充足，符合维护操作要求	
2. 用物准备　无菌维护包 1 个（一次性无菌垫巾 1 块、有效碘浓度≥0.5%碘伏消毒液棉棒 3 个、纱布 2 块、无菌小方纱 1 块、无菌小治疗巾 1 块），75%酒精棉片 2 块，10ml 预冲式冲洗器 1 个，10ml 注射器 2 支，肝素盐水（1U/ml）1 瓶，0.9%氯化钠注射液（10ml）1 支，无针输液接头 1 个，无菌手套 2 副，快速手消毒液，签字笔、锐器盒、垃圾桶	用物齐全，摆放有序，质量合格
3. 操作者准备　着装规范，无长指甲；洗手，戴口罩，戴圆帽	
4. 查对患儿信息　携用物至患儿床旁，查看腕带，核对患儿身份信息	
5. 查对置管信息　导管置入时间、置入长度、置入时腹围及上次维护时间	
6. 摆体位　患儿平卧，清洁皮肤，更换尿裤，助手适当固定患儿双下肢	充分暴露脐部，避免患儿剧烈活动使导管脱出

续表

操作步骤	要点说明
7. 测量腹围　洗手、戴口罩,打开无菌维护包第一层,取出纸尺,测量腹围,与初始资料核对	腹围测量方法:沿脐水平绕腹部一周的长度为腹围,精确到1mm
8. 置管部位下垫无菌巾　松开导管尾端胶布后洗手,取无菌隔水垫巾铺于腹部身体下,暴露脐置管部位	
9. 将无菌用物投放入无菌维护包内　快速手消毒,打开无菌维护包第二层,以无菌方式投入酒精棉片、无针输液接头、10ml注射器、预冲式冲洗器。戴无菌手套,抽取肝素盐水(1U/ml)1支,10ml生理盐水1支(无预冲式冲洗器时)放置于无菌维护包内。预冲式冲洗器释放压力,连接输液接头,排气,备用	
10. 消毒脐静脉导管螺纹口　无菌纱布包裹原输液接头并取下,取出酒精棉片用力多方位擦拭导管螺纹口15s以上	
11. 冲、封管　连接备好的无针密闭式输液接头和生理盐水注射器,抽回血(判断导管是否通畅),见回血后脉冲式冲管,再连接肝素盐水(1U/ml)正压封管。脐动脉导管无须每日常规更换接头	(1)注意回血勿抽到接头内,确认导管通畅后(以脉冲方式,频率100次/分)冲洗导管 (2)如果是双腔导管,需要双腔同时脉冲式推注
12. 去除敷料　轻轻去除脐导管外覆盖的敷料,观察导管置入处有无红肿或渗液等异常。脱手套,洗手,戴无菌手套	注意不污染脐残端处脐导管。在不需要调整导管尖端位置及脐导管桥胶布没有污染、松脱的情况下,无须常规更换脐导管桥胶布,以防导管意外脱出
13. 查看导管刻度　无菌纱布包裹接头提起导管,查看导管刻度	原则上导管只能退出,不能送入
14. 消毒　用3根有效碘浓度≥0.5%碘伏消毒液棉棒分别消毒脐残端、导管及脐周。第一根棉棒消毒脐残端(在插管处按压5~10s);第二根棉棒从导管近心端向外消毒导管各面;第三根棉棒消毒脐周皮肤,消毒后自然待干	
15. 覆盖敷料　检查并确保导管桥式固定,用无菌纱布覆盖脐残端及导管,无菌纱布外用1块无菌隔水小治疗巾覆盖,外用胶布固定于腹壁。脱手套	避免导管打折而影响导管通畅;避免尿液浸湿置管处
16. 贴导管标识　标识条上注明导管名称、置管日期、维护日期、留置长度、外露长度、腹围、维护者姓名或工号	标识内容全面、清晰
17. 整理　整理用物及床单位,垃圾分类处理	
18. 记录　洗手、取口罩,完善并记录导管相关维护信息	

四、维 护 流 程

新生儿脐动、静脉导管维护流程见图5-5。

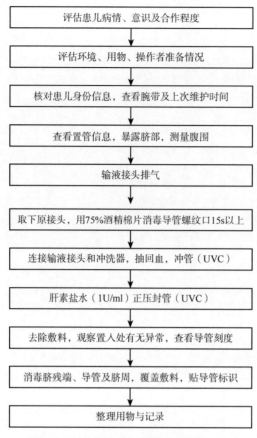

图 5-5　新生儿脐动、静脉导管维护流程

五、日常维护注意事项

1. 保持局部皮肤清洁干燥，置管后应至少每日维护 1 次，每 8h 消毒脐残端置管处及脐周 1 次，若脐敷料被污染，应及时更换。

2. UVC 导管每日输液前，用 75% 酒精棉片用力多方位擦拭输液接头螺纹口 15s 以上。观察有无回血及冲管困难，确保输液管道连接紧密。

3. 防止管路打折、扭曲，以免造成导管堵塞。UAC 导管除使用微量肝素生理盐水持续泵入，维持管路通畅外，不能经动脉导管输入其他任何药物。防止血液反流至输液接头，若接头内有回血或疑似污染，应立即更换。

4. 输注静脉营养液者，每隔 4～6h 使用生理盐水 2～3ml 脉冲式冲洗导管 1 次，输注完毕立即更换输液接头。经 UAC 采血后立即使用生理盐水冲洗导管。

5. 由于新生儿不能配合，整个维护过程均需要助手协助固定患儿肢体，充分暴露脐部的置管部位。

6. 去除敷料时，注意动作轻柔，可在敷料下用生理盐水边浸湿边以 180° 角去除敷料，防止皮肤撕脱伤。

知 识 链 接

为提高脐血管置管成功率,减少并发症发生,要求经过相关置管知识培训的新生儿医护人员置管,而脐血管导管的使用及维护技术是每位NICU护士必须掌握的日常护理技能之一。

第五节　新生儿脐动、静脉置管注意事项

由于脐动、静脉置管是中心静脉置管方法中的一种,在置管及留置过程中,也可能出现导管相关并发症,故掌握其注意事项至关重要。

一、脐动脉置管

1. 新生儿脐动脉置管的最佳时机是出生后 15～30min,越早置管,成功率越高,出生4d 后,由于脐动脉逐渐闭塞,几乎不能再进行脐动脉置管。

2. 因脐动脉呈弯曲状,置管时应慢慢向前推进,避免鲁莽操作穿破动脉。预防切断脐带残端时出血,可在脐残端系纱条,必要时拉紧止血;如脐动脉出血,可用手将脐带及周围组织捏紧止血;如脐静脉出血,可用手压脐根部上方腹壁止血。

3. 插管进入假窦道(动脉壁与周围组织间)时,无回血,应拔出导管重新置入。

4. 脐静脉置管时需注意鉴别导管是否误入脐动脉。当导管置入脐动脉内时,回血自动流出,压力高,有搏动;若导管置入脐静脉,则回血慢,常须抽吸。可在心腔内电图定位下置管或术后行 X 线检查以观察插管走向,并可对两者进行鉴别。

5. 置管人员应动作轻柔,若置入不畅,可调整脐带方向和角度。导管应上行进入腹主动脉,若下行进入髂内动脉,则必须拔出导管。

6. 插管时或插管后,若出现一侧下肢发白或发紫,考虑为股动脉痉挛、肢体血供减少所致,应将导管退出适当长度,并热敷对侧下肢,以使股动脉痉挛缓解,如经上述处理 30min 后无好转,则应改另一条脐动脉置入。

7. 导管尖端位置准确至关重要。脐动脉置管高位最佳位置应平 T_6～T_{10},低位应平 L_3～L_5,导管尖端位置要避开腹主动脉各供血分支。如插管太深,可根据 X 线检查结果调整置入长度;插管太浅也不能再行置入,以免感染。对于脐动脉高、低位置管的选择,有研究表明,首选高位 UAC,因高位置管时导管相关性血栓、缺血的发生率更低。

8. 脐动、静脉置管后尖端异位可导致置管相关性缺血性损伤、难治性低血糖(如导管尖端靠近腹腔动脉)、假动脉瘤和腓神经麻痹等,必须及时调整位置,甚至拔除导管。

9. 脐动脉置管成功后应以 1ml/h 泵速持续泵入肝素盐水稀释液(0.25～1U/ml),防止堵管和血栓形成。严禁从脐动脉导管输注血管活性药物、抗生素、高渗液体等。

10. 操作过程必须确保无空气及血凝块进入,预防因血栓、气栓等引起的肾栓塞、肠系膜血管栓塞。

11. 应注意将各接头拧紧，预防发生失血。各班要检查、记录导管置入刻度，如果脐动脉置管意外脱管导致出血，应沿脐动脉走向用手捏紧患儿脐带下方的皮肤至少 5min 进行止血。

12. 操作及采血均须严格遵循无菌原则，预防感染发生。

（1）在三通开关处采血时，先抽血 1～2ml，再用另外的注射器抽血送检，采血完毕，可再将先前抽取的 1～2ml 血回注患儿血管内。

（2）频繁从脐动脉导管中采血易引起血栓、气栓或导管堵塞等情况，严重者导致肾栓塞、肠坏死等并发症。肾动脉、肠系膜上动脉栓塞性改变常表现为高血压、无尿、小肠坏死。

（3）输液管道及三通开关等应每日更换。

（4）脐部伤口应保持纱布干燥，每 8h 清洁和消毒导管周围皮肤一次，大、小便后及时清理并更换尿垫，伤口未拆线前不能盆浴或淋浴。

13. 有研究显示，脐动脉导管留置期间，96.6%的患儿即使在采取微量喂养策略时，仍可出现喂养不耐受。因此，在脐动脉导管留置期间，采取微量喂养策略是否不增加坏死性小肠结肠炎的发病率，还需要进一步的研究来加以证实。

14. 新生儿脐动脉导管留置时间最长不超过 5d。当达到治疗目的、周围血管条件改善，不需要频繁进行血气或血压监测，或出现血栓、栓塞、坏死性小肠结肠炎、腹膜炎或脐周感染等并发症时，应及时拔除脐动脉导管。

二、脐静脉置管

1. 掌握置管最佳时间 多选在出生后 12h 内。脐动、静脉在胎儿出生后 24h 后逐渐干燥，置管过早易出现出血，置管时间过晚，超过出生后 3d，脐静脉导管受压会发生阻塞，导致置管困难。

2. 置管后及时确定导管尖端位置

（1）插管过浅、过深均可导致严重后果，如肝坏死、门静脉血栓、高血压、心律失常等，应及时调整导管位置，在未确定尖端位置之前不宜进行输液。

（2）脐静脉置管尖端最佳位置

1）脐静脉解剖：脐静脉从脐部偏右，向头侧上行，与门静脉汇合，继续上行，成为静脉导管，静脉导管与肝静脉一起终止于下腔静脉。

2）有研究显示，经下肢静脉置入中心静脉导管，导管尖端最终到达下腔静脉，因下腔静脉通过膈肌腔静脉裂孔（约平第 8 胸椎）向上汇入右心房，而膈肌（上端）至右心房成人平均长度为 1.80cm，剑突上端结合胸骨体处为剑胸结合，解剖位置约平第 9 胸椎水平，因此下肢置管时，体表可以通过剑突骨性标志定位，导管尖端位于第 8 胸椎至第 9 胸椎之间为最理想的位置，可以避免导管过深进入右心房。

3）有研究显示，脐静脉置管深度计算以[体重（kg）×3+9]×1/2+脐根部长度（cm）为准，最佳位置以尖端位于横膈上 0～1cm，相对应的平 T_{10}～T_{12}。

脐静脉置管尖端最佳位置与经下肢静脉置入中心静脉导管一致，均为尖端位于下腔静脉上段（在横膈之上）与右心房的连接处，膈上 0.5～1.0cm 的下腔静脉内。根据报道及临床经验，笔者认为脐静脉导管尖端平 T_9～T_{11} 为最理想位置。

3. 动态监测导管尖端位置　导管留置过程中严密观察脐静脉导管是否有滑脱或滑入，导管滑脱后不能再次置入，防止发生感染；滑入后需及时调整。每隔 1～2d 行床旁 B 超检查，必要时复查床旁 X 线检查，根据检查结果及时调整导管尖端位置。

4. 导管尖端未达膈以上时只能作为周围静脉使用　脐静脉导管末端最佳位置应位于静脉导管及肝静脉以上的下腔静脉之中，在肝和膈肌以上，若导管尖端未达膈以上，勿输注高渗葡萄糖溶液、钙剂、脂肪乳剂等刺激性强的药物。为预防肝坏死、门静脉血栓和高血压等并发症发生，即使尖端位于膈以上最佳位置，也应避免长时间输注高渗液体或插管时间过长。

5. 加强脐部护理　每日消毒脐部 3 次。密切观察脐部置管处有无渗血、渗液、红肿，有无腹胀、呕吐及可疑坏死性小肠结肠炎表现等消化道异常症状；如渗血较多，应及时进行止血处理，并更换敷料及胶布；脐部出现感染或疑似坏死性小肠结肠炎等表现时，应及时拔管。

6. 脐静脉意外脱管导致出血时处理　应沿着静脉走向用手指紧捏脐带上面的腹部皮肤以达到止血的目的。

7. 保持管道牢固固定及通畅　应每班检查、记录导管外露长度，及时发现导管移位，防止非计划拔管发生。及时发现有无导管打折、移位，治疗前应抽回血。

8. 严格遵守无菌操作规程　保持脐静脉管路密闭状态。更换液体或输液接头时避免空气进入导管，防止发生空气栓塞。

9. 避免污染脐部　对于男婴，可使用尿液收集器或适当固定阴茎，使阴茎口朝下；置管 24h 脐部无渗血后，可以在脐部敷料外再覆盖一层防水无菌巾，防止尿液及大便浸湿或污染脐部；留置脐静脉导管期间严禁盆浴及淋浴。

10. 脐静脉导管保留的时间　不宜过长，不能将其作为中长期导管使用，在临床置管时，需合理安排留置时间。脐静脉导管留置时间一般不超过 7～10d，最长不超过 14d，如已达到治疗的目的，周围血管条件改善，或出现堵管、异位等并发症时，应尽早予以拔管。

知 识 链 接

新生儿出生后，早期脐血管较清晰，置管较便捷，通过脐血管置管能够迅速建立动、静脉通路，减少反复穿刺对新生儿造成的不良影响。同时，脐静脉导管能用于血液制品的输入和血标本的采集，成为早期新生儿救治的首选血管通路。

第六节　新生儿脐动、静脉置管拔管技术

新生儿脐动脉导管留置时间不宜超过 5d，脐静脉导管留置时间不宜超过 14d，如已达到治疗目的，周围血管条件改善，或出现相关并发症时，应及时拔除导管，否则可增加感

染和血栓的发生率。

一、脐动脉置管拔管

（一）拔管指征

当不需要频繁血气监测或血压监测时，或出现并发症如血栓、栓塞、坏死性小肠炎、坏死性结肠炎、腹膜炎或脐周感染时应拔除脐动脉导管。

（二）拔管方法

1. 用物准备，包括无菌巾（铺无菌盘用）、无菌弯盘、无菌直止血钳、无菌眼科剪、纱布、绷带、固定胶带、棉签、消毒剂，必要时备脐带夹（出生后 3d 内脐带未干结前拔管后使用）。

2. 铺无菌盘。去除无菌直止血钳、无菌眼科剪、纱布及棉签外包装袋，并放入无菌盘内。

3. 去除固定胶带。

4. 洗手、戴无菌手套。

5. 消毒脐根部及周围皮肤。

6. 去除缝线。

7. 关闭输液装置。

8. 缓慢拔出导管，导管末端离出口 5cm 处时暂停，以后每隔 5min 拔出 1cm，等待脐动脉痉挛收缩，至末端离出口 3cm 时一次性拔除导管，全程约需 15min。

9. 由两名护士核对导管长度，确认无导管断裂残留体内。导管末端常规细菌培养。

（三）拔管注意事项

1. 有研究显示，脐动脉导管留置时间超过 7d，患儿可能因为肾脏栓塞而出现高血压甚至肾脏坏死等并发症，应尽早拔除。

2. 穿刺点压迫止血 5～10min，直至无出血为止。

3. 按压后用无菌敷料及绷带环形加压包扎穿刺部位，24h 后松开敷料，观察无出血及血肿后取下敷料。

4. 如脐动脉出血，可用手将脐及周围组织捏紧止血。

5. 若出生后 3d 内，脐带未干结前拔管，需要使用脐带夹结扎脐残端。

二、脐静脉置管拔管

（一）拔管指征

一旦脐静脉导管留置指征消失，即不需要监测中心静脉压，有静脉通路代替输血、输液给药时，应及时拔管。脐静脉置管并发症与置管时间相关。

（二）拔管方法

1. 用物准备，同脐动脉置管拔管。

2. 洗手、戴无菌手套。

3. 拔管前用生理盐水浸湿缝线。

4. 消毒脐根部及周围皮肤。

5. 将导管缓慢拔出，在离出口 2cm 处停留 2min，以减少出血。

6. 覆盖无菌敷料，加压止血。

7. 每日用碘消毒剂常规消毒脐部，至脐带残端脱落，伤口干燥为止。

8. 导管尖端培养。

（三）拔管注意事项

1. 在置入点附近握紧导管，并轻轻、连续地向外牵拉导管。

2. 遇到阻力时不要用力过猛以防止导管断裂，可在导管上方的局部温湿敷 1min，然后再重新尝试拔出导管。

3. 导管拔出后要常规检查其长度以确认导管完全撤出。

知识链接

在早产儿出生后早期应用脐动、静脉置管术有较好的效果，是维持动、静脉通路的重要方式，在置管期间要做好针对性护理和无菌化操作，尽量缩短留置时间，以降低并发症的发生率。

第七节　新生儿脐动、静脉置管相关并发症

脐动、静脉置管在危重新生儿救治中不仅有实施方便、迅速建立静脉通路等优点，还被《中国新生儿复苏指南》（2021 年修订）推荐使用，它可以大大减少患儿反复穿刺及外周静脉输液外渗等并发症的风险。但低出生体重儿脐带细且扭曲、血管壁薄，置管难度较大，因此脐血管置管会发生一系列并发症。随着该项技术在 NICU 中的广泛应用，关于脐静脉置管并发症的病例报道日益增多，常见并发症有脐出血、动脉痉挛、穿孔、导管相关性血流感染、腹胀、坏死性小肠结肠炎、心包积液等。脐静脉置管并发症的发生率为 3.8%～20.3%，除上述并发症外，还可以并发肝脏渗出性损害、肝脏血肿，心脏压塞、胸腔积液、快速型心律失常、脐静脉导管残留等，造成早产儿病情突然加重或意外死亡。

一、脐　出　血

出血为脐动、静脉置管过程中及置管后比较常见的并发症。其发生率为 2.56%～4.05%，常由患儿凝血功能异常或操作不当引起。常见脐残端出血，极少出现腹腔内出血，严重者

可出现出血性休克。

（一）原因

1. 患儿凝血功能异常。①血小板计数减少：足月儿或出生≥5d早产儿，血小板计数<100×10⁹/L；出生<5d早产儿，血小板计数低于（61~80）×10⁹/L。②部分凝血活酶时间（APTT）延长：32~36周早产儿>70s，足月儿为50s±10s。以上两种情况下实施脐动静脉置管易出现出血现象。

2. 置入导管时，暴力送管造成血管破裂。

3. 缝合固定时，脐残端中部缝线打结过松，致术后脐残端大量渗血。

（二）处理

1. 脐残端出血时，根据不同原因进行处理。立即重新打结、固定，至松紧适宜（既不影响导管通畅，又达止血目的）为止，必要时按医嘱应用止血药物等。

2. 血管破裂时，患儿短期内出现面色苍白、血压下降等急性失血表现，根据出血程度酌情处理，必要时行外科手术治疗，结扎脐血管破裂的近心端血管。

（三）预防

1. 术前常规检测凝血功能，凝血功能异常时遵医嘱予输血浆等处理，待凝血功能恢复正常后再置管。

2. 置管时动作轻柔，避免暴力送管。遇到阻力不可强行置入，可将导管适当退出，通过调整患儿体位、助手按压肝区、调整送管方向或者稍作停顿再送管。

3. 脐残端缝合打结固定时，松紧适宜。缝合、结扎脐带时在不影响脐导管通畅的情况下尽量打结扎紧，在缝扎的过程中可采用10ml注射器进行抽吸来确定畅通情况，从而把握结扎的力度。过紧，影响导管输液或采血通畅；过松，易致脐残端出血、脱管。

4. 置管术后24h内密切观察脐残端局部出血情况。置管后24h内除局部覆盖无菌纱布外，尽量暴露脐根部置管部位，以便观察有无出血现象。

5. 拔管时轻轻地向外牵拉导管，遇到阻力不要强行拔管，以防导管断裂，可腹部（脐残端上方）使用38~40℃温水湿热敷处理，然后再重新尝试拔出导管，拔管后注意捏紧脐带及周围皮肤5~10min，压迫止血，至不出血为止。为防止拔管后出血及便于局部观察，脐血管导管拔除后患儿禁忌采用俯卧位。

二、动脉痉挛

动脉痉挛是脐动脉置管过程中及置管后比较常见的并发症。临床表现为臀部及下肢皮肤发绀或发白。动脉置管操作引起的动脉痉挛多为可逆性的，多数在解除刺激后可缓解。但如果操作导致血管内膜撕裂等损伤，则可继发动脉腔内血栓形成，导致组织局部严重缺血，严重缺血状态持续12h可发生组织坏死，肌肉和神经功能丧失。因此，出现动脉痉挛时应积极处理，有效地预防动脉痉挛的发生是护理和诊疗工作的重要内容，是确保置管成功的关键。

（一）原因

1. 置管时导管型号选择过大，刺激血管。
2. 置管操作不熟练，反复操作刺激动脉血管引起血管过度收缩。
3. 导管尖端异位，影响循环导致。

（二）处理

1. 注意保暖，皮肤发白或肢端凉时可热敷。
2. 重者立即拔管。

（三）预防

1. 置管时导管型号选择合适，避免或减少对血管壁的刺激，一般新生儿体重＜1500g，选用 3.5Fr 脐导管；体重≥1500g 可选用 5Fr 脐导管。
2. 熟练操作，动作轻柔、娴熟，减少因反复操作对血管造成的刺激。
3. 提高置管前置管深度测量的准确率；置管完成后及时进行 X 线检查定位；留置过程中加强并发症观察，注意监测导管尖端位置，确保导管尖端始终处于最佳位置。

三、穿　　孔

穿孔是脐动、静脉置管比较罕见但非常严重的并发症，应及时诊断并有效处理。临床表现为脐动、静脉置管后不久即出现高度腹胀。

（一）原因

穿孔由置管时插管技术不熟练，操作太过用力引起。

（二）处理

1. 立即拍腹部 X 线片。
2. 拔除导管。
3. 如果确诊血管穿孔，需要立即手术治疗。

（三）预防

不要强行用力插管，推进有困难时应换另一根血管或停止操作。

四、导管相关性血流感染

导管相关性血流感染（catheter-related bloodstream infection，CRBSI）是指导管留置期

间或拔除导管后 48h 内，出现菌血症或真菌血症，并伴有发热（体温＞38℃）、寒战或低血压等感染表现，除血管导管感染外，没有其他明确感染源的感染。据报道，脐血管置管并发 CRBSI 的发生率为 2.5%～6.2%。CRBSI 的临床表现：①局部表现，脐根部及脐周皮肤出现红肿、渗液及异味等。②全身表现，其症状同菌血症、败血症，可出现发热或体温不升；精神反应差、黄疸、体重不增；严重者，出现面色苍白、四肢凉、皮肤花纹、毛细血管充盈时间延长、尿少、血压下降等微循环灌注不足表现。患儿置管后出现上述临床表现，常规抗生素治疗效果不佳，一旦拔除导管，症状明显改善，要考虑 CRBSI 可能。

（一）原因

1. 无菌操作不严格

（1）置管及维护时操作者未严格遵守无菌技术操作原则，如操作前未做到规范手卫生；操作时未采取最大化无菌屏障、外科 ANTT（无菌非接触技术）或因置管不顺利、无菌区暴露时间过长、导管异位调整导管尖端位置等造成污染，细菌沿导管表面进入人体并定植于导管尖端。

（2）使用导管时，静脉注射的药物污染或血管通路装置（如无针输液接头等）消毒不规范造成污染。污染是导致导管内微生物定植的一个重要原因，尤其是较长时间留置的导管。

2. 患儿身体其他部位感染　如泌尿系、肺部及皮肤感染等，微生物经血流播散到导管，引起 CRBSI。

3. 自身因素　新生儿，尤其是超低出生体重儿，胎龄越小，体重越低，自身免疫力就越低，发生 CRBSI 的机会就越大。患儿免疫力低、外源性细菌定植、脐残端细菌移居至导管外及长期使用广谱抗生素是导致二重感染的高危因素。

4. 留置时间　导管放置时间越久，感染发生的概率越大。据报道，脐静脉导管留置 7d 时，CRBSI 的发生率约为 2.8%；留置 2～3 周时，CRBSI 的发生率可升高至 10.1%～19.8%。

（二）处理

如出现局部感染，则需加强换药，应用有效碘浓度≥0.5%碘伏消毒脐残端及根部，每 6h 一次。保持局部干燥，避免尿液浸湿脐残端及根部。一旦高度怀疑或确诊 CRBSI，需拔除导管，并根据药敏试验结果给予抗生素治疗。

（三）预防

1. 严格遵守无菌技术操作原则。据研究报道，置管操作中优化无菌屏障措施可有效降低 CRBSI 发生风险达 60%。

（1）采取最大化无菌屏障及外科 ANTT 技术。置管操作时铺足够大的无菌大单，只暴露出置管部位；裁剪脐带前，再次消毒裁剪部位，以降低感染机会。

（2）导管置入、维护及使用各环节均必须严格遵守无菌技术操作原则，包括规范手卫生、规范消毒无针输液接头，换药时戴无菌手套，局部铺无菌巾等。

2. UVC 导管尖端定位时可采用心腔内电图定位技术，以提高尖端到达最佳位置的准确率。导管留置期间，不可将外露导管再往血管内送，以免增加感染机会。

3. 每日用有效碘浓度≥0.5%碘伏消毒脐残端，每 8h 一次，用无菌纱布覆盖。一旦敷料渗血、渗液及污染，立即更换敷料，必要时拔管。

4. 避免大、小便污染脐部。对于男婴，可使用尿液收集器收集尿液，并适当固定阴茎，使阴茎口朝下；置管 24h 后可在脐部无菌纱布外再覆盖一层防水无菌巾，防止尿液及大便浸湿或污染脐部。

5. 留置导管期间密切观察脐残端及脐周有无异味及红肿、渗液、渗血等感染迹象，密切监测患儿生命体征、精神反应、血常规及 C 反应蛋白等炎性指标的变化，若出现异常，排除其他感染源感染的可能，则高度怀疑脐血管导管感染。

6. 不宜在脐血管导管局部使用抗菌软膏或乳剂。

7. 在发生脐血管导管相关性血流感染、血管关闭不全或血栓时，应当拔除导管，不应当更换导管，只有在导管发生故障时才更换导管。

8. 使用低剂量肝素（0.25～1U/ml）持续泵入 UAC 导管以防血栓形成。

9. 每天评估导管功能和治疗需要，应尽量缩短导管留置时间，一般脐动脉导管放置时间不宜超过 7d，脐静脉导管放置时间不宜超过 14d，达到治疗目的后应尽早拔除。

五、腹胀、坏死性小肠结肠炎

由于胎龄小，各器官发育不成熟，以及脐动静脉导管尖端位置不当等因素影响，患儿易出现置管后腹胀、坏死性小肠结肠炎（NEC）等并发症。据研究报道，脐动静脉置管后并发腹胀发生率约为 20.7%，NEC 发生率约为 3.9%。置管后并发腹胀的临床表现为：胃潴留，腹部膨隆，伴有腹壁水肿、发亮，严重者可见腹壁静脉曲张、肠型，肠鸣音减弱或消失，X 线检查示肠腔扩张、肠壁积气等。脐动静脉置管术前无上述表现，置管后逐渐出现上述症状，拔管后症状减轻或消失。脐动静脉置管术后并发 NEC 临床表现为全身非特异性败血症症状，如喂养不耐受、反应差、精神萎靡及呼吸暂停等；通常呕吐和血便不明显；也可表现为典型的胃肠道症状，如呕吐、腹胀、腹泻或便血三联症；还可出现心动过缓、嗜睡、休克等感染中毒症状。

（一）原因

1. 尖端异位 是脐动静脉置管后导致腹胀的最常见原因。据研究显示，脐静脉置管术后腹胀发生率与导管尖端位置密切相关。导管尖端位于最佳位置（膈上 0.5～1cm），所对应的脊椎平 T_9～T_{11}，腹胀发生率最低（3.8%）；导管尖端平 T_{12}～L_2 时，腹胀发生率为 20.8%；导管尖端平 L_3～L_4 时腹胀发生率为 26.4%；平肝区时高达 35.9%。根据脐静脉的解剖（图 5-6），平 T_{12}～L_2、$L_{3～4}$ 处的 UVC 尖端位置较浅，处于肝及下腔静脉外，造成部分所输液体进入肝内，进而导致肝内血压增高。而胃肠道血液丰富，并最终经门静脉进入肝脏，回流到下腔静脉，因此肝内血压增高可引起门静脉压增高，使胃肠血液回流受阻，甚至胃肠道淤血，影响消化吸收功能，从而引起腹胀。

2. 早产 是导致脐血管置管后腹胀、NEC 的高危因素。因早产儿胃肠道发育不成熟，胃肠动力差，局部免疫应答能力低下，易发生肠腔内压力增高、管腔扩张，甚至功能性肠梗阻，加上早产儿血压调节功能不足，因导管尖端位置不当，可造成门静脉高压，使胃肠血液回流受阻，造成胃肠道淤血，从而引起腹胀、NEC。

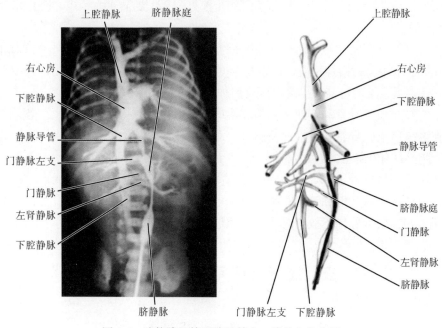

图 5-6 脐静脉置管通路及其在 X 线片上的位置

（二）处理

一旦出现腹胀及 NEC 临床表现应立即拔管。

（三）预防

1. 置管过程中精准定位导管尖端。建议采用心腔内电图定位技术增加准确率。在实施脐动静脉置管术前准确计算置管长度，置管时精准判断置管深度。精确的导管置入长度是脐血管置管留置成功的前提，导管前端只有位于下腔静脉时才能长时间保留及输入高渗液体。否则，容易出现腹胀、NEC 等并发症。

2. 如果置管过程中有阻力，应警惕是否误入肝区内，不可强行置入，可稍退出，调整体位或送管方向后再置入。有条件的医院最好能在超声或心腔内电图定位下实施脐静脉置管，以防脐静脉导管尖端位于肝前或肝区血管，引起肝内压增高，影响胃肠血液回流。

六、心包积液

当脐血管置管患儿突然出现心率增快、呼吸困难、发绀、肢端循环差等不能解释的病情快速恶化时，应考虑脐血管置管后并发心包积液的可能，这是一种罕见但可能致命的并发症，若能及时诊断并有效处理，可以挽救患儿的生命。脐血管置管后并发心包积液时的诊断依据：①X线检查常常可以发现脐导管尖端异位，往往置入过深，一般平 T_6 以上；②急查心脏彩超提示心包积液，心胸比例增大，无明显心脏结构发育畸形，基本可排除感染及先天性心脏病所致；③拔除脐血管导管后病情迅速好转，复查超声心动图心包积液吸收。其发生率约为3.9%。

1. 原因　导管异位引起的心内膜损伤、高渗液体输入，导致心包腔内积聚过多的液体，由于心包腔内压力增高致使心脏舒张受阻，影响静脉回流，心室充盈及排血均随之降低，从而出现一系列循环系统功能异常的临床表现。

2. 处理　一旦确诊脐静脉置管导致心包积液，应立即拔出脐静脉导管，并予以有效的对症支持治疗，一般预后良好。

3. 预防　置管过程中实时精准定位导管尖端位置，提高置管成功率；留置过程中采用超声动态监测（每2～3天监测1次）尖端位置，可有效减少心包积液的发生。

知 识 链 接

新生儿UVC置管过程中精准定位导管尖端时，建议采用心腔内电图定位技术增加准确率。置管后尖端位置异位也具有较高的发生概率，据研究显示，采用超声定位作为置管留置过程中常规检查，评估 UVC 导管尖端位置，较标准 X 线检查可更精确判断尖端异位的发生，以减少 UVC 相关并发症。

（吴丽元）

参 考 文 献

陈赢赢，鲁萍，杨祖钦，等，2021.17 例危重患儿脐动脉置管的护理. 中华护理杂志，51（4）：505-507.

范玲，张大华，2020. 新生儿专科护理. 北京：人民卫生出版社：423-425.

国家卫生健康委员会，2021. 血管导管相关感染预防与控制指南（2021 版）. 中国感染控制杂志，20（4）：387-388.

李乐之，2018. 静脉治疗护士临床工作手册. 北京：人民卫生出版社：114-117.

梁淑文，崔其亮，谭小华，等，2012. 新生儿脐静脉置管术后腹胀的危险因素分析. 中国新生儿科杂志，27（4）：247-249.

林创廷，黄翔，王巧洪，等，2018. 超声定位与标准 X 线在新生儿脐静脉置管后异位评估的效果对比. 广东医学，39（14）：2196-2199.

吕彦兴，李丽菊，申春花，等，2016. 新生儿脐静脉置管并发乳糜胸二例报告并文献复习. 临床误诊误治，29（11）：70-72.

邵肖梅，叶鸿瑁，丘小汕，2019. 实用新生儿学. 5 版. 北京：人民卫生出版社：1058-1060.

唐明云，蒋永江，韦义军，等，2019. 新生儿脐静脉置管并发心包积液二例报告并文献复习. 世界最新医学信息文摘，19（43）：189-191.

王清娴，张咏媚，游玉青，2018. 新生儿脐静脉置管并发症的危险因素分析及护理干预措施. 护理实践与研究，15（3）：9-11.

吴丽芬，何娇，刘恋，2018. 儿童静脉治疗安全与管理. 郑州：河南科学技术出版社：45-58.

吴玉芬，杨巧芳，夏琪，2021. 静脉输液治疗专科护士培训教材. 2 版. 北京：人民卫生出版社：308-318.

游玉青，2018. 集束化护理措施对脐静脉置管常见并发症的干预效果研究. 全科护理，16（21）：2599-2601.

袁玲，邢红，2019. 中心静脉通路穿刺引导及尖端定位技术. 南京：江苏凤凰科学技术出版社：21-23.

曾攀攀，汪杜娟，张燕，等，2019. 脐静脉置管在极低或超低出生体重儿中的应用与护理进展. 全科护理，17（23）：2842-2844.

张咏媚，王清娴，游玉清，2018. 集束化护理对新生儿脐静脉置管并发症的干预效果研究. 全科护理，16（12）：1413-1415.

中国新生儿复苏项目专家组，中华医学会围产医学分会新生儿复苏学组，2022. 中国新生儿复苏指南（2021年修订）. 中华围产医学杂志，25（1）：4-12.

Abiramalatha T, Kumar M, Shabeer MP, et al, 2021. Advantages of being diligent：lessons learnt from umbilical venous catheterization inneonates. BMJ Case Rep，pii：bcr2015214073.

Mutlu M, Aslan Y, Kul S, et al, 2021. Umbilical venous catheter complications in newborns：6-year single-center experience. J Matern Fetal Neonatal Med，29（17）：2817-2822.

Wu Ly, Peng M, Cao T, et al, 2020. Application of a modified electrocardiogram-guided Technique for umbilical venous catheterisation in neonates：a retrospective trial. J Paediatr Child Health，56（5）：716-720.

第六章

新生儿 PICC 置管临床实践

第一节　新生儿 PICC 置管概述

经外周静脉穿刺的中心静脉导管（peripherally inserted central catheter，PICC）是经上肢贵要静脉、肘正中静脉、头静脉、肱静脉、颈外静脉（新生儿还可通过下肢大隐静脉、头部颞浅静脉、耳后静脉等）穿刺插管，导管尖端位于上腔静脉或下腔静脉的导管。我国于 20 世纪 90 年代开展新生儿 PICC 置管，因其具有留置时间长，避免反复穿刺造成感染及痛苦，避免高渗液体及刺激性药物对血管壁的损伤，为危重新生儿的药物治疗、全肠外营养（total parenteral nutrition，TPN）及长期输液提供安全可靠有效的途径，为抢救患儿赢得治疗时间等优点，现已广泛应用于新生儿重症监护室（neonatal intensive care unit，NICU），成为 NICU 必不可少的治疗手段。但 PICC 在置管及留置过程中也存在一定的风险及并发症，如导管异位、导管相关性血流感染、静脉炎、导管断裂、静脉血栓、导管堵塞等，严重影响患儿的疾病救治，甚至危及患儿生命。新生儿 PICC 置管应由 PICC 专科护士完成，在 PICC 置管前评估、置管、维护、拔管、质量促进及沟通等各方面 PICC 专科护士均发挥着举足轻重的作用。新生儿 PICC 专科护士应熟练掌握静脉穿刺技术，具备扎实的专业理论知识及操作技能，定期接受专业化、规范化、标准化的培训，确保 PICC 置管的科学性和安全性。

一、适应证及应用条件

（一）适应证

1. 需长时间静脉输液的患儿，如早产儿、低出生体重儿。
2. 输注高渗性、刺激性或黏稠度较高的药物或液体，如肠外营养液（TPN）等。
3. 外周静脉通路建立困难者。

（二）应用条件

1. 生命体征基本平稳。
2. 无明显的凝血功能障碍或血小板减少表现。
3. 无严重感染。

二、禁　忌　证

1. 穿刺部位皮肤有严重感染者。
2. 凝血功能严重异常或血小板计数明显减少者。

3. 穿刺侧肢体存在骨折、神经损伤或局部有血供障碍者。

4. 导管相关性血流感染、菌血症等严重感染者。

5. 已知或怀疑对导管材质过敏者。

6. 父母拒绝。

三、穿刺部位及血管的选择

1. 穿刺部位　上肢、下肢、颈部、头部。

2. 穿刺血管　上肢贵要静脉、肘正中静脉、头静脉、肱静脉、腋静脉；颈外静脉；下肢大隐静脉、小隐静脉、腘静脉、股静脉；头部颞浅静脉、耳后静脉等。

（1）贵要静脉：新生儿 PICC 穿刺时，经上肢置管首选贵要静脉，其次为肘正中静脉、头静脉、腋静脉。贵要静脉由于其管腔由下而上逐渐变粗，静脉瓣较少，置管成功率高。而头静脉位置表浅，管腔由下而上逐渐变细，分支多，静脉瓣相对较多，头静脉进入腋静脉处形成 20° 的较大角度，有分支与颈外静脉或锁骨下静脉相连，在臂部上升段还有狭窄，易引起置管困难，导致无菌性、机械性静脉炎。肘正中静脉部分走向贵要静脉，部分走向头静脉，异位率处于头静脉和贵要静脉之间。腋静脉解剖位置固定，血液流速快，血管直径及血流量大，操作方便，但容易出现渗血、误穿动脉等并发症，适用于肘部血管条件差、穿刺失败及肥胖的新生儿。

（2）大隐静脉：新生儿经下肢静脉置管时首选右侧大隐静脉。大隐静脉位置表浅、粗且清晰，起自踝前侧，可接近直线状态置管至深静脉处。左、右下肢置管相比，左下肢置管的导管堵塞发生率较高，这是因为左髂总静脉比右髂总静脉行程长，且是斜行的，而右髂总静脉几乎是垂直的，另外左髂总静脉从左髂总动脉的后侧穿行，可能会受到压迫，故左下肢置管的导管堵塞发生率高于右下肢置管。而股静脉由于离会阴部较近，易受尿液、大便、腹股沟皱褶污垢等污染，故股静脉置管时患儿感染的风险高。

（3）颈外静脉：是颈部最大的浅静脉。颈外静脉位于颞骨乳突与下颌角之间，由下颌后静脉后支与耳后静脉及枕静脉汇合而成。向下沿胸锁乳突肌表面下降，穿颈深筋膜，紧贴静脉角外侧注入锁骨下静脉。颈外静脉全程被胸锁乳突肌分为 3 段，上段位于胸锁乳突肌前缘以上，较短；中段位于胸锁乳突肌表面，位置表浅而走行恒定；下段位于胸锁乳突肌后缘以下，并最终注入锁骨下静脉。颈外静脉位置表浅而固定，周围无重要结构相邻，且在患儿哭闹或指压锁骨上窝时，均可见颈外静脉充盈，可以在直视下进行穿刺，穿刺时头偏向对侧约 30°，选择颈外静脉中段穿刺既安全又可迅速刺入静脉。可弥补肘部静脉无法穿刺或穿刺失败的不足。

3. 颞浅静脉　解剖位置相对固定，易于判别，且位置表浅，血管被头皮纤维隔固定，不易滑动，暴露充分、直观，易于穿刺成功，经颈内或颈外静脉直接汇入至上腔静脉，分支少，送管时配合相应的手法和体位，置管成功率较高。由于右侧颞浅静脉距离上腔静脉近，故常选右侧穿刺。在新生儿血管条件差的情况下，颞浅静脉可作为 PICC 置管备选穿刺血管。

四、导管规格及特点

1. 可供选择的 PICC 管径为 1.1～3Fr（1Fr=1/3mm），以 1.1～2Fr 较常用。管腔主要有单腔和双腔两种，双腔导管多用于接受 TPN、多种不相容药物或容量复苏的新生儿，但相比单腔导管，使用双腔导管会增加导管相关性血流感染、血栓形成及非计划性拔管的风险，故推荐在满足治疗需要的前提下选择小管径的单腔导管以降低并发症的发生率。

2. 新生儿 PICC 有硅胶和聚氨酯两种材质，研究表明，采用硅胶和聚氨酯导管进行 PICC 置管时，堵管、感染、输液渗漏、静脉炎等并发症的总发生率无明显差异。硅胶导管在减少静脉血栓方面具有优势，比聚氨酯导管更耐化学腐蚀；而聚氨酯导管更坚韧，导管破裂的风险较低，但有增加血栓的风险。

3. 型号选择。新生儿常规选用 1.9Fr 导管。

五、置管长度的计算

1. 上肢静脉的测量方法　患儿平卧，将预穿刺上肢外展，与躯体成 90°，测量预穿刺点至右胸锁关节的长度，再右侧加 0.5cm，左侧加 1cm。

2. 下肢静脉的测量方法　患儿平卧，穿刺侧下肢外展，使大腿与腹股沟垂直，测量从预穿刺点沿静脉走向至脐，再由脐至剑突的长度。

3. 头部颞浅静脉的测量方法　患儿平卧，沿头皮颞浅静脉及颈外静脉走向，测量预穿刺点至胸骨上切迹，再向下至第 2 肋间的长度。

知识链接

上肢血管相对较细、较短，经肘正中静脉和头静脉置入中心静脉导管时，在操作过程中穿刺失败和送管困难的概率偏高，在呼吸机或持续气道正压辅助通气下，穿刺过程中摆体位容易发生脱管，且桡动脉采血或测量上肢血压均受影响。下肢静脉尤其大隐静脉表浅、恒定，穿刺成功率高，导管异位率低，且送管没有体位限制，逐渐成为新生儿 PICC 置管常用穿刺血管。研究显示，新生儿经上肢静脉置管可降低血栓的发生率，经下肢静脉置管可降低 PICC 的总并发症发生率，尤其是 PICC 异位的发生率。

第二节　新生儿 PICC 置管前评估与准备

PICC 在我国新生儿领域得到了广泛应用，为危重新生儿、早产儿的成功救治提供了可靠保证。虽然置管具有一定的操作风险，留置期间可能产生并发症，但正确、规范的操作与维护可以有效避免或减少其发生。为了保证 PICC 置管在临床中发挥最佳效应，置管前充分评估及准备至关重要。PICC 置管应遵医嘱，置管前应充分评估，包括掌握 PICC 穿刺的适应证和禁忌证，评估患儿身体和用药情况，观察穿刺部位皮肤和静脉情况，评估最佳穿刺时机，制定置管计划，并与家属充分有效地沟通，做好穿刺前宣教，告知 PICC 穿刺的必要性、目的、方法、费用及可能出现的并发症，征得家属同意，签字后方可留置。一旦病情缓解或无须留置应尽早拔管。

一、PICC 置管前的评估

PICC 置管前需要评估的内容主要包括患儿疾病、治疗疗程、药物性质、PICC 置管血管的条件、法定监护人的认知与配合程度等相关资料。

1. 疾病评估　患儿基本信息，包括姓名、性别、胎龄、体重、病情是否稳定、意识、体温、用药史、过敏史、手术史、血栓史、血管手术史，以及血常规、超声检查结果，评估患儿的凝血情况等。

2. 治疗方案评估　需要接受治疗的药物性质和疗程。

3. PICC 置管血管通路选择　符合 PICC 置管指征，具备 PICC 置管适应证及应用条件。

4. 穿刺部位与穿刺血管评估　评估静脉的弹性、充盈度及穿刺部位皮肤情况。

5. 知情同意评估　评估患儿家庭经济情况，帮助法定监护人做出最佳决策，家属签署 PICC 置管知情同意书。

二、PICC 置管前的准备

PICC 置管前需做好充分准备，包括操作者准备、物品准备、环境及设备准备、患儿准备。

1. 操作者准备　患儿是否需要 PICC 置管应由有资质的儿科专科医生及 PICC 专科护士决定，置管操作需要操作者、助手、辅助人员各 1 名。置管前查看患儿家属是否已签署置管知情同意书；操作者及助手着装规范、整洁，洗手，戴圆帽、口罩。

2. 物品准备

（1）PICC 套装：内含 PICC（新生儿一般选用 1.9Fr 导管）、穿刺鞘、无针输液接头、10ml 注射器 2 支、止血带、测量尺。

（2）一次性置管包：内含治疗巾 1 块、无菌大单 1 块、孔巾 1 块、弯盘 1 个（内含纱布 4 块、手术剪 1 把、无菌胶贴 3 块、透明敷料 1 块）、无菌棉球若干、无齿镊子 1 把。

（3）其他：治疗车（快速手消毒液、锐器盒、污物桶）、100ml 生理盐水 1 瓶、一次性抗过敏胶布 1 卷、无菌棉签若干、有效碘浓度≥0.5%碘伏 1 瓶、无菌手术衣 2 件、一次性无菌无粉手套 3 副、电极片 3 片（如选择心腔内电图定位技术）。

3. 环境及设备准备　患儿置独立无菌操作室或层流房间，光线明亮、安静宽敞。备辐射抢救台或多功能暖箱、心电监护仪、置管专用定位仪及定位转换夹（如选择心腔内电图定位技术），其他急救设备。置管期间禁止无关人员进入操作室。

4. 患儿准备　置患儿于辐射抢救台上或多功能暖箱中，取仰卧位，清洁穿刺侧肢体，连接心电监护仪，更换尿裤，去除小衣，以包单包裹身体，减少患儿移动。必要时操作前局部使用麻醉药物，并辅以非药物性措施缓解置管疼痛。

5. 核查清单　新生儿 PICC 置管前准备核查清单见表 6-1。

表 6-1　新生儿 PICC 置管前准备核查清单

项目	PICC 置管前准备
操作者准备	1. 需要操作者、助手、辅助人员各 1 名
	2. 操作者具有 PICC 资质
	3. 操作者及助手洗手、戴圆帽、口罩，穿无菌手术衣，戴无菌手套
物品准备	1. PICC 套装内含 PICC（新生儿一般选用 1.9Fr 导管）、穿刺鞘、无针输液接头、10ml 注射器 2 支、止血带、测量尺
	2. 穿刺包：治疗巾 1 块、无菌大单 1 块、孔巾 1 块、弯盘 1 个（含纱布 4 块、手术剪 1 把、无菌胶贴 3 块、透明敷料 1 块）、无菌棉球若干、无齿镊子 1 把
	3. 另备：治疗车（快速手消毒液、锐器盒、污物桶）、100ml 生理盐水 1 瓶、一次性抗过敏胶布 1 卷、无菌棉签若干、有效碘浓度≥0.5%碘伏 1 瓶、无菌手术衣 2 件、一次性无菌无粉手套 3 副、电极片 3 片
环境及设备准备	1. 置辐射抢救台或多功能暖箱于独立无菌操作室或层流房间
	2. 备心电监护仪、置管专用定位仪及定位转换夹，其他急救设备
患儿准备	1. 患儿仰卧，置于辐射抢救台或多功能暖箱中
	2. 清洁穿刺侧肢体，连接心电监护仪，更换尿裤，去除小衣，以包单包裹身体
	3. 通过操作前局部使用麻醉药物，并辅以非药物性措施缓解置管疼痛

知 识 链 接

PICC 置管导致的疼痛属于中-重度疼痛范畴，可通过操作前局部使用麻醉药物，并辅以非药物性措施缓解置管疼痛。①非药物性措施：选择合适的行为性疼痛控制措施，如良好的体位、术前抚触、非营养性吸吮。②局部药物性措施：非紧急状态下，可在穿刺点局部涂麻醉低共熔混合物（eutectic mixture local anesthetics，EMLA）；时间允许也可联用非药物措施及局部药物措施；紧急情况下，可直接行 0.5%～1%利多卡因（2～4mg/kg）皮下浸润。

第三节　新生儿 PICC 置管操作流程

PICC 应由经过正规培训的具有置管资质的专科护士完成，推荐组建专业的 PICC 管理团队。研究显示，建立专业的 PICC 管理团队有利于降低导管相关性血流感染发生率，降幅达（1.4～10.7）/1000 导管日；培训医护人员血管通路置入及维护的策略可将感染率从 9.2/1000 导管日降至 3.3/1000 导管日。专业的 PICC 管理人员，应持续、定期接受培训和评估，采取包括培训在内的综合性预防策略能显著降低导管相关性血流感染的发生率。操作期间确保患儿安全，全程保暖，体现人文关怀，并严格依据护理标准有效地执行查对制度、无菌原则及消毒隔离制度。

一、操 作 步 骤

视频 3

新生儿 PICC 置管操作步骤见表 6-2 和视频 3。

表 6-2　新生儿 PICC 置管操作步骤

操作步骤	要点说明
1. 查对患儿身份	核对腕带信息，向家属进行解释
2. 穿刺前评估与准备	详见本章第二节。尽早保护 PICC 穿刺部位的血管，避免静脉留置或动脉采血时破坏
3. 测量置管长度	详见本章第一节
4. 测量穿刺侧肢体与对侧肢体的上下臂围或腿围	每班测量，观察肢体循环情况，定期评估 PICC 并发症
5. 铺无菌台	以最高标准的无菌技术执行操作
（1）操作者洗手、戴口罩、圆帽。打开无菌穿刺包，去除 PICC 及所有穿刺用无菌物品外包装，以无菌方式投递到无菌台上	
（2）助手洗手、戴口罩、戴圆帽、穿无菌手术衣、戴无粉手套。将 PICC 用生理盐水预冲、检查导管完整性、浸润导管，按预计置入长度修剪导管，撤出导管内部分导丝至比预计长度短 1cm。无菌棉球放弯盘中，用有效碘浓度≥0.5%碘伏浸湿	
6. 消毒皮肤	（1）消毒范围为整个上肢或下肢（清洁肢体范围同消毒范围）
（1）操作者戴无菌手套，将患儿穿刺侧肢体提起，先清洁肢体；洗手，更换无菌手套；再用有效碘浓度≥0.5%碘伏消毒	（2）推荐使用碘伏消毒后，用无菌 0.9%氯化钠溶液清洗碘伏残留物
（2）上肢以穿刺点为中心，整臂消毒，包括指尖、肩胛与腋窝。下肢以穿刺点为中心，整下肢消毒，包括足趾、腹股沟与会阴。按照顺时针—逆时针—顺时针的顺序消毒 3 遍，每遍至少 30s，自然待干	
（3）用无菌 0.9%氯化钠溶液清洗碘伏残留物	
7. 建立无菌区	建立最大化无菌屏障
（1）辅助人员协助先将一块无菌治疗巾铺于穿刺肢体下	
（2）铺无菌大单及洞巾，覆盖患儿全身，穿刺肢体自孔巾穿出，暴露穿刺点	
（3）操作者脱手套，洗手，穿无菌手术衣，戴无菌手套	
8. 穿刺前再次消毒　穿刺前再次使用有效碘浓度≥0.5%碘伏消毒穿刺点周围皮肤，用无菌 0.9%氯化钠溶液清洗碘伏残留物，更换无菌手套	使用"外科无菌非接触技术"

续表

操作步骤	要点说明
9. 穿刺置管 （1）皮肤待干后在穿刺点上方扎止血带，使静脉充盈，15°～30°进针，见回血，降低穿刺角度，退出少许针芯，再送入少许，使导入鞘进入血管 （2）松开止血带，操作者左手示指固定导入鞘以避免移位，右手从导入鞘中退出穿刺针，同时助手中指轻压导入鞘尖端处上端的血管 （3）用镊子轻轻夹住 PICC 尖端，自"漏斗形"导入鞘末端缓缓送入静脉。送入到预定长度后，用生理盐水注射器抽吸回血，回血顺畅，脉冲式冲管，确定通畅 （4）按压导入鞘上端静脉，退出并劈开导入鞘，将导入鞘移除，无菌纱布按压止血	（1）经上肢置管时，导管送至肩部时，辅助人员将患儿头转向穿刺侧，并将其下颌抵肩，防止导管误入颈内静脉。导管达到预定长度后将患儿头恢复原位 （2）送管过程中，如遇到阻力，抽吸无回血，提示导管异位，可将导管退到有回血的位置后，再退出导管 1cm，重新送入导管 （3）穿刺下肢时，建议选择右下肢进行穿刺，当导管送入腹股沟时，如遇到阻力，可按压腹壁，下肢伸直，缓慢送入 （4）当导管插到预定深度后，如回血不畅多提示位置不当，应调整 （5）用生理盐水注射器抽吸回血时不要将回血抽到圆盘内
10. 固定并标识导管 （1）连接输液接头，正压封管 （2）用生理盐水纱布清洁穿刺点周围皮肤，必要时涂以皮肤保护剂（注意不能触及穿刺点），避开穿刺点 1cm （3）将体外导管放置呈"S"或"L"形弯曲，在圆盘上贴胶带（避开骨隆突关节处） （4）在穿刺点上方放置 1cm×1cm 纱布吸收渗血 （5）以穿刺点为中心放置透明贴膜（无张力粘贴），贴膜下缘要完全覆盖圆盘，边按压边去除纸质边框 （6）用胶带在圆盘远侧蝶形交叉固定导管，在记录胶条上写导管名称、日期、时间及操作者姓名并贴于透明敷料下缘 （7）高举平台法固定输液接头	（1）避开关节，以免影响肢体活动 （2）透明贴膜防止全包围，过分压迫影响血液循环 （3）妥善固定，防止牵拉脱管 （4）操作过程注意保暖 （5）圆盘下垫一块 1cm×1cm 的小方纱，防压伤皮肤
11. 操作后查对 再次核对患儿腕带信息	
12. 整理用物与记录 移去治疗巾，取舒适体位，脱手套，整理用物、洗手、记录	
13. 床旁摄片定位	导管尖端最佳位置 （1）上腔静脉：约平 T_6，不进入右心房 （2）下腔静脉：高于横膈水平，约平 T_9，不进入右心房

二、新生儿 PICC 置管术操作流程

新生儿 PICC 置管术操作流程见图 6-1。

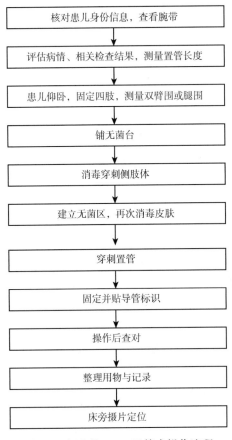

核对患儿身份信息，查看腕带

↓

评估病情、相关检查结果，测量置管长度

↓

患儿仰卧，固定四肢，测量双臂围或腿围

↓

铺无菌台

↓

消毒穿刺侧肢体

↓

建立无菌区，再次消毒皮肤

↓

穿刺置管

↓

固定并贴导管标识

↓

操作后查对

↓

整理用物与记录

↓

床旁摄片定位

图 6-1　新生儿 PICC 置管术操作流程

知　识　链　接

出生后 48～72h，尤其是 72h 以后的早产儿水肿基本消退，局部血管走行清晰，充盈度较好，一次性穿刺成功率较高，是行 PICC 穿刺的最佳时间。加拿大有研究显示，对于小早产儿的管理，建议出生后最大限度地保持患儿皮肤的完整性，在出生后的 3d 内不进行 PICC 置管。脐静脉置管可以有效地解决 NICU 患儿住院早期的输液问题，在脐静脉导管保留期间或拔管后给予 PICC 置管，可以提高 PICC 置管穿刺成功率，减少反复穿刺引起的并发症。

第四节　新生儿 PICC 使用及维护流程

正确、规范的维护技术是确保 PICC 留置成功的关键，导管日常维护主要包括消毒穿刺部位、更换敷料、冲洗导管、更换输液接头、日常监测等。

一、目　的

1. 观察敷料下方皮肤状况，保持局部皮肤清洁干燥，保持皮肤的完整性。
2. 保持导管通畅及固定牢固。
3. 预防导管相关性感染的发生。
4. 延长导管留置时间。

二、评　估

1. 全身情况　包括精神反应、生命体征等，评估是否可以耐受 PICC 维护操作。

2. 局部情况　评估穿刺侧肢体有无肿胀，末梢循环是否良好，PICC 有无渗液、渗血，外露的刻度是否准确，局部皮肤颜色有无改变。

3. 敷料及导管情况　观察敷料是否完整、脱落、卷边，正压输液接头是否完整，导管外露长度、臂围或腿围，导管内有无回血，确认正常后方可输液。

4. 导管尖端位置　查阅胸部 X 线检查结果，判断 PICC 有无脱出或异位。

三、操作步骤与护理要点

视频 4

新生儿 PICC 维护的操作步骤及要点见表 6-3 和视频 4。

表 6-3　新生儿 PICC 维护的操作步骤及要点

操作步骤	要点说明
1. 环境准备　宽敞清洁、光线充足，符合维护操作要求	
2. 用物准备	用物齐全，摆放有序，质量合格
（1）PICC 维护专用包：包括无菌治疗巾、无菌纱布、无针输液接头、透明敷料、有效碘浓度≥0.5%碘伏棉棒、75%酒精棉片、无菌胶布	
（2）基本用物：无菌垫巾、无菌剪刀、10ml 注射器 2 支、无菌无粉手套、测量尺、胶布、快速手消毒液、锐器盒、医用垃圾桶、生活垃圾桶	
（3）消毒液：有效碘浓度≥0.5%碘伏	
（4）药物准备：肝素盐水（1U/ml）、预冲式冲洗器 1 支、0.9%氯化钠注射液 1 瓶。核对药物质量、有效期	
3. 操作者及助手准备　着装规范，无长指甲，洗手，戴口罩，戴圆帽	
4. 核对患儿身份　携用物至患儿床旁，查看腕带，核对患儿身份信息	
5. 查对置管信息　了解导管置入时间、置入长度、置入时上肢（臂围）或下肢（腿围）情况及上次维护时间	

操作步骤	要点说明
6. 暴露置管部位, 观察穿刺部位情况　患儿平卧, 助手适当固定患儿置管侧肢体, 取出测量尺, 测量臂围, 与初始资料核对	观察穿刺部位是否出现渗血、渗液或敷料出现松动、污染或完整性受损
7. 铺无菌台	
(1) 快速手消毒, 将所需无菌物品去除外包装, 置于无菌台上	
(2) 洗手, 戴无菌手套	
(3) 预冲式冲洗器释放压力/注射器抽吸 0.9%氯化钠注射液 10ml, 备用	
(4) 注射器抽吸肝素盐水 1ml, 连接无针输液接头, 排气, 备用	
8. 消毒导管螺纹口	擦拭横截面及接口周边, 机械性擦拭 15s
(1) 助手协助将无菌垫巾铺于置管侧肢体下方	
(2) 无菌纱布包裹原无针密闭式输液接头并取下, 取出 75%酒精棉片用力多方位擦拭导管螺纹口 15s 以上	
9. 冲、封管	
(1) 脉冲式冲管: 将导管螺纹口连接备好的预冲式冲洗器/0.9%氯化钠注射液 10ml 的注射器, 缓慢抽回血, 评估导管功能正常后行脉冲式冲管, 夹闭封管夹	
(2) 正压封管: 打开封管夹, 将安装有新输液接头的肝素盐水 (1U/ml) 注射器与导管相连接, 正压封管, 夹闭封管夹	
10. 去除敷料	(1) 动作轻柔, 避免损伤皮肤并适当采取止痛措施
(1) 自下而上 180°去除原有透明敷料	(2) 从远心端到近心端, 由下向上去除敷料。避免导管移位及污染穿刺点
(2) 评估穿刺点有无红肿、渗血、渗液, 导管外露长度有无变化	
(3) 脱手套	
11. 更换无菌手套　快速手消毒、戴无菌手套	
12. 消毒	消毒顺序: 以穿刺点为中心, 按顺时针—逆时针—顺时针顺序消毒皮肤及导管
(1) 助手协助用无菌纱布包裹接头, 先放平导管, 使其贴合皮肤, 操作者用有效碘浓度≥0.5%碘伏棉棒在穿刺点停留 2s	
(2) 助手提起导管, 操作者再用消毒棉棒以穿刺点为中心, 擦拭消毒皮肤和导管 3 次, 每次至少 30s。消毒范围大于透明敷料面积, 待干	
(3) 生理盐水棉签脱碘, 自然待干	
13. 固定导管	(1) 在圆盘下垫 1 块 1cm×1cm 大小的小方纱, 以防止压伤皮肤
(1) 将体外导管放置呈 "S" 或 "L" 形	(2) 固定时避免导管打折, 影响导管通畅
(2) 用无菌胶贴固定圆盘 (避开骨隆突、关节处)	
(3) 以穿刺点为中心无张力粘贴透明敷料, 贴膜下缘要完全覆盖圆盘, 自穿刺点开始塑形, 边按压边去除纸质边框, 用无菌胶贴在圆盘远侧, 蝶形交叉固定导管	
14. 贴导管标识　在无菌胶贴上标注导管名称、外露长度、置管和维护时间及操作者姓名并贴于透明敷料下缘	标识内容全面、清晰
15. 整理　整理用物及床单位, 垃圾分类处理, 洗手	
16. 记录　完善并记录相关导管维护信息	

四、维护流程

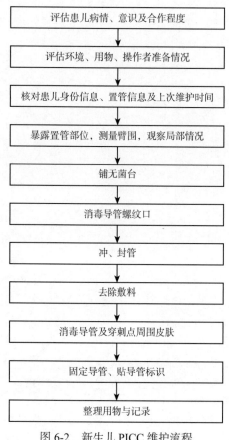

评估患儿病情、意识及合作程度

↓

评估环境、用物、操作者准备情况

↓

核对患儿身份信息、置管信息及上次维护时间

↓

暴露置管部位，测量臂围，观察局部情况

↓

铺无菌台

↓

消毒导管螺纹口

↓

冲、封管

↓

去除敷料

↓

消毒导管及穿刺点周围皮肤

↓

固定导管、贴导管标识

↓

整理用物与记录

图 6-2　新生儿 PICC 维护流程

新生儿 PICC 维护流程见图 6-2。

五、日常维护注意事项

1. 严格执行无菌技术及手卫生操作规程。禁止在导管上贴胶布，以免破坏导管强度和导管完整性。妥善固定导管，以免意外牵拉等造成导管脱出。

2. 由于新生儿不能配合，整个维护过程均需助手协助固定患儿肢体，充分暴露 PICC 的部位，避免患儿烦躁导致导管脱出。

3. 保持局部皮肤清洁干燥。穿刺术后 24h 更换敷料 1 次，常规每周更换敷料、无针密闭式输液接头，若出现透明敷料脱落、潮湿、污染或渗血等，应随时更换。去除敷料时，注意动作轻柔，可在敷料外面用黏胶去除剂去除敷料，以 180° 去除敷料，防止皮肤撕脱伤。

4. 每日输液前用 75%酒精棉片用力多方位擦拭无针输液接头螺纹口 15s 以上。观察有无回血及冲管困难，确保输液管道连接紧密。输注脂类乳剂等促进微生物生长的液体时，建议每 24h 更换无针输液接头 1 次。

5. 由于 PICC 管径细，注意药物配伍禁忌，及时更换液体，防止血液反流至输液接头，若输液接头内有回血或疑似污染应立即更换。

6. 正确冲管与封管。冲管频率应视需求而定，用药前后、两种药物使用之间及导管回血时均需冲管。输注静脉营养液者，最好使用精密输液器，每隔 6～8h 用有效脉冲方式冲洗导管 1 次。由于新生儿 PICC 管径较细，冲管时可应用较大容量注射器缓慢冲管，利于减轻对导管的损伤，禁止使用规格小于 10ml 的注射器冲管，以免损坏导管造成断裂。输注完毕，实施正压封管。

7. 为患儿擦浴或沐浴时做好防水措施，保持穿刺部位干燥，若敷料出现卷边、松动、污染，应及时更换。

8. 加强巡视，密切观察有无导管堵塞、脱管等现象发生，外出检查时应做好导管标识，禁用高压注射器经 PICC 注射对比剂。

9. 做好床旁交接班，每班记录穿刺点、穿刺肢体、皮肤等情况。

知 识 链 接

　　低出生体重儿经上肢穿刺留置 PICC，由于肢体活动导致的导管与机体摩擦频繁增加，易发生机械性静脉炎，采用预防性的方法可以减少此类情况的发生。研究显示，置管成功后，沿置管静脉（避开无菌敷贴覆盖的穿刺点及周围皮肤）持续使用水胶体等治疗性敷料，或给予多磺酸黏多糖乳膏（喜辽妥）、如意金黄散等药物外敷，1～2 次/天，连续 3～5d，可有效降低机械性静脉炎的发生率。

（杨　凡　孟庆娟）

第五节　新生儿 PICC 置管注意事项

　　PICC 置管是新生儿重症监护室的"生命线"，在临床广泛应用。其留置时间较长，除需定期进行日常维护外，还应掌握置管后的各项注意事项，从而降低患儿感染风险，保证治疗效果。

　　1. 置管前，医护人员需详细了解并评估新生儿病情、血管条件、检验结果及静脉情况等，将 PICC 置管的优缺点告知家属，尤其是 PICC 的适应证、禁忌证及可能出现的并发症等，确保家属知情同意并签字。

　　2. 测量导管置入长度要准确，避免导管过浅、过深，反复调管。

　　3. 操作时，医护人员严格执行手卫生，全程佩戴口罩、帽子、无菌手套等，预防感染。

　　4. 可多向选择最佳 PICC 穿刺部位，当血管显示不清晰时，可使用床旁超声辅助穿刺，提高一次性穿刺成功率。

　　5. 送管动作轻柔并配合适当体位，减少机械性静脉炎及导管异位的发生。

　　6. PICC 穿刺成功后，应辨别动、静脉。必要时可经导管采血做血气分析进行鉴别或滴入 0.9%氯化钠溶液，利用重力原理，滴管内的液体若下降，则为静脉，液体不下降，并且滴管内液体有波动，则为动脉。

　　7. 术后根据胸部 X 线及超声检查结果及时调整导管尖端位置，观察 PICC 是否到达预定部位，在未确定尖端位置之前不宜进行输液。置管超过 24h，如果尖端位置不正确时不能拔出导管再次置入，防止发生感染。

　　8. 妥善固定导管并保持管道通畅，应每班检查、记录导管外露长度，及时发现导管移位，防止非计划性拔管的发生。避免导管打折，治疗前应抽回血。每班对新生儿穿刺部位皮肤、臂围（腿围）进行监测。

　　9. 严格遵守无菌操作规程，保持 PICC 管路呈密闭状态。更换液体或输液接头时避免空气进入导管，防止空气栓塞。

　　10. 美国 INS《输液治疗实践标准》（2021 版）提出，为预防 PICC 堵管，应进行有效的冲管、封管，并采用脉冲式冲管（每次推注 1ml，每次之间短暂间隔）。冲管的 0.9%氯化钠溶液量应为导管容积的 2 倍，频率应视需求而定，用药前后、两种药物使用之间及导管回血时均需冲管。封管宜选用 0.9%氯化钠溶液或肝素盐水溶液（0.5～1U/ml），用量应不少于血管通路装置与附加装置容量之和的 1.2 倍，不推荐常规使用抗生素溶液封管。

11. 做好日常质量监控工作，加强导管的维护，观察穿刺点有无红肿、渗血、渗液，穿刺处透明敷料应在第一个 24h 更换，以后根据敷料使用情况决定更换频次，常规每周更换一次透明敷料及正压接头，发生潮湿、卷边、松脱时应立即更换，发生感染时应及时处理或拔管。

12. 血压监测时，避开置管侧肢体，严禁经新生儿 PICC 注入对比剂或抽取血液。

13. 密切监测并发症的发生，常见并发症包括静脉炎、导管错位或移位、导管阻塞、导管相关性血流感染等，一旦出现并发症应给予相应处理。

知 识 链 接

对静脉穿刺困难者进行中心静脉置管时，使用超声"实时"动态技术，可以提高置管成功率，减少穿刺次数。呼吸运动、手臂运动和身体位置均会影响尖端位置，可使用心电图、超声、胸部 X 线检查等方法动态观察。置管维护期间应与多学科团队合作，降低感染的发生率。

第六节　新生儿 PICC 拔管技术

新生儿 PICC 留置期间，高度怀疑或已发生导管相关性血流感染及其他严重并发症时应当及时拔管。多中心队列研究结果表明，新生儿置管 2 周后发生导管相关性血流感染的风险会明显增加，故应每日评估是否需要保留 PICC，当治疗不再需要时，及时拔管。

（一）拔管指征

1. 治疗完毕，不需要保留 PICC 时，应予以拔管。

2. 导管出现并发症时

（1）高度怀疑或已确诊导管相关性血流感染（外周静脉血培养细菌或真菌阳性，或者从导管尖端和外周血培养出相同种类、相同药敏结果的致病菌）需迅速拔管。

（2）其他并发症导致非计划性拔管。非计划性拔管是指各种原因导致导管功能丧失，但治疗尚未结束不得已而拔除导管。

1）静脉炎：经初步处理后症状无改善，可见脓性分泌物，或出现导管相关性感染体征时，需考虑拔管。

2）肢体肿胀>2cm，处理后无法恢复。

3）堵管后通过溶栓等处理，无法再通。

4）导管漏液不能修复，导管滑出、破裂及出现其他不能解决的并发症。

（二）拔管方法

1. 用物准备，包括 PICC 换药包 1 个（一次性无菌治疗巾 2 块、纱布 1 块、无菌剪刀 1 把、无齿镊子 1 把），棉签若干、有效碘浓度≥0.5%碘伏 1 瓶、100ml 生理盐水 1 瓶，无菌培养瓶 1 个（怀疑导管感染时），无菌手套 2 副，快速手消毒液 1 瓶、签字笔 1 支、医用垃圾桶 1 个、生活垃圾桶 1 个。

2. 核对患儿身份信息，了解拔管原因，观察穿刺点局部有无红肿、压痛、硬结、皮温升高、分泌物等。核对 PICC 穿刺记录单，确定 PICC 长度。

3. 助手洗手，戴口罩，戴圆帽，协助患儿取舒适体位，穿刺侧肢体外展 45°～90°。松解胶带，由下而上揭贴膜，观察导管外露的刻度。

4. 术者洗手，戴口罩，戴圆帽，戴无菌手套，建立无菌区。

5. 用蘸有有效碘浓度≥0.5%碘伏消毒液的棉签，按照顺时针—逆时针—顺时针的顺序消毒 3 遍，推荐使用碘伏消毒后，再用 0.9%氯化钠溶液清洗碘伏残留物，直径大于 6cm，自然待干。

6. 从穿刺点部位缓慢、匀速拔出导管，切勿用力过猛，防止导管断裂，助手戴无菌手套协助拔管，两名护士核对导管长度，确认导管完整，未残留体内，观察导管外有无附壁血栓。怀疑导管感染时，剪下导管尖端 5cm 采样，贴好条码，送检验科进行培养检查，并在登记本上做好登记。

7. 穿刺点加压止血 5～10min，至不出血为止，局部覆盖无菌纱布。

8. 拔管后观察有无呼吸困难、穿刺点有无渗血，应用无菌敷料密闭穿刺点至少 24h，24h 后评估穿刺点愈合情况。

（三）拔管注意事项

1. 拔管前应了解置管期间的情况，如果有血栓史，建议做血管彩超后再根据情况决定是否立即拔管。

2. 拔管困难时应立即停止拔管，并评估原因。

3. 拔管时，务必动作轻柔、缓慢，在没有外在压力的情况下拔管。强行拔管等不当操作会造成导管断裂，一旦发生导管断裂，应使用止血带压住穿刺点上方静脉，阻断静脉血流，防止断裂碎片随血流移动，止血带的松紧应以不阻断动脉血流为宜；同时应立即行胸部 X 线检查确认断裂端的位置；如断裂碎片留在外周静脉，可采取静脉切开术取出；如断裂碎片留在中心静脉，则需要通过介入手术或开胸手术取出。

4. 严格遵守无菌操作规程，避免导管拔出时被污染。

5. 导管拔出后，要常规检查其长度及完整性，以确认导管完全撤出。

（四）拔管困难的处理

1. 采取正确的拔管手法。穿刺侧上肢外展 90°，操作者握住靠近穿刺点的导管部分，与血管平行，动作缓慢、轻柔地往外牵拉导管。

2. 血管痉挛导致的拔管困难的处理。可先休息片刻再拔管。典型的痉挛是由静脉壁受某种因素刺激而引起的，可尝试用 0.9%氯化钠溶液或扩血管药物沿静脉走向热敷穿刺点上方静脉 20～30min。若拔管仍然困难，应间歇热敷，并于 12～24h 后再次尝试拔管。若仍拔管困难，应行 B 超检查确认是否有血栓形成，行胸部 X 线检查明确导管的走行，判断是否存在导管在体内打折、扭曲、夹闭等情况。

3. 如考虑导管纤维蛋白鞘造成的拔管困难，可缓慢旋转导管，将包裹在导管上的纤维蛋白鞘一同拔出体外。

4. 发生拔管困难时切忌暴力拔管，防止发生导管断裂，应根据不同的原因，采取适当的干预措施协助拔管，必要时应采取外科手术协助拔管。

知识链接

根据《新生儿经外周置入中心静脉导管操作及管理指南》（2021）建议，不推荐发生血栓后常规拔管，多项研究显示，拔管后另选静脉置管会有 86% 的风险再次出现血栓，若发生 PICC 相关血栓后患儿仍有 PICC 需求，可在抗凝治疗下继续保留导管。

（杨 凡 李 琪）

参 考 文 献

陈琼，李颖馨，胡艳玲，等，2021. 新生儿经外周置入中心静脉导管操作及管理指南. 中国当代儿科杂志，23（3）：201-212.

陈秀文，周乐山，谭彦娟，等，2020. 基于 ACE Star 循证模式选择新生儿经外周静脉穿刺的中心静脉导管置管部位. 中南大学学报（医学版），45（9）：1082-1088.

程锐，杨洋，史源，等，2020. 新生儿疼痛评估与镇痛管理专家共识（2020 版）. 中国当代儿科杂志，22（9）：923-930.

范玲，2019. 新生儿护理规范. 北京：人民卫生出版社：220-226.

范玲，张大华，2020. 新生儿专科护理. 北京：人民卫生出版社：426.

国家卫生健康委员会，2021. 血管导管相关感染预防与控制指南（2021 版）. 中国感染控制杂志，20（4）：387-388.

韩柳，杨宏艳，刘飞，等，2020. 无针输液接头临床应用的最佳证据总结. 中华护理杂志，55（8）：1239-1246.

李乐之，2018. 静脉治疗护士临床工作手册. 北京：人民卫生出版社：26-29.

吴丽芬，何娇，刘恋，2018. 儿童静脉治疗安全与管理. 郑州：河南科学技术出版社：65.

吴玉芬，杨巧芳，夏琪，2021. 静脉输液治疗专科护士培训教材. 2 版. 北京：人民卫生出版社：217-367.

袁玲，邢红，2019. 中心静脉通路穿刺引导及尖端定位技术. 南京：江苏凤凰科学技术出版社：22-30.

Chen HX，Zhang XX，Wang H，et al，2020. Complications of upper extremity versus lower extremity placed peripherally inserted central catheters in neonatal intensive care units：a meta analysis. Intensive Crit Care Nurs，56：102753.

Gorski LA，Hadaway L，Hagle ME，et al，2021. Infusion therapy standards of practice，8th ed. J Infus Nurs，44（Sup 1）：S1-S224.

Yu X，Yue S，Wang M，et al，2018. Risk factors related to peripherally inserted central venous catheter nonselective removal in neonates. Biomed Research International，20（8）：1-6.

第七章

儿童外周动脉置管临床实践

第一节　儿童外周动脉置管概述

经动脉穿刺并留置导管的技术称为动脉置管术，主要用于反复动脉采血、溶血症换血治疗、有创动脉血压监测等，为重症患儿病情的观察、治疗和疗效判断提供可靠的参考。目前动脉穿刺置管不限于护士，大多数动脉血管穿刺技术如动脉穿刺置管行有创动脉血压监测、体外膜肺氧合（ECMO）技术穿刺置管等均由经过培训的医师操作。本章主要介绍外周动脉置管技术及有创动脉血压监测导管置入及维护技术。

一、适　应　证

1. 患儿需要持续监测有创血压。
2. 危重患儿需要频繁采集和留取动脉血标本。
3. 溶血症患儿需经外周动脉换血治疗。
4. 血管造影。

二、禁　忌　证

1. 凝血功能异常或血小板明显减少。
2. 穿刺部位皮肤损伤或感染。
3. 相关血管有严重血管疾病、血管解剖异常等。
4. 桡动脉侧支循环差，艾伦（Allen）试验阳性者。
5. 蛋白 C 缺乏者，由于凝血功能障碍，为避免肢体栓塞，禁忌在大动脉如股动脉、腋动脉和肱动脉处穿刺。

三、穿刺部位及血管选择

1. 桡动脉　位于第 2 腕横纹与大鱼际肌腱向腕部延长线的交叉点处。穿刺点在患儿第 2 腕横纹与桡动脉搏动最明显的交叉处，约为桡侧 1/4 处。因其位置表浅且相对固定，附近无重要的神经和血管，迷走神经分布少，不易发生神经、血管损伤，穿刺较易成功且方便护理，为外周动脉置管的首选部位。

2. 足背动脉　为末梢动脉，位于足背的最高处，长度为自内、外踝最突出点连线的中点至第一跖骨间隙。穿刺点应选择在动脉搏动最强处的下方 0.5～1cm 处，第一跖骨间隙内。

其管腔细小、血流量少、动脉管壁厚、弹性较好，足背皮下脂肪少，易触及。

3. 胫后动脉　为末梢动脉，位于内踝骨突与足跟外侧缘中点的凹陷处。从内踝中点与跟骨连接一直线，平分 3 份，在靠近内踝 1/3 处为胫后动脉穿刺点，距离穿刺点 0.5～1cm 处为进针点。因相对接近内踝关节处不易固定，受活动影响大，容易发生贴膜松动、穿刺点渗血、套管打折等情况。

4. 股动脉　解剖位置深，位于腹股沟中点下方，穿刺点为髂前上棘和耻骨联合连线的中点的搏动明显处；周围有股静脉和股神经，如果操作不慎，易伤及；拔管后不易有效压迫止血；置管部位在腹股沟，易造成局部感染；侧支循环欠佳，置管肢体栓塞时易形成坏死。新生儿一般不宜选择股动脉进行穿刺。

5. 肱动脉　位于肘窝上方，肱二头肌内侧，管腔粗，较易触及，位置深，穿刺时易滑动，成功率低。并且侧支循环少，一旦发生血栓，易导致前臂缺血性损伤。

四、留 置 时 间

动脉导管留置时间不超过 7d，如果留置时间过长，导管相关性感染率相应增加。一旦发生感染，应及时拔除导管并遵医嘱进行相应治疗。

知 识 链 接

经动脉置管是采集动脉血标本的理想途径，既避免了因反复穿刺操作增加患儿的痛苦，又能及时取得标本，减少工作量，更能提高医生分析判断病情的及时性和准确性。目前该项技术广泛应用于危急重症患儿的抢救治疗中，使 NICU 及 PICU 患儿的治疗及护理效果显著提升。

第二节　儿童外周动脉置管前评估与准备

危重症患儿常伴有呼吸、循环障碍，入院后需要频繁抽血进行检验，监测血气，尤其是存在血流动力学不稳定的患儿，需要采用动脉置管进行有创动脉血压监测，为及时发现并处理病情提供可靠的依据。如何保证外周动脉置管技术发挥最佳的水平，外周动脉置管前充分评估及准备非常重要。

一、评　　估

儿童外周动脉置管前需要评估的内容主要包括患儿病情、治疗目的和疗程、动脉血管条件、穿刺部位皮肤情况、法定监护人的认知与配合等相关资料。

（一）疾病评估

1. 评估患儿基本信息 如姓名、性别、年龄、体重、病情、意识、体温、用药史、过敏史、手术史、血栓史、血管手术史、血常规及超声检查结果等。若患儿出现体温不升、循环差，则需给予适宜的复温处理，待体温回升、循环情况改善后再置管。若患儿呈休克状态，或存在酸中毒、循环差等情况，需扩容纠酸、多巴胺改善循环后再进行动脉留置。否则，易导致动脉周围的微循环不畅，局部缺血坏死。对于唐氏综合征患儿，动脉置管尤为困难，可能与其血管发育不正常有关，对于这样的患儿，应该由穿刺经验丰富的医护人员进行操作。

2. 评估血液生化指标 包括血小板计数（PLT）、活化部分凝血活酶时间（APTT）、白细胞计数及超敏 C 反应蛋白含量等。若有凝血功能异常，应遵医嘱给予相应处理，以防止出现局部血液循环受阻情况。

（二）治疗方案评估

评估需要接受此方式治疗的目的和疗程。

（三）动脉置管血管通路选择

患儿符合动脉置管指征，具备动脉置管适应证及应用条件。

（四）穿刺部位与穿刺血管评估

1. 理想的穿刺部位 是表浅、易于触及、侧支循环丰富、远离静脉和神经的动脉。首选桡动脉，还可选用足背动脉、肱动脉、股动脉，出生 48h 内的新生儿可选用脐动脉。

2. 桡动脉穿刺时注意事项 患儿第 2 腕横纹与桡动脉搏动最明显交叉处即为穿刺点。足背动脉穿刺点的选择应在动脉搏动最强处的下方 0.5～1cm 处。

3. 穿刺部位皮肤 完整、无感染，避免选择手术或患侧肢体进行穿刺，不可在同一部位反复穿刺。

4. 评估穿刺动脉波动情况、充盈度 若选择桡动脉置管，需检查患儿侧支循环，采用 Allen 试验法或改良 Allen 试验法进行检查。

（1）Allen 试验

1）试验目的：判断尺动脉循环是否良好，是否会因桡动脉穿刺置管后的阻塞或栓塞而影响手部的血液灌注，试验阴性，方可对危重患儿实施动脉穿刺置管，以防手部、指端供血不足甚至发生坏死。

2）试验方法：①术者双手将患儿桡动脉、尺动脉同时进行按压。②嘱患儿反复用力握拳、张开，重复 5～7 次，至手掌发白为止。③松开尺动脉，继续按压桡动脉，观察手掌颜色变化。④若 15s 内患儿手掌迅速变红或恢复到正常颜色状态，表明尺动脉和桡动脉之间存在良好的侧支循环，即 Allen 试验阴性，可以置管；若 15s 后患儿手掌仍苍白，则表明 Allen 试验阳性，即说明侧支循环不良，禁忌动脉置管。

（2）改良 Allen 试验：对于昏迷患儿和不合作的婴幼儿，无法配合指令，可采用改良 Allen 试验法，利用监护仪上的血氧饱和度数值和波形进行判断。

1）术者高举患儿一侧上肢，同时按压桡动脉、尺动脉。

2）待监护仪上动脉血氧饱和度数值为零且波形变平时，放低上肢，放开尺动脉。

3）若监护仪显示数值和波形则为正常，提示该侧手掌侧支循环良好，该侧桡动脉适宜穿刺，反之则为异常。

（五）心理状态和合作程度评估

评估患儿心理状态和合作程度。向患儿家属解释操作目的、意义及穿刺时的注意事项，消除患儿及其家属的紧张情绪。

二、准　　备

动脉置管前，需做好充分准备，包括操作者准备、物品准备、环境及设备准备、患儿准备。

1. 操作者准备　动脉置管应由医师或经过培训的注册护士执行。置管操作需要操作者、助手、辅助者各 1 名。操作者及助手洗手，戴圆帽、口罩，穿无菌手术衣，戴无菌手套。

2. 物品准备

（1）穿刺工具：原则上是在满足采血的前提下，选择型号小的套管针，一般新生儿24G，儿童 22～24G。

（2）其他用物准备：包括输液接头、三通管、肝素盐水（1U/ml）、5ml 注射器、6cm×7cm无菌透明敷料、有效碘浓度≥0.5%碘伏消毒液、一次性抗过敏胶布、无菌棉签、无菌棉球若干、一次性治疗巾、一次性无菌无粉手套、无菌纱布若干。

3. 环境及设备准备　房间光线明亮、温湿度适宜，对于新生儿或婴儿，备远红外辐射抢救台、监护仪等。

4. 患儿准备　患儿仰卧，将新生儿或婴儿置于远红外辐射抢救台上，脱去衣物，暴露预穿刺部位，包裹好身体。必要时，穿刺前 15min 根据医嘱应用镇静剂。

5. 置管前准备核查清单　见表 7-1。

表 7-1　儿童外周动脉置管前准备核查清单

项目	外周动脉置管前准备
操作者准备	1. 由医师或经过培训的注册护士执行
	2. 需要操作者、助手、辅助者各 1 名
	3. 操作者及助手洗手，戴圆帽、口罩，穿无菌手术衣，戴无菌手套
物品准备	1. 套管针，一般新生儿为24G，儿童为 22～24G
	2. 其他用物，输液接头、三通管、肝素盐水（1U/ml）、5ml 注射器、6cm×7cm 无菌透明敷料、皮肤消毒液、一次性抗过敏胶布、无菌棉签、无菌棉球若干、一次性治疗巾、一次性无菌无粉手套、无菌纱布若干
	3. 行有创动脉血压监测时需要另备测压装置、输液泵、输液器等
环境及设备准备	1. 房间光线明亮、温湿度适宜
	2. 备心电监护仪、新生儿或婴儿备远红外辐射抢救台等
患儿准备	1. 患儿仰卧，将新生儿或婴儿置于远红外辐射抢救台上
	2. 脱去衣物，暴露预穿刺部位，包裹好身体
	3. 必要时，穿刺前 15min 根据医嘱应用镇静剂

外周动脉置管时首选桡动脉，桡动脉位于腕部易暴露，附近无重要神经和血管，不易发生神经、血管损伤等并发症。因肱动脉、腋动脉缺乏侧支循环，新生儿通常不推荐选择。

第三节　儿童外周动脉置管操作流程

患儿是否需要外周动脉置管应由有资质的儿科专科医生决定，并由操作经验丰富的医务人员实施。

一、儿童外周动脉置管操作流程

以桡动脉为例介绍置管方法，操作步骤见表 7-2。

表 7-2　儿童外周动脉置管术的操作步骤

操作步骤	要点说明
1. 核对患儿身份	核对腕带信息，查对医嘱
2. 穿刺前评估与准备	详见第七章第二节。检查桡动脉侧支循环，Allen 试验阴性，确认符合置管条件
3. 确定桡动脉穿刺点位置　第二腕横纹与桡动脉，搏动最明显交叉处即为进针点	
4. 穿刺前准备 （1）患儿平卧，上肢外展，掌心向上 （2）拆开留置针、10ml 注射器、无菌棉签外包装，将其放入无菌盘内；戴无菌手套 （3）用注射器抽吸肝素盐水；用生理盐水预冲输液接头 （4）安装动脉测压模块，连接导联线，设置报警范围	（1）选择合适的镇痛措施，包括安慰奶嘴、口服蔗糖水、母乳喂养或采用药物镇痛 （2）肝素盐水浓度为 1U/ml （3）新生儿血压报警范围（收缩压） 体重<1kg: 5.33～8kPa（40～60mmHg） 体重 2～3kg: 6.67～9.33kPa（50～70mmHg）
5. 消毒皮肤　以穿刺点为中心，由内向外消毒皮肤至少 2 遍；铺无菌巾	皮肤消毒范围直径≥8cm，自然待干
6. 穿刺置管 （1）左手紧绷穿刺部位皮肤，右手持留置针，与皮肤成 15°～30°角穿刺 （2）见血液呈脉冲状涌出时，停止进针，放低留置针角度继续送入 0.5～1mm，确保针尖全部在血管内，固定针芯，缓慢将外套管全部送入血管内，穿刺针下垫无菌纱布，缓慢拔出针芯 （3）连接生理盐水注射器，冲洗管腔并确定套管全部在动脉内 （4）连接输液接头、三通、肝素盐水注射器或测压装置	外周动脉导管除输注维持导管通畅的 0.9%氯化钠溶液或肝素盐水（1ml/h）外，一般不能输注其他任何药物

续表

操作步骤	要点说明
7. 固定及贴导管标识 （1）用生理盐水纱布清洁穿刺点周围皮肤及血迹，待干 （2）6cm×7cm 无菌透明敷料无张力粘贴，高举平台法固定接头 （3）贴导管标识	（1）导管标识内容：导管名称（红笔标识，以免与静脉置管混淆）、穿刺者姓名、穿刺日期 （2）妥善固定导管及输液接头，以免意外牵拉等造成导管脱出
8. 整理用物与记录	记录所穿刺动脉名称、穿刺过程是否顺利、患儿有无不适等

二、儿童外周动脉置管操作流程

儿童外周动脉置管操作流程见图 7-1。

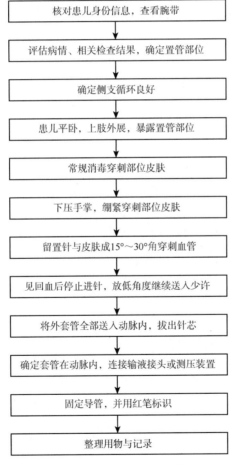

图 7-1　儿童外周动脉置管操作流程

知 识 链 接

动脉置管穿刺时根据患儿体重、年龄及皮下脂肪厚度的不同，选择适宜的进针角度及穿刺深度，对于体重较重、皮下脂肪厚的患儿，进针角度应稍大，穿刺深度稍深。穿刺速度快慢掌握适当，太快易穿破血管，引起血肿，太慢则加重患儿痛苦。穿刺过程中如遇无回血或回血不畅时，禁忌匆忙拔针，可缓慢退针或适当调整针尖斜面方向，直至见到回血。

第四节　儿童有创动脉血压监测技术

有创动脉血压监测（invasive artery blood pressure monitoring）已广泛运用于临床，是一种经外周动脉（如桡动脉、足背动脉等）置入导管，使电生理压力信号通过换能器转变为电信号，并形成相应的图像以便进行动脉血压监测的技术。留置动脉导管行有创血压监测，可持续动态地对患儿循环系统变化情况进行观察，使医护人员能够及时发现血压瞬间异常变动，保证血压监测的连续性、准确性，更好地反映患儿的心血管功能，且不受袖带松紧度等外力因素影响，能够最大限度地避免外界因素干扰，是目前公认的测量血压的金标准。

一、监测目的、适应证及慎用或禁用范围

（一）目的

1. 持续、动态、精准监测动脉压力变化。
2. 根据波形变化判断心肌收缩功能。
3. 应用血管活性药物时直接反映药物疗效。
4. 便于采血检验。

（二）适应证

1. 血流动力学不稳定的患儿，如休克，复合创伤，严重循环、呼吸功能障碍及呼吸、心搏骤停后需要复苏的患儿。
2. 复杂手术患儿术中和术后监护，如体外循环直视手术、出血量大、耗时长。
3. 需用血管活性药物进行血压调控的患儿。
4. 控制性降压和低温麻醉患儿。
5. 无法进行无创血压监测者，如严重烧伤患儿、病态肥胖患儿、心房颤动者。

（三）慎用或禁用范围

1. 严重凝血功能障碍的患儿。
2. Allen 试验阳性者禁行同侧桡动脉穿刺。
3. 穿刺局部皮肤有感染破溃者。
4. 手术操作涉及同一部位时。

5. 雷诺现象和脉管炎患儿。

二、操 作 步 骤

视频 5

本文以桡动脉穿刺为例介绍儿童有创动脉血压监测的操作步骤，见表 7-3和视频 5。

表 7-3　儿童有创动脉血压监测操作步骤

操作步骤	要点说明
1. 核对患儿身份	核对腕带信息，查对医嘱
2. 穿刺前评估、患儿与操作者准备	详见第七章第二节
3. 用物准备 22～24G 安全留置针、延长管、三通管、正压接头、肝素盐水、无菌治疗巾、持续冲洗装置、无菌透明敷料，无菌纱布、无菌手套、有效碘浓度≥0.5%碘伏消毒液、配套有创动脉血压监测传感器、多参数监护仪、输液泵。必要时备小夹板	
4. 行桡动脉穿刺并留置	详见第七章第三节
5. 固定导管 （1）留置导管成功后，用无菌透明敷料固定，注意露出穿刺点，以便观察皮肤情况，并做好标识 （2）再将导管与延长管以高举平台法固定于患儿手臂上	（1）必要时用小夹板固定手腕部 （2）用红笔注明"动脉"、穿刺者姓名、日期，粘贴于透明敷料下缘，以免与静脉置管混淆
6. 测压装置排气 （1）将输液器插入生理盐水瓶内并排气 （2）将输液器连接测压装置，关闭三通传感器端，打开输液器开关，对传输管路排气 （3）关闭输液器开关及传输管路端三通，打开三通传感器端开关，拧开传感器末端螺帽，提起传感器活塞，再次打开输液器开关，对传感器进行排气 （4）将传感器末端与测压延长管相连，并排气	确保测压装置排气后，装置管路内不存在气泡
7. 连接测压装置　将动脉导管与延长管、持续冲洗装置及压力传感器紧密连接并妥善固定	确保整个连接管道及监测系统呈封闭状态，以便有效预防空气栓塞
8. 摆体位　使压力传感器保持与右心（平腋中线第 4 肋间）同一水平位置	
9. 压力传感器校零 （1）监护仪调至 ABP 校零界面后，关闭患儿端，拧开三通管螺帽，使传感器与大气相通，开始进行传感器的校零 （2）当压力线显示为"0"时校零成功 （3）将三通开关调至患儿端与传感器相通，即可连续监测动脉血压	（1）在为患儿翻身、更换体位、采血之后，需要重新校零 （2）如果发现患儿动脉血压波形出现异常变化或是对监测值存在疑问，应随时校零，进行压力传感器位置的调节，仔细检查导管，观察是否存在血块、空气等
10. 冲管　在进行有创动脉血压监测过程中使用微量泵 24h 持续泵入肝素盐水或 0.9%氯化钠溶液(凝血功能异常或有使用肝素禁忌证者)冲洗测压管道，防止血栓形成	肝素盐水浓度为 1U/ml，泵速为 0.5～1ml/h

续表

操作步骤	要点说明
11. 采集血液标本	
（1）采集血液标本之前，导管接头处用 75%酒精消毒	
（2）为防止导管内残留肝素，影响检测结果，在采血前将持续冲洗装置输液瓶位置适当放低，使导管内回血，当回血达到导管腔容积的 2 倍血液时，关闭冲洗装置端三通，再在三通接头处采血，采血完毕后打开冲洗装置端三通，冲洗测压管道	
（3）每次抽取标本后，立即用肝素盐水快速冲洗管道，以防凝血	
12. 整理用物与记录	

三、儿童有创动脉血压监测操作流程

儿童有创动脉血压监测操作流程见图 7-2。

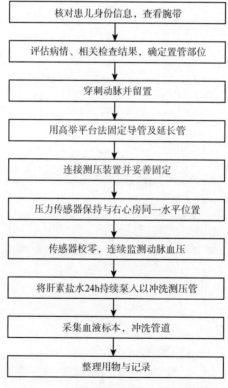

图 7-2　儿童有创动脉血压监测操作流程

知 识 链 接

正常情况下有创动脉血压比无创血压高 2～8mmHg，危重患儿甚至可高 10～30mmHg。

动脉置管后要保持管道连接的紧密性，保证管道通畅，提高测压系统监测的准确性，减少并发症的发生。

第五节　儿童外周动脉置管注意事项

儿童外周动脉置管为有创操作，且留置导管于动脉血管内，若后期护理不规范，则较易发生导管相关性感染、血栓形成、导管脱出、穿刺点渗血等并发症，故在置管及留置过程中，掌握其正确护理方法至关重要。

一、置管前、置管中注意事项

1. 新生儿外周动脉置管首选侧支循环好的桡动脉、足背动脉穿刺，一般不宜选择股动脉进行穿刺。

2. 桡动脉穿刺前需做 Allen 试验，确保穿刺侧肢体侧支循环良好方可进行穿刺，预防穿刺后远端肢体缺血发生。

3. 操作者应具有置管资质，具备良好的临床知识、判断能力，熟练掌握实施动脉置管操作及护理技术。

4. 置管前做好置管前评估及准备，向患儿家属解释操作目的、意义及穿刺时的注意事项，消除患儿紧张情绪。

5. 穿刺过程中，选择合适的镇痛措施，包括安慰奶嘴、口服蔗糖水、母乳喂养或采用药物镇痛。

二、置管后注意事项

1. 外周动脉置管处做好明显的红色动脉标志，与静脉导管区分。

2. 妥善固定穿刺针及测压管，尤其是躁动患儿，以防意外牵拉等造成导管脱出。

3. 各管道连接紧密，防止松动、脱出。确保整个连接管道及监测系统呈封闭状态，有效预防空气栓塞的发生。在采集动脉血标本及校零操作过程中应特别注意防止空气进入。

4. 有创动脉血压监测测压前应调节压力基线于零水平，置压力换能器相当于心脏水平的位置。

5. 保持测压管通畅

（1）严防动脉内血栓形成，美国 INS《输液治疗实践标准》（2021 版）推荐，以 1ml/h 泵速持续输注肝素盐水溶液（1U/ml）或不含防腐剂的 0.9%氯化钠溶液冲洗测压管道，维持动脉导管的通畅性。是否使用不含防腐剂的 0.9%氯化钠溶液代替肝素盐水溶液，需要根据患儿对肝素的敏感性、动脉置管留置时间长短及是否存在导管阻塞的临床风险等因素决定。

（2）每次经测压管抽取动脉血后，均应立即使用 0.9%氯化钠溶液或肝素盐水快速冲洗测压管道，确保无血液残留，以防凝血。

（3）冲洗遇到阻力或怀疑管腔内有血凝块时，切不可强行注入冲洗液，以防发生动脉栓塞。应分析情况，用注射器抽吸，或及时调整穿刺针的方向以确保穿刺针在血管内后再注入冲洗液。一旦导管堵塞，不可强行推注液体，应立即拔除导管。

（4）保持三通管开关在正确的方向，防止管道漏液。测压管道的各个接头连接紧密，三通保持良好性能，以确保肝素盐水顺利泵入。

（5）妥善固定套管、延长管及测压肢体，防止导管受压或扭曲。

（6）当动脉波形出现异常，如低钝、消失时，考虑可能动脉穿刺针处有打折或血栓栓塞现象。

6. 外周动脉导管除输注维持导管通畅的肝素盐水外，不能输注任何其他药物。

7. 严格执行无菌操作技术，预防感染的发生。

（1）严格执行无菌技术及手卫生操作规程。

（2）保持穿刺处皮肤清洁、干燥。敷料潮湿、松动时，应及时更换。延长管、三通管、输液器每日更换 1 次。

（3）经自动测压管内采血检验时，导管接头处用 75%酒精严格消毒，避免污染。

（4）测压管道系统始终保持无菌状态。

8. 外周动脉导管留置期间，需评估患儿穿刺部位有无红肿、疼痛、渗血、渗液及肢体远端血供情况，如观察肢体远端皮肤颜色、温度，以及肢体有无肿胀、苍白、动脉搏动消失等情况，若发现远端发白、肿胀或湿冷等异常情况，应立即拔除导管。

9. 导管一般保留 3～7d，时间过长，感染率相应增加。局部出现红、肿、热、痛等感染征象时应立即拔除导管，必要时予以抗生素治疗。

10. 每日评估动脉导管的临床需求，如果不再需要，应该及时拔除。

知 识 链 接

研究显示，足背动脉穿刺进行有创动脉血压监测是 PICU 患儿的首选。原因是足背动脉在踝关节前方，位置表浅，搏动易于触及，且活动度小，易于穿刺，一次性穿刺成功率高。而桡动脉位置虽然表浅，但易于滑动，容易导致重复穿刺，且穿刺点邻近腕关节，受关节活动影响明显，降低了桡动脉置管及留置的成功率。

第六节　儿童外周动脉导管拔管技术

因儿童外周动脉置管并发症的发生与留置时间长短呈正相关，故在患儿循环功能稳定或不需要频繁采集动脉血标本后，应及早拔除导管。

一、拔 管 指 征

1. 患儿病情平稳，不需要持续有创动脉血压监测或频繁采集动脉血标本。
2. 出现导管堵管、血栓形成、远端肢体缺血或导管相关性感染等并发症。
3. 外周动脉置管留置时间已达 7d。

二、拔 管 方 法

1. 用物准备，如无菌巾、弯盘、无菌纱布、棉签、有效碘浓度≥0.5%碘伏，绷带等。
2. 核对医嘱及患儿信息。
3. 洗手、戴无菌手套。
4. 使用有效碘浓度≥0.5%碘伏消毒穿刺点及周围皮肤。
5. 快速拔除导管后，立即使用无菌纱布按压穿刺点直至出血停止，用无菌纱布覆盖，并用绷带环形加压包扎穿刺部位。

三、拔管注意事项

1. 向患儿及家属讲解按压的目的、意义及注意事项。
2. 穿刺点按压 5～10min，凝血功能障碍者延长至 20～30min，必要时抬高穿刺侧肢体。
3. 按压止血后用无菌敷料及绷带环形加压包扎穿刺部位，4h 后松开绷带及敷料，观察无出血及血肿后取下敷料。

知 识 链 接

外周动脉置管留置过程中需要密切观察留置局部及全身情况，防止动脉痉挛、血栓形成或栓塞、感染等并发症发生，每班评估动脉留置的必要性，不再需要外周动脉通路时及时拔除。

（曹　甜　陈　媛）

第七节　儿童外周动脉置管相关并发症

动脉置管可以提供快速、可靠的数据，有助于儿科护士对危重患儿进行精确观察、评估、治疗，提升工作效率，但由于该操作为侵入性操作，若操作、护理不规范，也会导致出血和血肿、动脉痉挛、血管导管相关性感染、导管堵塞、导管滑脱等较常见的并发症，另外也可出现一些少见并发症，包括外周假性动脉瘤、神经损伤、局部疼痛综合征、腕管综合征等。国外研究显示，儿童外周动脉置管相关并发症的发生率为10%~33%，因此儿童外周动脉置管并发症不容忽视，应加强对儿童外周动脉置管的规范留置及维护，减少并发症的发生。

一、导管堵塞

导管堵塞是外周动脉置管最常见的并发症。国外研究报道，其发生率高达59%。临床上将导管阻塞分为血栓型导管堵塞和非血栓型导管堵塞，以血栓型导管堵塞最常见。

（一）原因

1. 血栓型导管阻塞 血栓形成主要与血液高凝状态、置管时间、冲洗液的选择及冲管方式、患儿哭闹致血液反流等有关。

2. 非血栓型导管阻塞 主要由机械性因素所致，如反复穿刺损伤动脉血管壁及导管扭曲、弯折等。

（二）处理

1. 发现有血凝块，应及时抽出，或使用溶栓药物（如尿激酶）溶栓，严禁强行推入致血管栓塞，从而发生严重并发症。

2. 拔除导管，重新置入。

（三）预防

1. 正确冲管与封管。抽血及回血后及时冲洗导管，建议使用封闭式冲洗系统（即连续冲洗）以保持导管的通畅性；间断冲管或封管时采用脉冲式正压法以防止导管内血液回流。

2. 选择合适的冲洗液。对于冲洗液的选择尚无统一结论，大多采用生理盐水或1U/ml肝素盐水经动脉导管持续泵入（1ml/h）。但目前并无足够的证据表明，肝素化溶液在维持导管通畅及降低血栓发生方面具有明显优势，应根据患儿凝血功能，有无肝素禁忌证等情况选择合适的冲洗液。由于新生儿常规使用肝素存在潜在的危险，建议使用生理盐水以维持动脉导管的通畅。

3. 防止血液反流堵塞导管，保持患儿处于安静舒适状态，适当约束，减少穿刺侧肢体活动，必要时遵医嘱使用镇静剂。

4. 提高穿刺技术，减少对血管壁的损伤。

5. 妥善固定穿刺针，减少导管扭曲弯折。

二、动脉痉挛

桡动脉是一种肌性动脉，外膜有丰富的α_1肾上腺素能受体，使其对局部创伤特别敏感，各种刺激均可致桡动脉中层平滑肌细胞收缩，发生痉挛。临床表现为由穿刺点向肢体远端沿血管走向皮肤发白，皮温下降，远端动脉搏动减弱，逐渐扩展至整个肢体，指端由发绀、苍白至指尖淤血、青紫。国外研究显示，有5%～10%的患儿发生桡动脉痉挛，但多为可逆的，若不及时处理，引起肢体远端持续缺血，可造成组织坏死等严重不良后果。

（一）原　因

1. 反复粗暴穿刺增加痉挛的风险。
2. 导管选择不当、抽血速度过快，压力过大、冲洗液温度过低等刺激血管。
3. 置管过程中，患儿精神过度紧张、哭闹。

（二）处　理

1. 抬高肢端并热敷、保暖，使动脉松弛。
2. 重者立即拔除。

（三）预　防

1. 动脉置管前，确定穿刺动脉供血区域的侧支血流是否充足。桡动脉置管前，应行Allen试验，尽量避免选择单支循环动脉，如肱动脉、腋动脉、股动脉。
2. 避免反复穿刺，动作轻柔，减少对血管的刺激。
（1）建立动静脉置管专业团队，加强技术培训，提高置管技术，避免反复穿刺。置管过程中有一个以上的操作者和多个部位的反复穿刺，动脉置管相关的并发症发生率明显增加。
（2）对于四肢末梢循环差、体温不升的患儿，可先提高环境温度，再局部热敷3～5min，使血管充盈扩张，搏动明显后再行穿刺。
（3）儿童动脉血管细小、穿刺难度大，采用超声引导下动脉置管术，可显著提高穿刺成功率。
3. 年龄越小，宜选择越小的穿刺针，新生儿宜选择24G穿刺针。动脉导管应有清晰标识，以避免意外输注药物。
4. 新生儿溶血性黄疸患儿行换血治疗时注意以下事项。
（1）抽吸负压不宜过大，速度不宜过快。
（2）间断冲洗量一次不得超过2～3ml。
（3）冲管液体勿从冰箱中取出后直接使用，待常温放置后再用。
5. 置管过程中安抚患儿。对新生儿行动脉置管时可使用安慰奶嘴、口服蔗糖或抚摸等方式以稳定患儿情绪。
6. 可预防性使用降低血管张力的药物外敷穿刺处皮肤，使用盐水稀释解痉药如钙通道阻滞剂（维拉帕米）局部湿热敷。

三、导管相关性感染

血管导管相关性感染（vessel catheter associated infection，VCAI）是指留置血管导管期

间及拔除血管导管后 48h 内发生的原发性、与其他部位感染无关的感染，包括血管导管相关局部感染和血流感染。外周动脉置管为有创性操作，是需要严格管理的血管通路装置之一。国外研究报道，动脉置管发生导管相关性血流感染（CRBSI）风险的概率为 0～4%，且股动脉置管部位的感染风险显著增加。

（一）原因

1. 置管时及置管后维护不规范，未严格执行无菌操作。
2. 压力监测装置被污染。
3. 导管留置时间过长，穿刺处有渗血。

（二）处理

1. 立即拔除动脉导管，对针眼处皮肤进行消毒，并用无菌敷料覆盖。
2. 正确评估患儿感染的来源，同时查找是否为其他血管通路所导致的感染，并做好相应的抗感染及对症处理。

（三）预防

1. 预防导管相关感染的关键要素是手卫生，接触导管及穿刺前、后严格按照《医务人员手卫生规范》的有关要求执行手卫生。
2. 严格无菌操作，美国疾病控制与预防中心（CDC）发布的《血管内导管相关感染预防指南》建议使用工作圆帽、医用外科口罩、无菌手套和小型无菌开孔单进行外周动脉置管。
3. 有创动脉血压监测时的注意事项
（1）保持压力测压装置无菌，包括校准装置和冲洗装置。三通接头及换能器放置于无菌治疗巾上，接头处用无菌纱布包裹，每天更换无菌纱布。冲洗溶液每天更换。
（2）采用无针密闭式接头代替肝素帽，使测压管路变为无针注射密闭系统，可显著减少感染发生，延长留置时间。
（3）外周动脉导管的压力转换器及系统内其他组件应每 4d 更换一次。
4. 选择合适的皮肤消毒剂及无菌敷料
（1）推荐使用有效碘浓度≥0.5%络合碘或含氯己定醇浓度>0.5%的消毒液进行皮肤局部消毒。由于含氯己定醇消毒液对局部皮肤刺激性强，新生儿及小于 3 个月婴儿不宜使用。
（2）对于免疫低下的易感染患儿，建议使用葡萄糖酸氯己定抗菌敷料（新生儿及小于 3 个月婴儿不宜使用），一般患儿选用无菌透明敷料。
（3）不建议在穿刺处的无菌透明敷料下常规放置方纱覆盖。发现敷料下有渗血时及时更换。
5. 避免选择股动脉置管。研究发现，与桡动脉相比，股动脉置入部位的感染风险显著增加。
6. 每日评估导管，外周动脉置管留置时间不超过7d，发现感染现象时及时拔除。

四、导管相关性血栓

导管相关性血栓是指动脉置管后，由于穿刺或导管直接损伤动脉血管内膜，以及患儿自身血流缓慢或血液高凝状态，血液在动脉导管所在的血管内壁及导管附壁不正常凝结，形成血栓。血栓一旦脱落，可能会导致肺栓塞甚至引起死亡。

1. 原因　血管壁损伤、导管太硬太粗及置管时间长，患儿自身血流缓慢或血液高凝状态。

2. 处理　若形成血栓，应尽快实施全身抗凝治疗，应用超声仪动态检查血栓情况。

3. 预防　提高穿刺技术，避免反复穿刺；动态监测穿刺肢体血供情况。动脉导管留置期间，导管内用肝素盐水（1U/ml）或 0.9%氯化钠溶液持续输入动脉内，或间断冲洗，避免导管内血液凝固，保证管道通畅。

五、导 管 滑 脱

动脉系统为高压系统，导管滑脱未及时发现或处理，轻者致穿刺部位血肿、医源性贫血等，严重者大出血致失血性休克危急患儿生命，所以正确有效固定导管是关键。

1. 原因　多由于患儿躁动、敷料松脱、测压装置管道固定不妥当，牵拉管道致导管滑出。

2. 处理　立即按压穿刺点以止血，加大按压面积，按压力度适中。

3. 预防

（1）妥善固定，使用无菌敷料正确固定动脉置管，贴膜时采用"一捏二抚三压"手法，延长管使用高举平台 U 形固定。有创血压监测时，妥善固定测压管，避免过度牵拉。

（2）加强巡视，发现敷料松脱时及时更换。

（3）躁动患儿适当给予约束，必要时遵医嘱使用镇静剂。可给新生儿戴婴儿手套或使用尿裤将患儿手固定于其身体两侧。

知 识 链 接

儿童，尤其新生儿，动脉血管细小，一次性穿刺成功率低，建议在超声引导下行动脉穿刺。国外研究显示，在超声引导下动脉置管，其一次性成功率为75%，而触摸动脉搏动置管成功率仅为15%。最近，国外一项改良动脉置管穿刺技术的研究建议，将针尖斜面朝下置入的成功率更高，血肿、渗血等并发症更少，然而，这种方法还需要大量临床试验的证实。

（卓珍玉　陈　媛）

参 考 文 献

范玲，2019. 新生儿护理规范. 北京：人民卫生出版社：228-233.

国家卫生健康委员会，2021. 血管导管相关感染预防与控制指南（2021 版）. 中国感染控制杂志，20（4）：387-388.

梁玉瑛，裴炜娜，曹娥英，等，2018. 不同部位有创动脉血压监测在危重患儿中的效果观察. 护士进修杂志，33（12）：1132-1134.

罗彩远，黎艳，2019. 正压输液接头运用联合集束化护理干预在重症患者有创血压监测中的效果评价. 护士进修杂志，34（7）：648-650.

王轶，韩柳，袁翠，等，2020. 成人 ICU 患者外周动脉导管留置与维护的最佳证据总结. 中华护理杂志，55（4）：600-606.

吴丽芬，何娇，刘恋，2018. 儿童静脉治疗安全与管理. 郑州：河南科学技术出版社：58-63.

吴玉芬，杨巧芳，夏琪，2021. 静脉输液治疗专科护士培训教材. 2 版. 北京：人民卫生出版社：290-299.

张玉侠. 2015. 实用新生儿护理学. 北京：人民卫生出版社：214-217，627.

钟素雯，梁伟忠，钟碧青，2017. 持续有创颅内压监测在高血压脑出血患者中应用的护理体会. 哈尔滨医药，37（1）：94-95.

Gibbons RC，Zanaboni A，Saravitz SM，et al，2020. Ultrasound guidance versus landmark-guided palpation for radial arterial line placement by novice emergency medicine interns：a randomized controlled trial. The Journal of Emergency Medicine，59（6）：911-917.

Gorski LA，Hadaway L，Hagle ME，et al，2021. Infusion therapy standards of practice，8th ed. J Infus Nurs，44（Sup 1）：S1-S224.

Hariprasad R，Choudhary G，Kamal M，et al，2020. A modified technique of conventional arterial catheterization to increase success rate while reducing the complications. Online Journal of Anaesthesia，21（2）：159-160.

Hebal F，Sparks HT，Pychlik KL，et al，2018. Pediatric arterial catheters：complications and associated risk factors. Journal of Pediatric Surgery，53（4）：794-797.

Ishii Y，Mishima S，Aida K，et al，2020. Comparison of normal saline and heparinized solutions for the maintenance of arterial catheter pressure waves：a randomized pilot study. Signa Vitae，17（1）：51-55.

第八章

儿童中心静脉导管置管
临床实践

第一节　儿童中心静脉导管置管概述

中心静脉导管（central venous catheter，CVC）置管术是指经皮肤直接自颈内静脉、锁骨下静脉或股静脉进行穿刺，将静脉导管置入上、下腔静脉。其多用于大手术后需长时间输液、外周静脉输液困难及重症患儿建立输液通路等，是临床工作中较常见的一种治疗手段。临床上一般选择右侧颈内静脉进行穿刺。CVC置管术适用于所有类型的静脉治疗，一般是由临床医生或麻醉科医生在严格无菌的条件下进行的一项技术操作。在置管过程中由于操作人员熟练程度、患儿个体差异、病情等原因，可能导致穿刺血管破裂、心房或心室穿孔、导管刺激瓣膜等威胁生命安全的并发症，感染的发生率高于PICC。

一、适　应　证

1. 需要大量快速输液、输血的患儿。
2. 需要长期静脉输液或使用全肠外营养液等刺激性药物或液体的患儿。
3. 休克、急性循环衰竭等需要测量中心静脉压的危重患儿。
4. 进行血液透析、滤过或血浆置换的患儿。
5. 需要静脉造影或经静脉介入治疗的患儿等。

二、禁　忌　证

1. 有上腔静脉压迫综合征的患儿。
2. 穿刺部位有感染、血栓史、外伤史、血管手术史的患儿。
3. 同侧有颈内静脉和起搏器导线置管的患儿等。

三、穿刺部位及血管的选择

CVC置管最常选择颈内静脉、锁骨下静脉及股静脉进行穿刺。

1. 颈内静脉　起源于颅底，全程均被胸锁乳突肌覆盖，下行至胸锁关节处与锁骨下静脉汇合成头臂静脉。临床上常选用右侧颈内静脉行穿刺置管，穿刺成功率可高达90%～99%。有严重充血性心力衰竭、呼吸困难、颈部较大肿瘤患儿不宜选择。

2. 锁骨下静脉　是腋静脉的延续，成人长3～4cm，于胸锁关节后面与颈内静脉汇合成头臂静脉。由于右侧锁骨下静脉进入上腔静脉的行程较短，且基本是垂直下行的，故临床上多选用右侧锁骨下静脉作为穿刺置管的通道。置管后位置易于固定、对患儿活动限制少。

3. 股静脉　位于股动脉的内侧，穿刺进针点位于腹股沟韧带下方 2～3cm，股动脉搏动内侧 0.5～1cm 处。导管在血管内行程较长，留置时间越久，血栓性静脉炎的发生率越高，现在已经很少采用，但在某些特殊情况下，如急诊抢救需要快速输液的患儿、上腔静脉压迫综合征的患儿、血液透析的患儿等也可采用。术后应及早拔除，以减少血栓性静脉炎的发生。

颈内静脉、锁骨下静脉、股静脉置管的优缺点比较见表 8-1。

表 8-1　颈内静脉、锁骨下静脉、股静脉置管的优缺点比较

穿刺部位	优点	缺点
颈内静脉	1. 超声引导置管操作方便	1. 敷料不易固定，穿刺点易污染
	2. 止血方便、异位风险小	2. 影响头部运动
锁骨下静脉	1. 血管大，流速快	1. 穿刺置管要求高
	2. 敷料易固定，感染可能性小	2. 止血困难，异位风险大
股静脉	1. 血管较粗，易于定位和穿刺	1. 限制患儿活动，易形成血栓和感染
	2. 急救时有优势	2. 敷料不易固定

四、导管规格及特点

1. 导管规格　根据导管的管腔不同可分为单腔、双腔及多腔导管；根据导管的功能不同可分为普通型与耐高压型。双腔及多腔 CVC 的每一腔彼此独立，可同时通过不同的管腔输入多种营养液、不相容的药液、输血及采血等，满足临床治疗的需要。

2. CVC 材质　一般为硅胶或聚氨酯，相对于人体均具有良好的生物相容性和较好的柔韧性。但由于聚氨酯材质导管相对较硬，因此置管并发症的发生率高于硅胶材质导管。目前，新一代聚氨酯材质导管的抗张力强度高，进入机体后能变得柔软，且对化学治疗药物的耐受性较强，非常适合需要进行耐高压治疗的患儿。

3. 型号选择　临床上根据治疗的复杂程度及是否多药方案、输注不相容的药液、需要频繁地输血和抽血进行检查等，决定选择单腔还是多腔 CVC。多腔 CVC 常用于 ICU、手术室、肿瘤科、急诊科等。

五、置管长度的计算

不同置管部位及血管置管长度的计算见表 8-2。

表 8-2　置管长度的计算

患儿体重（kg）	颈内静脉/锁骨下静脉	股静脉
<10	4Fr 双腔，8cm	4Fr 双腔，12cm
10～30	4Fr 双腔，12cm	4Fr 双腔，12～15cm
30～50	5Fr 双腔，12～15cm	5Fr 双腔，15cm
50～70	7Fr 双腔，15cm	7Fr 双腔，20cm
>70	8Fr 双腔，16cm	8Fr 双腔，20cm

知 识 链 接

随着静脉输液治疗的发展，CVC 置管也得到了广泛运用，在给患儿带来便利的同时，也减轻了反复外周血管穿刺带来的疼痛与损伤，静脉输液治疗的安全性不断提高。目前 CVC 置管大多采取体表标记法进行置管，但在超声引导下 CVC 置管操作更安全、更高效，并发症更少，这将会是未来发展的趋势。

第二节　儿童中心静脉导管使用及维护流程

儿童 CVC 的正确使用及维护技术是儿科护理人员必须掌握的临床操作技能之一。

一、目　　的

1. 预防导管相关性感染发生。
2. 保持导管通畅。

二、评　　估

1. **全身情况**　了解患儿生命体征、神志及合作程度等。
2. **局部情况**　观察穿刺点有无渗液、渗血或分泌物，穿刺点及导管行程处皮肤组织有无红、肿、热、痛及皮肤颜色改变等。
3. **敷料及导管情况**　观察敷料是否完整、有无脱落及正压输液接头是否完整、导管外露长度、敷料更换时间，CVC 标识是否清晰等。
4. **导管尖端位置**　查阅 X 线检查结果，判断有无导管脱出或滑入血管内。

三、操作步骤与护理要点

儿童 CVC 维护的操作步骤及要点见表 8-3 和视频 6。

视频 6

表 8-3　儿童 CVC 维护的操作步骤及要点

操作步骤	要点说明
1. 环境准备　宽敞清洁、光线充足，符合维护操作要求	
2. 用物准备　无菌维护包 1 个（一次性无菌垫巾 1 块、纱布 2 块、无菌小方纱 1 块、无菌小治疗巾 1 块）、无针输液接头 2 个、10ml 带螺纹口注射器 2 支、10ml 预冲式冲洗器 2 支、100ml 生理盐水 1 瓶、现配肝素盐水 1 瓶（1U/ml）、75%酒精及有效碘浓度≥0.5%碘伏各 1 瓶、棉签 1 包、75%酒精棉片 4 块、自剪"Y"形和"一"字形胶布各 2 块、快速手消毒液 1 瓶、签字笔、锐器盒、医用垃圾桶、生活垃圾桶	用物齐全，摆放有序，质量合格
3. 操作者准备　着装规范，无长指甲；洗手，戴圆帽、口罩及无菌手套	
4. 查对患儿身份信息　携用物至患儿床旁，查看腕带，核对患儿身份信息	
5. 向患儿及家属解释维护的目的和必要性，取得配合	
6. 查对置管信息　了解导管置入时间、置入长度、外露长度及上次维护时间	
7. 摆体位　患儿取平卧位，暴露导管穿刺部位。对于不合作的患儿，助手协助暴露穿刺部位	（1）避免患儿剧烈活动使导管脱出 （2）经股静脉置管患儿，导管维护前先予以清洁皮肤，更换尿裤
8. 置管部位下垫无菌巾　松开导管尾端胶布后洗手，打开无菌敷料包，取无菌隔水垫巾铺于穿刺部位下方	
9. 将无菌用物投放入无菌维护包内 （1）快速手消毒，打开无菌维护包 （2）以无菌方式投入无针输液接头、预冲式冲洗器、75%酒精棉片、10ml 带螺纹口注射器、棉签 （3）戴无菌手套，用注射器抽取肝素盐水（1U/ml）2 支，10ml 生理盐水 2 支（无预冲式冲洗器时），放置于无菌维护包内 （4）预冲式冲洗器释放压力，连接输液接头，排气，备用	将用物摆放有序
10. 消毒无针输液接头螺纹口　关闭夹子，无菌纱布包裹两侧管腔的原输液接头并取下，用 75%酒精棉片用力、多方位擦拭导管螺纹口 7~12 次或 15s 以上	一般无针输液接头每周更换一次；输注脂类乳剂、血液或血液制品等液体时，建议每 24h 更换 1 次；接头取下或内有血液残留或残留物时立即更换
11. 冲、封管 （1）连接备好的无针输液接头和预冲式冲洗器/生理盐水注射器 （2）打开夹子，抽回血，判断导管是否通畅 （3）见回血后脉冲式冲管，再连接肝素盐水注射器，正压封管，关闭夹子 （4）以同样方法对另一侧管腔冲、封管	（1）注意回血勿抽到接头内，确认导管通畅后以脉冲方式、频率 100 次/分冲洗导管 （2）如果是双腔导管，需要双腔同时脉冲式推注

续表

操作步骤	要点说明
12. 去除敷料　左手绷紧皮肤并固定导管，右手以 180°角从远心端向近心端去除原敷料	注意不要污染导管，勿将导管带出体外
13. 查看导管刻度　更换无菌手套，左手用无菌纱布包裹两侧无针输液接头并提起导管，查看导管刻度	原则上导管只能退出，不能送入
14. 消毒	（1）消毒直径大于 10cm×12cm
（1）酒精消毒 3 遍：酒精棉签不接触穿刺点和导管，以穿刺点为中心由内向外环形交替消毒皮肤 3 遍，并去除穿刺部位的残胶	（2）新生儿避免使用酒精消毒，因可能造成新生儿皮肤的灼伤
（2）有效碘浓度≥0.5%碘伏消毒 3 遍：第 1 根先在穿刺点处停留 5s，以穿刺点为中心顺时针消毒皮肤 1 遍，第 2 根从穿刺点由内向外消毒导管各面，第 3 根以穿刺点为中心逆时针消毒皮肤。消毒后自然待干	
15. 粘贴敷料	避免导管打折，影响导管通畅；避免尿液浸湿置管处
（1）单手持无菌透明敷料，以穿刺点为中心，无张力垂放、粘贴	
（2）从穿刺点向外沿导管塑形，接近导管尾端时轻提导管，将敷料 360°包住导管，避免导管压伤皮肤	
（3）排尽敷料下空气，使敷料与导管及皮肤紧密贴合，脱手套，洗手	
16. 固定导管尾端及输液接头　使用"Y"形胶布高举平台法固定与皮肤交界处的敷料边缘及导管尾端。使用"一"字形胶布高举平台法固定输液接头	
17. 贴导管标识　标识条上注明置管日期、维护日期、留置长度、外露长度、维护者工号，贴于"一"字形胶布上，以便辅助固定输液接头	标识内容全面、清晰
18. 整理　整理用物及床单位，协助患儿活动肢体，检查导管固定情况和患儿舒适度，垃圾分类处理	
19. 健康教育及记录　洗手，取口罩，做好维护健康教育，告知患儿及家属下次维护时间。完善并记录相关导管维护信息	一般每周至少维护 1 次。透明敷料下穿刺点处放置有纱布时，需 48h 内予以维护

四、维 护 流 程

儿童 CVC 维护流程见图 8-1。

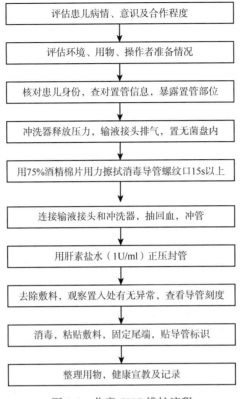

图 8-1　儿童 CVC 维护流程

流程框内容（从上到下）：
- 评估患儿病情、意识及合作程度
- 评估环境、用物、操作者准备情况
- 核对患儿身份，查对置管信息，暴露置管部位
- 冲洗器释放压力，输液接头排气，置无菌盘内
- 用75%酒精棉片用力擦拭消毒导管螺纹口15s以上
- 连接输液接头和冲洗器，抽回血，冲管
- 用肝素盐水（1U/ml）正压封管
- 去除敷料，观察置入处有无异常，查看导管刻度
- 消毒，粘贴敷料，固定尾端，贴导管标识
- 整理用物，健康宣教及记录

五、日常维护的注意事项

1. 置管后应至少每周维护 1 次，保持局部皮肤清洁干燥，若敷料被污染应及时更换。

2. 每日连接输液管道前，用 75%酒精棉片用力多方位擦拭无针输液接头螺纹口 15s 以上。观察有无回血及冲管困难，确保输液管道连接紧密。

3. 加强巡视，避免管路扭曲、受压，保持导管通畅。翻身时妥善固定导管，防止导管脱出。

4. 宜使用输液泵有计划、均匀输入全天的输液量，防止回血或血液凝固堵塞导管。

5. 不配合的患儿，整个维护过程均需要助手协助，合理固定患儿肢体，充分暴露置管部位。

6. 禁止从小于 3Fr 导管内抽血及输血，以免引起血管内血栓形成而堵塞导管。发现静脉滴注不畅或导管堵塞，应用注射器负压回抽，切勿用生理盐水加压冲洗，防止栓子脱落或导管破裂现象发生。

知 识 链 接

为提高 CVC 置管成功率，减少并发症的发生，要求经过相关置管知识培训的临床医生或麻醉科医生在严格无菌的条件下置管，而正确使用及维护是保证通过 CVC 顺利输注药物的关键，从而避免重复穿刺给患儿带来痛苦，又避免在危重患儿抢救时延误时机。

第三节　儿童中心静脉导管置管健康教育及注意事项

中心静脉导管是重症患儿血流动力学监测及静脉用药的重要途径，中心静脉导管引起的导管相关性血流感染（CLABSI）可导致住院时间延长、住院费用增加。国内研究报道，ICU 的 CLABSI 发生率在 3‰ 左右。国内外多项研究表明，CLABSI 的发生率可降至零，重点是持续遵守循证指南和干预措施。儿科护理人员应掌握正确的儿童 CVC 置管健康教育及注意事项，加强 CVC 置管相关知识的培训，并对患儿及家属进行置管前、带管中、拔管后的健康教育，以降低 CLABSI 及 CVC 置管其他并发症的发生率，提高患儿静脉治疗的安全性。

1. 置管前，护理人员要让患儿和（或）家属了解危重患儿救治中强刺激性、高渗性、血管活性药物对外周血管的损伤，以及急救时对静脉治疗通路的高要求。同时仔细讲解置管的必要性、目的、方法、注意事项和优点等。将 CVC 的利弊如实告知患儿及家属，使其正确认识 CVC。决定留置 CVC 前，患儿家属必须签署"知情同意书"。

2. 置管时，需保持患儿安静，合理约束，避免躁动、哭吵而导致 CVC 回血堵塞导管现象发生。严格遵守无菌操作规程，并采用最大无菌化屏障，以降低 CLABSI 的发生率。

3. 置管后，需根据胸部 X 线片结果及时调整导管尖端位置，确定尖端位置无误后方可进行输液。

4. 经过培训的专业人员才能进行维护。研究显示，由置管护士和置管专家组成的护理团队维护导管，可以将导管相关性血流感染的发生率从 28.8% 降低到 3.3%。透明敷贴一般置管后 24h 更换一次，24h 后如果没有红肿、渗液、松脱、出汗，透明敷贴一般 7d 更换一次，如果局部放置有纱布，更换时间不超过 48h。

5. 降低非计划性拔管发生率。CVC 是先天性心脏病患儿术后最重要的"生命通道"之一，复杂型先天性心脏病的婴幼儿，由于患儿术后恢复较慢，CVC 常需留置较长时间，在实际工作中 CVC 非计划性拔管仍不时发生，据研究表明，CVC 非计划性拔管率为 2.3%。

（1）非计划性拔管的原因：患儿自身因素、导管固定不到位、导管相关性感染、穿刺点处窦道形成、导管内形成血栓原因堵管、CVC 置管操作者因素、护理人员因素、置管后健康教育不到位等导致的拔管。

（2）非计划性拔管护理对策

1）做好对患儿病情的评估，确定高危因素。

2）术前做好患儿的访视工作，减少患儿的陌生感和焦虑情绪。

3）苏醒后加强心理护理，取得患儿配合，必要时遵医嘱给予镇痛、镇静药物以增加患儿舒适感，必要时，对年长患儿应用适当的约束器具。

6. 预防 CVC 相关并发症的发生　采用专科护理团队模式，建立 CVC 专科护理工作小组；建立统一的操作规程；规范导管日常维护流程，及时评估导管、穿刺点及敷料情况；每班观察导管长度是否有变化；如果穿刺部位出血、渗出、松动或可见污染时，应及时更换敷料，能有效预防 CVC 相关并发症的发生。

7. 班班交接导管外露长度、敷料更换时间，观察输液速度、管路通畅情况和是否牢固固定，避免管路打折及脱落，治疗前应抽回血。

8. 置管后告知患儿及家属，24h 内置管处易出血，应减少置管侧肢体的剧烈运动。

9. 股静脉处置管的患儿应及时更换尿裤，避免污染，有尿液、粪便污染时及时更换敷料，留置导管期间严禁盆浴及淋浴。

10. 儿童毛细血管网丰富，血管堵塞时，侧支循环很快建立，留置 CVC 的患儿应定期行超声检查，发现血栓后立即处理，防止血栓出现进一步增大、脱落等情况。

11. 儿童 CVC 置管保留的时间不宜过长，一般不超过 6 周，如已经达到治疗目的，周围血管条件改善，或出现堵塞、静脉血栓、感染等并发症时，应尽早予以拔管。

12. CVC 拔除后，告知患儿及家属 24h 内避免移除穿刺置管处覆盖的纱布敷料，以免局部污染导致感染。穿刺点结痂后方可淋浴或局部擦洗。

知 识 链 接

CVC 置管期间比较容易出现脱管或感染等问题，与体外固定方式存在一定关联，研究结果显示，思乐扣加 3M 透明敷料外固定方式较尼龙线缝合加 3M 透明敷料固定更具有安全性及稳定性，可有效降低脱管及局部皮肤炎性反应的发生，更适合临床应用。

第四节　儿童中心静脉导管拔管技术

随着临床医学的不断发展，CVC 在儿童患者中得到了广泛应用，已成为儿科较常见的用药途径，但随之而来的风险也不容忽视，导管移除相关的并发症虽然罕见，但却致命。儿科护理人员掌握正确的拔管技术及注意事项至关重要。

（一）拔管指征

1. 导管的使用时间超过产品说明书推荐的留置期限。

2. 血流动力学监测结果基本正常。中心静脉压（CVP）在正常范围（6～12cmH$_2$O）平稳 24～48h。

3. 置管处出血不止，压迫也难以止血。

4. 出现导管相关并发症，如感染、堵塞和静脉血栓等，经积极处理无效。

5. 患儿治疗结束或家属强烈要求拔除。

（二）拔管人员的资质

导管应由接受专业培训的具有执业资格的医护人员进行拔除。

（三）拔管方法

1. 核对　核对医嘱及患儿信息。

2. 评估　评估置管部位局部情况，了解导管留置期间的情况，有无发生过血栓，查看血管超声的检查结果、血常规及凝血相关检查结果（拔管时需 PLT＞50×10⁹/L），排除血栓后，向患儿、家属解释拔管的目的和注意事项，取得患儿及家属的配合。

3. 用物准备　无菌维护包，拆线剪。必要时备无菌试管等做导管尖端培养。

4. 体位　协助患儿取合适体位，暴露导管穿刺位置。

5. 准备　洗手、戴口罩，打开无菌维护包，取无菌垫巾铺于置管部位下方。

6. 去除敷料　左手绷紧皮肤并固定导管，右手以 0°或 180°方式去除原敷料，脱手套，洗手。

7. 消毒皮肤　戴无菌手套，按中心静脉导管维护常规进行皮肤局部消毒。酒精棉签不接触穿刺点和导管（新生儿禁用酒精消毒），以穿刺点为中心由内向外环形交替清洁皮肤 3 遍，去除手臂上的残胶。碘伏棉签先在穿刺点处停留 5s，第 1 根以穿刺点为中心顺时针消毒皮肤，第 2 根从穿刺点由内向外消毒导管各面，第 3 根以穿刺点为中心逆时针消毒皮肤。消毒面积大于 15cm×15cm。

8. 拔管　消毒剂待干后，左手持无菌纱布放于穿刺点上方，右手拇指和示指捏住导管，以每拔出 1～2cm 后将两指移近穿刺点的方式将导管平直、缓慢向外拔，拔至剩最后 5cm 时，嘱患儿屏气，快速拔除导管，立即用无菌纱布压迫穿刺点止血，并查看导管外或尖端有无血栓，怀疑导管相关性血流感染时，应做导管头端培养。

9. 检查导管完整性　拔出刻度必须与原记录刻度一致，确认导管已经完整拔出。如果导管拔出不完整，应指导患儿制动，立即通知医生，并行胸部 X 线检查确认体内有无残留。

10. 按压止血，敷料密闭穿刺点　按压穿刺点 5～10min 以便止血，穿刺点局部加盖小纱布，用无菌透明敷料密闭穿刺点 24～48h，以免发生空气栓塞或静脉炎。

11. 健康教育及记录　告知家属拔管后注意事项，完善并记录拔管相关信息。

（四）拔管注意事项

1. 若静脉治疗结束后立即拔管，需要使用 10ml 生理盐水冲洗导管后再拔除。

2. 匀速缓慢地向外拔出导管，拔管时如遇到阻力，切勿强行牵拉，导管未完全拔出前，勿按压穿刺点。

3. 拔除导管后 30min 内，患儿需要静卧，密切观察有无呼吸困难、胸闷及局部有无渗血及皮下血肿形成。

4. 穿刺处应每班用有效碘浓度≥0.5%碘伏消毒一次，并保持敷料的干燥清洁。

5. 告知患儿拔管程序及可能发生拔管困难的原因，教会患儿放松技巧，让其配合拔管。经外周静脉放置中心静脉导管者，如果遇到拔管困难时可行局部皮肤热敷 20～30min，如两次拔管失败则维持 24～48h 后再尝试拔除，仍拔管困难时，应联系血管外科和介入专家以协助拔管。

知 识 链 接

符合 CVC 置管拔除指征的儿童患者，护理人员应尽早给予拔除，防止导管相关并发症（如管腔堵塞、导管断裂、导管滑脱、相关性血栓形成、相关性感染等）的发生。

（蔡峥嵘）

参 考 文 献

曹军，2021. 超声引导应用于麻醉科左侧颈内静脉穿刺置管术中的效果观察. 吉林医学，42（3）：726-727.

迟秀文，吴丽娟，王萍，等，2020. ICU 内中心静脉导管维护实践现状的质性研究. 九江学院学报（自然科学版），35（4）：99-102.

顿艳婷，2017. 小儿先天性心脏病术后中心静脉导管非计划性拔管的原因分析及对策. 实用临床护理学杂志，2（50）：136.

儿童静脉输液治疗临床实践循证指南组，中华医学会儿科学分会护理学组（筹），复旦大学附属儿科医院临床指南制作和评价中心，2021. 儿童静脉输液治疗临床实践循证指南. 中国循证儿科杂志，16（1）：3.

韩柳，杨宏艳，刘飞，等，2020. 无针输液接头临床应用的最佳证据总结. 中华护理杂志，55（8）：1239-1246.

李乐之，2018. 静脉治疗护士临床工作手册. 北京：人民卫生出版社：118-120.

曾晓艳，张晨美，石玉沄，2020. 儿童并发导管相关性血栓的危险因素分析. 中华急诊医学杂志，29（5）：719-723.

郑云丹，2019. CVC 专科护理小组在 ICU 中心静脉导管并发症预防的效果评价. 吉林医学，40（7）：1662.

祝益民，2017. 儿科危重症监护与护理. 2 版. 北京：人民卫生出版社：69.

第九章

儿童传统穿刺法 PICC 置管
临床实践

第一节 儿童传统穿刺法 PICC 置管概述

PICC 是指经外周静脉置入中心静脉的导管。儿童传统穿刺法 PICC 置管是指通过患儿上肢或下肢可视或者可触摸到的外周浅静脉穿刺置入导管，并使导管尖端位于上腔静脉或下腔静脉。目前 PICC 作为"生命通道"已广泛应用于临床。但传统穿刺法常选择肘部以下可视或可触摸的血管进行穿刺置管，上肢活动会对导管产生牵拉，受牵拉导管在血管内移动对血管壁产生刺激，易发生机械性静脉炎。血管条件差的患儿置管成功率降低，同时也对操作者技术提出了更高的要求。

一、适应证及应用条件

（一）适应证

1. 需要长期静脉治疗。
2. 需要长期间歇治疗。
3. 外周静脉血管条件差或缺乏外周静脉通路，难以维持静脉输液。
4. 使用对外周静脉刺激和损害较大的药物，如化疗药物、甘露醇、静脉营养液、酸碱度大及渗透压高的药物等。
5. 危重患儿、慢性疾病患儿。

（二）应用条件

1. 生命体征基本稳定，无明显的凝血功能障碍。
2. 穿刺处及周围皮肤完整，无红肿、硬结、皮疹、破溃、感染等。
3. 血管条件好，肉眼可视或可触摸。
4. 置管血管未损伤，无外伤史、静脉血栓史、血管手术史、放射治疗史。

二、禁 忌 证

（一）绝对禁忌证

1. 确诊或疑似导管相关性血流感染、菌血症或脓毒血症。
2. 上腔静脉压迫综合征（上腔静脉完全阻塞）。
3. 感染性心内膜炎。
4. 确定或疑似导管材质过敏。

（二）相对禁忌证

1. 上腔静脉压迫综合征（上腔静脉部分压迫）者。
2. 严重的凝血功能异常者。
3. 预置管部位拟行放疗或有放射史、血管外科手术史、血栓栓塞史者。
4. 血栓性静脉炎、上腔静脉置管血液透析、安装起搏器者。
5. 预置管部位感染或不易固定、全身皮肤感染者。

三、穿刺部位及血管的选择

1. 穿刺部位　避开肘关节，在肘横纹上两横指以上进针最佳。

2. 穿刺血管　如贵要静脉、肘正中静脉、头静脉等，首选贵要静脉。

肘部静脉有贵要静脉、肘正中静脉、头静脉，三者最终汇集于腋静脉、锁骨下静脉、无名静脉，最后到达上腔静脉。肘部静脉解剖详见第十一章第一节。

（1）贵要静脉：血管直、粗，静脉瓣较少，当手臂与躯体垂直时，是到达上腔静脉最直接的途径，90%的 PICC 放置于此。

（2）肘正中静脉：是上肢最大的浅静脉，暴露较好，是临床取血、输液常用的浅静脉。一般作为次选血管，但 PICC 置管时送管困难发生率高于贵要静脉。

（3）头静脉：先粗后细，侧支多，静脉瓣多，在头静脉汇入腋静脉处常有静脉瓣，容易发生静脉血栓，经头静脉置入 PICC 容易发生送管困难或导管异位，一般不作为穿刺的最佳血管。

（4）新生儿还可选头部颞浅静脉、颈外静脉、腋静脉、下肢大隐静脉、腘静脉等。

四、导管规格及特点

1. 导管选择的原则　根据患儿的用药方案、年龄、血管情况选择导管。在满足治疗方案的前提下选择管径最细、管腔最少、创伤性最小的导管装置。建议导管直径≤血管内径的45%。

2. 导管型号　儿童一般选择 3.0Fr 或 4.0Fr 导管，新生儿一般选择 1.9Fr。

3. 导管材质　一般采用硅胶或聚氨酯材质，生物相容性良好，使用时可通过放射影像学确认导管尖端位置。

4. 导管特性　根据耐压程度分为耐高压导管和非耐高压导管，耐高压导管可以承受以 5ml/s 的速度推注产生的压力或最大 300psi（1psi=6.895kPa）的推注压力，非耐高压导管可以承受的最大推注压力为 40psi。

五、置管长度的计算

协助患儿平卧，上肢外展与躯干成 90°，测量置管长度。

1. "L"型测量法 从预穿刺点沿静脉走向到右胸锁关节再向下测量至第3肋间隙。

2. "一"字型测量法 从预穿刺点沿静脉走向到右胸锁关节，再测量至左胸锁关节（该方法只适合右侧上肢置管）。

3. 肘横纹测量法 从肘横纹沿静脉走向通过"L"型和"一"字型测量法测量预置长度，待置管成功后减去（肘上）或加上（肘下）穿刺点到肘横纹的距离。

4. 临床经验法 从预穿刺点沿静脉走向到右胸锁关节，再根据儿童的年龄及身高情况，2岁以内儿童加1~2cm，2~6岁儿童加2~3cm，6~12岁儿童根据年龄及身高情况加3~4cm，12岁以上儿童的测量方法同成人。

知 识 链 接

PICC历经20多年的临床应用，置管技术不断改进与完善，由传统穿刺法PICC置管、改良塞丁格技术（modified Seldinger technique，MST）PICC置管，到现在的超声引导下和心腔内电图定位下PICC置管，满足了不同患儿的临床需求。

第二节 儿童传统穿刺法 PICC 置管前评估与准备

PICC并发症与多种风险因素有关，有的关键因素在置管前就可以进行评估和预测。研究表明，由具有 PICC 操作资质的护理人员进行有预见性、识别性的置管前风险评估，优化和规范护理措施，可使总并发症发生率降为 6.6%。因此，PICC 置管前充分评估及准备非常重要。

一、儿童传统穿刺法 PICC 置管前的评估

儿童传统穿刺法 PICC 置管前需要评估的内容主要包括患儿疾病、治疗方案、疗程、药物性质、血管条件、穿刺点周围皮肤情况、患儿及法定监护人的认知与配合程度等。

（一）疾病评估

1. 评估患儿基本信息，包括姓名、性别、年龄、意识等。

2. 评估患儿病情、体温、用药史、过敏史、手术史、静脉血栓史等，是否符合 PICC 置管指征，有无置管禁忌证。

3. 查看患儿血常规、凝血功能及超声检查结果，如血小板计数、活化部分凝血活酶时间、白细胞计数及超敏 C 反应蛋白等。

4. 对于特殊疾病（如血液肿瘤、实体瘤）患儿，需参考胸部 CT 等影像学资料。

5. 评估患儿心理状态、认知能力、自理能力、配合程度等。

（二）治疗方案评估

评估需要接受治疗的药物性质、药物种类、给药方式、用药疗程。

（三）穿刺部位与穿刺血管评估

1. 评估穿刺部位及周围皮肤是否完整，有无红肿、硬结、皮疹、破溃、感染等。

2. 评估有无合适的血管，选择粗直、充盈、有弹性、易触及、静脉瓣少的血管，避开关节部位。首选贵要静脉，其次是肘正中静脉、头静脉。

（四）知情同意评估

评估患儿家庭经济情况、治疗方案等，帮助法定监护人做出最佳决策，家长签署 PICC 置管知情同意书。

二、儿童传统穿刺法 PICC 置管前的准备

PICC 置管前需做好充分准备，包括操作者准备、物品准备、环境准备、患儿准备。

（一）操作者准备

PICC 置管时需要操作者 1 名、助手 2 名，操作者必须是经过专业培训并取得 PICC 置管资质证书的注册护士。置管前应多与患儿互动，建立信任感。洗手，戴圆帽、口罩，穿无菌手术衣，戴无菌手套。

（二）物品准备

1. PICC 套件

（1）三向瓣膜式：内含三向瓣膜式 PICC 1 根、减压套筒、白色固定翼、带外套管的穿刺针、肝素帽或无针输液接头 1 个。

（2）前端开口式：内含前端开口式 PICC 1 根、带外套管的穿刺针、肝素帽或正压输液接头 1 个。

2. 一次性使用无菌 PICC 穿刺包 内含一次性无菌隔水垫巾、测量尺、无菌无粉手套 2 副、无菌 3 格方盘（内含无菌棉球 8 个、无菌镊子 2 把）、无菌手术衣、50cm×70cm 无菌巾、120cm×200cm 无菌大单、80cm×90cm 无菌孔巾、无菌盘、45cm 长止血带 1 根、内盛大棉球 2 个的无菌圆盒 1 个、无菌剪刀 1 把、无菌纱布 4 块、无菌透明敷料 1 块、输液贴 2 片、无菌胶布 3 条。

3. 其他用物 250ml 生理盐水 1 瓶、肝素盐水（0～10U/ml）1 瓶、75%酒精 1 瓶、2%葡萄糖酸氯己定 1 瓶或有效碘浓度≥0.5%碘伏 1 瓶、无菌止血敷料 1 块、10ml 注射器 3 支、1ml 注射器 1 支、自粘弹力绷带 1 卷、PICC 维护手册 1 本、止血带 1 根、快速手消毒液、软尺、签字笔、锐器盒、医用垃圾桶、生活垃圾桶。

（三）环境及设备准备

配有急救设备的操作室，整洁明亮，操作前进行空气消毒。置管期间禁止无关人员进入。

（四）患儿准备

置管前清洁患儿全身皮肤，更换清洁的病员服，协助患儿取仰卧位并将其置于操作台上，上臂外展与躯体成 90°。根据实际情况操作前 30min 在置管处皮肤涂抹复方利多卡因乳膏，范围约 10cm×10cm，用量为 0.15g/cm²。评估患儿配合度，必要时约束四肢，或者根据医嘱置管前 15min 应用镇静剂。

（五）儿童传统穿刺法 PICC 置管前准备核查清单（表 9-1）

表 9-1 儿童传统穿刺法 PICC 置管前准备核查清单

项目	儿童传统穿刺法 PICC 置管前准备
操作者准备	1. 需要操作者 1 名，助手 2 名
	2. 操作者具有置管资质及娴熟的操作技术
	3. 操作者洗手，戴圆帽、口罩，穿无菌手术衣，戴无菌手套
物品准备	1. PICC 套件
	（1）三向瓣膜式：三向瓣膜式 PICC、减压套筒、白色固定翼、带外套管的穿刺针、肝素帽或无针输液接头
	（2）前端开口式：前端开口式 PICC、带外套管的穿刺针、肝素帽或正压输液接头
	2. 穿刺包 一次性无菌隔水垫巾、测量尺、无菌无粉手套、无菌棉球、无菌镊子、无菌手术衣、无菌巾、无菌大单、无菌孔巾、无菌盘、长止血带、内盛大棉球 2 个的无菌圆盘、无菌剪刀、无菌纱布、无菌透明敷料、输液贴、无菌胶布
	3. 其他用物 生理盐水、肝素盐水（0～10U/ml）、75%酒精、2%葡萄糖酸氯己定或有效碘浓度≥0.5%碘伏、无菌止血敷料、10ml 注射器、1ml 注射器、自粘弹力绷带、PICC 维护手册、止血带、快速手消毒液、软尺、签字笔、锐器盒、医用垃圾桶、生活垃圾桶
环境及设备准备	1. 配备专门的操作室，空气消毒
	2. 备急救设备
患儿准备	1. 清洁全身皮肤，更换清洁病员服
	2. 患儿仰卧，置于操作台上，上臂外展与躯体成 90°
	3. 置管前根据情况应用镇痛、镇静剂，必要时约束四肢

知 识 链 接

在 PICC 的实际操作中，与具有实质性结局的置管、维护等操作流程相比，置管前评估受重视程度较低，落实不够到位。构建有效的 PICC 置管前风险评估体系是提高置管前评估质量的关键，对于准确预测 PICC 并发症风险，针对性采取防控措施，提高 PICC 护理质量具有重要的促进作用。

第三节　儿童传统穿刺法 PICC 置管操作流程

儿童传统穿刺法 PICC 置管术是通过肉眼观察或手指触摸评估血管后，使用带外套管的穿刺针穿入血管，退出穿刺针，保留外套管，最后经外套管送入导管的置管方法。研究显示，传统穿刺法（盲穿法）PICC 置管的导管异位率为 20%～76%，其操作成功率与操作者的经验密切相关。

一、操 作 步 骤

儿童传统穿刺法 PICC 置管术的操作步骤见表 9-2。

表 9-2　儿童传统穿刺法 PICC 置管术的操作步骤

操作步骤	要点说明
1. 查对患儿身份	核对腕带信息，向家长进行解释
2. 穿刺前评估与准备	详见本章第二节
3. 测量置管长度	详见本章第一节
4. 测量双侧臂围	测量方法：在上臂肩峰至肘横纹连线的中点处绕臂 1 周，测量双侧臂围，松紧以卷尺贴紧皮肤但无勒痕为宜，精确到 1mm
5. 消毒皮肤 （1）打开穿刺包，操作者戴无菌无粉手套，第一助手协助将消毒液倒入方盘，浸湿棉球 （2）以预穿刺点为中心，消毒置管侧手臂，按顺时针—逆时针—顺时针方法先用 75% 酒精消毒 3 遍，再用 2% 葡萄糖酸氯己定或有效碘浓度≥0.5% 碘伏同法消毒 3 遍。第二助手全程负责固定患儿肢体及置管侧手臂，安抚患儿情绪	消毒范围以预穿刺点为中心上至肩峰和腋窝，下至腕关节，消毒整个手臂
6. 建立无菌区　铺无菌巾于患儿臂下并放入无菌止血带、脱手套、洗手、戴无菌无粉手套，穿无菌手术衣，铺无菌大单覆盖患儿全身，铺无菌孔巾，暴露穿刺部位	保证无菌屏障最大化
7. 投递用物　打开无菌 PICC 穿刺包，第一助手以无菌方式投递注射器、PICC 套件	
8. 预冲导管及套件 （1）无菌方式抽取 10ml 生理盐水 2 支，3～5ml 肝素盐水（0～10U/ml）1 支 （2）三向瓣膜式导管置管：打开三向瓣膜式 PICC 套件，操作者用生理盐水预冲导管、减压套筒、肝素帽或无针输液接头 （3）前端开口式导管置管：打开前端开口式 PICC 套件，操作者用生理盐水预冲导管，根据预测长度修剪导管。夹闭拇指夹，预冲肝素帽或正压输液接头	（1）注意观察导管的完整性，用物依次摆放整齐 （2）前端开口式导管在修剪时注意将导管内支撑丝撤至拟定刻度后 1cm 处，用无菌剪刀垂直剪断导管，剪刀不要在导管上滑动，保证裁剪端切口平整，避免有毛茬

操作步骤	要点说明
9. 穿刺	
（1）穿刺血管：操作者扎无菌止血带，嘱患儿握拳。垫无菌纱布于预穿刺血管肢体的下方，左手绷紧皮肤，右手持穿刺针以 15°～30°进针，见回血后降至 5°～10°再沿血管方向进针 2mm，针芯后撤 2～3mm，将外套管全部送入血管。松开止血带，嘱患儿松拳	
（2）撤针芯：左手示指和中指轻压穿刺点上方血管止血，拇指固定外套管，注意勿滑出血管外，右手撤出针芯	
10. 送导管　右手拇指和示指轻夹导管，缓慢、匀速地经外套管送入导管	（1）导管送至肩部时，助手协助患儿将头转向穿刺侧，下颌紧贴肩部，防止导管误入颈内静脉
（1）三向瓣膜式导管置管：送至预测长度，抽回血后冲洗导管，用无菌纱布轻压穿刺点，退出外套管。操作者用无菌纱布轻压穿刺点并撤出导管内支撑丝。调整导管所需置入长度，保留外露长度 5～7cm（不含减压套筒的 2cm），修剪导管	（2）由于儿童年龄、身高具有差异性，可测量穿刺点至肩部的距离为偏头时机选择的依据，一般为 10～15cm
	（3）当患儿偏头动作配合欠佳时，则由助手压迫患儿颈内静脉，以防止导管误入颈内静脉
（2）前端开口式导管置管：送至预测长度，边退边撕裂外套管，用无菌纱布按压穿刺点，调整导管所需预置长度，打开拇指夹，抽回血后冲洗导管，撤出导管内支撑丝	（4）撤出导管内支撑导丝时动作宜缓慢、匀速，切勿将导管带出体外
11. 冲、封管　安装连接器与减压套筒并锁紧	抽回血时注意动作轻柔，勿将血抽到输液接头及注射器内
（1）三向瓣膜式导管置管：连接无针输液接头，抽回血后用生理盐水冲洗导管，正压封管	
（2）前端开口式导管置管：连接正压输液接头，抽回血后冲洗导管，3～5ml 肝素盐水（0～10U/ml）正压封管，夹闭拇指夹	
12. 固定导管并贴标识	单手持无菌透明敷料，以穿刺点为中心，无张力粘贴
（1）清洁导管及穿刺点周围皮肤	
（2）将导管外露部分摆放成"S"形或"？"形，止血敷料对折成 2.5cm×2.5cm，覆盖于穿刺点上方	
（3）粘贴无菌透明敷料，用无菌胶布固定导管尾端	
（4）贴标识：在无菌记录胶条上注明导管名称、置管时间、置入长度、外露长度、臂围、操作者全名	
（5）用自粘弹力绷带加压包扎止血	
13. 整理用物、健康教育、记录	
14. X线检查，确定导管尖端位置	最佳位置：上腔静脉与右心房交界处

二、儿童传统穿刺法 PICC 置管术的操作流程

儿童传统穿刺法 PICC 置管术的操作流程见图 9-1。

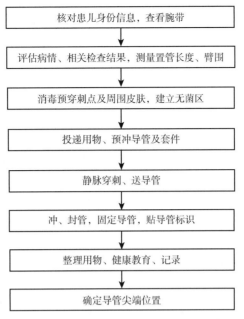

图 9-1 儿童传统穿刺法 PICC 置管术的操作流程

知 识 链 接

1974 年 Driscoll 提出改良塞丁格技术，该技术是用小号套管针进行穿刺，退出针芯，通过套管送入导丝，保留导丝并将套管撤出，将可撕裂带扩张器的置管鞘沿导丝送入，拔出导丝及扩张器，通过置管鞘置入 PICC。改良塞丁格技术与传统穿刺法相比，因其穿刺针更细，置管成功率更高。

（许　静）

第四节　儿童 PICC 使用及维护流程

儿童 PICC 置管成功后正确、规范地使用及维护是确保 PICC 留置成功的关键，是儿科静脉治疗护士必须掌握的临床操作技能之一。

一、目　的

1. 保持局部皮肤清洁干燥。
2. 预防导管相关性感染发生。
3. 保持导管通畅。

二、评　　估

1. 全身情况　病情、生命体征、意识、配合度、过敏史等。

2. 局部情况

（1）穿刺点有无渗血、渗液及分泌物。

（2）穿刺点及导管周围皮肤组织有无红、肿、热、痛及皮肤颜色改变。

（3）置管侧肢体、肩颈部有无酸胀、麻木、活动受限等不适。

3. 敷料及导管情况

（1）敷料是否完整，有无潮湿、卷边、脱落。

（2）输液接头是否完整，有无破裂、渗液、血渍残留。

（3）导管外露长度、臂围是否与原资料记录一致。

（4）导管内有无回血。

4. 导管尖端位置　查阅 X 线检查结果，判断有无导管脱出或滑入血管内。

三、操作步骤与护理要点

儿童 PICC 维护的操作步骤及要点见表 9-3。

表 9-3　儿童 PICC 维护的操作步骤及要点

操作步骤	要点说明
1. 环境准备　宽敞清洁、光线充足，符合维护操作要求	
2. 用物准备　一次性使用 PICC 维护包 1 个（内含无菌治疗巾 1 块、75%酒精棉棒 3 根、2%葡萄糖酸氯己定/有效碘浓度≥0.5%碘伏棉棒 3 根、无菌无粉手套 2 副、酒精棉片 1 片、纱布 2 块、敷料 1 块），10ml 预冲式冲洗器/生理盐水 1 支，3～5ml 肝素盐水（0～10U/ml）1 支，以及自剪"Y"形和"一"字形胶布各 1 块、卷尺、快速手消毒液、签字笔、锐器盒、医用垃圾桶、生活垃圾桶	用物齐全，摆放有序，质量合格，在有效期内
3. 操作者准备　着装规范，无长指甲，洗手，戴圆帽，戴口罩	
4. 查对患儿信息　携用物至患儿床旁，查看手腕带，核对患儿身份信息，解释操作目的，取得合作	
5. 查对 PICC 信息　查看 PICC 维护手册，了解导管置入时间、置入长度、外露长度、臂围及上次维护时间	
6. 摆体位　协助患儿取平卧位，头偏向对侧，暴露置管部位，将手臂外展与身体成90°	
7. 测量双侧臂围　与初始资料核对	详见本章第三节

操作步骤	要点说明
8. 无菌物品投入无菌维护包内　打开 PICC 维护包，以无菌方式投入预冲式冲洗器/生理盐水，以无菌纱布。戴无菌无粉手套，将预冲式冲洗器连接无针输液接头，排气备用	
9. 消毒导管尾端开口　助手协助将无菌治疗巾铺于置管侧肢体下方；用无菌纱布包裹原输液接头并取下，取出酒精棉片并用力多方位擦拭导管尾端开口 15s 以上	
10. 冲、封管　连接备好的输液接头和预冲式冲洗器/生理盐水，抽回血，确认导管通畅后冲洗导管，肝素盐水（0～10U/ml）正压封管，保留输液接头	注意回血勿抽到接头内，确认导管通畅后（以脉冲方式，频率约 100 次/分）冲洗导管
11. 去除敷料　一手绷紧皮肤并固定导管，一手沿外露导管尾端向穿刺点方向以 0°或 180°去除原敷料。脱手套	注意不要污染外露部分导管，勿将导管带出体外
12. 查看导管刻度　洗手，戴无菌无粉手套，用无菌纱布包裹接头提起导管，查看导管刻度	
13. 消毒皮肤	消毒范围以穿刺点为中心直径 20cm，左右至臂缘
（1）取酒精棉棒以穿刺点为中心由内向外环形交替消毒皮肤 3 遍（避开穿刺点和导管）	
（2）取葡萄糖酸氯己定棉棒/有效碘浓度≥0.5%碘伏棉棒在穿刺点处停留 5s，第 1 根以穿刺点为中心顺时针消毒皮肤，第 2 根从穿刺点由内向外消毒导管各面，第 3 根以穿刺点为中心逆时针消毒皮肤	
14. 粘贴敷料	摆放位置时注意避开上次位置；排尽敷料下空气，使敷料与导管、皮肤紧密贴合
（1）消毒剂待干后，以肘横纹为界将导管外露部分朝上或下摆放成"S"形或"？"形	
（2）将患儿置管侧手臂伸直，单手持无菌透明敷料，以穿刺点为中心，无张力垂放、粘贴	
（3）脱手套，洗手	
15. 固定　尾端"Y"形胶布高举平台法固定与敷料边缘交界的导管尾端及皮肤。将"一"字形胶布用高举平台法固定输液接头	
16. 贴导管标识　标识条上注明置管日期、维护日期、置入长度、外露长度、臂围、维护者姓名	标识内容全面、清晰
17. 整理　整理用物及床单位，垃圾分类处理	
18. 健康教育　洗手、取口罩，告知患儿及家属下次维护时间及 PICC 注意事项	
19. 记录　完善并记录相关导管维护信息	

四、维 护 流 程

儿童 PICC 维护流程见图 9-2。

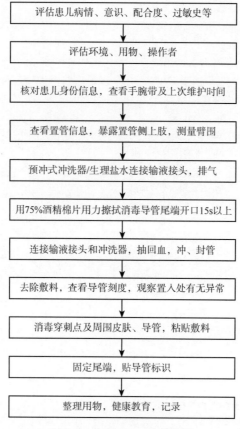

图 9-2　儿童 PICC 维护流程

五、日常维护的注意事项

1. 操作过程严格遵守无菌原则。

2. 消毒液自然待干后无张力性粘贴透明敷料。

3. 去除敷料时，注意动作轻柔，切勿将导管带出体外。

4. 采用高举平台法固定导管尾端及输液接头。

5. 勿用酒精消毒穿刺点，以免引起患儿疼痛及化学性静脉炎。

6. 注意导管摆放角度，防止导管打折，勿在导管原来的位置再次摆放导管。

7. 无菌敷料至少 7d 更换一次，无菌纱布敷料至少每 48h 更换一次。

8. 输注血液、血制品、静脉营养液后，应使用生理盐水 20ml 冲洗导管（禁止使用 3.0Fr 及以下的导管输血）。

9. 注意药物配伍禁忌，以免造成药物性堵管；若输液接头内有回血或疑似污染应立即更换。

10. 操作过程中与患儿沟通、交流，分散其注意力，增加配合度。

知 识 链 接

PICC 维护不规范会导致导管堵塞、静脉炎、导管相关性感染等并发症的发生。因此，导管维护相关规范的建立、培训和监管需要引起重视。静脉治疗小组是提供标准化护理和最佳实践的专业输液治疗团队，专业小组的建立及导管维护标准化的使用，能有效减少导管相关并发症发生，提高团队的工作效率及导管使用率。

（胡明双）

第五节 儿童 PICC 置管健康教育及注意事项

PICC 置管后部分患儿及家长对 PICC 相关知识缺乏了解，担心导管留置过程中产生各种并发症，对生活造成负面影响。因此，医务人员做好置管患儿及家长的健康教育显得尤为重要。

一、儿童 PICC 置管前健康教育及注意事项

1. 详细介绍 PICC 置管目的、优点、适应证、价格、相关并发症及处理措施。

2. 详细讲解 PICC 置管操作的基本原理、方法，强调 PICC 作为"生命通道"的重要性和置管的必要性。

3. 告知 PICC 操作及护理由专业护士完成，取得患儿及家长的信任与配合。

二、儿童 PICC 置管中健康教育及注意事项

1. 告知患儿及家长置管操作中的配合要求。

（1）指导患儿平卧位，置管侧上肢外展与躯干成 90°。

（2）告知患儿皮肤消毒后身体保持固定，不可随意活动，避免污染无菌区。

（3）当导管送至 10~15cm 时，指导患儿头偏向置管侧，低头使下颌紧贴肩部，避免导管误入颈内静脉。

2. 告知患儿操作过程中如有心悸、胸闷、呼吸困难等不适时应立即告知护士。

3. 置管过程中鼓励患儿并给予肯定，增加患儿配合度。当患儿配合欠佳时，可采用床单包裹法约束肢体、赠送糖果或小玩具、播放轻音乐或者患儿喜爱的动画、术前遵医嘱使用镇静剂，以确保置管顺利进行。

三、儿童 PICC 置管后健康教育及注意事项

（一）压迫止血的方法

PICC 置管后使用弹力绷带加压包扎，期间注意观察上肢有无肿胀、疼痛等不适。2h 后松解弹力绷带并观察穿刺点渗血情况。

（二）PICC 留置时间

PICC 留置时间最长不超过 1 年，当治疗结束或者出现相关并发症且处理无效时应及时拔除导管。

（三）PICC 特性

1. 禁止使用小于 10ml 的注射器冲管、封管、给药。不可暴力冲管，以免造成导管破裂。

2. 除耐高压导管外，CT 或 MRI 等检查时不能用高压注射器从导管内注射对比剂。

（四）功能锻炼

1. PICC 手臂运动操。轻轻活动置管侧上肢指关节、腕关节、肘关节，可做手指屈伸、旋腕、握拳、屈肘运动，具体步骤如下：
（1）手指屈伸运动：五指依次伸屈，每日 2 次，每次 3～5min。
（2）握拳运动：以最大强度握力，不引起上肢酸胀为宜，频率 25 次/分，每日 2 次，每次 2～3min。
（3）旋腕运动：由内向外旋转腕部，每日 2 次，每次 3～5min。
（4）屈肘运动：肘部屈伸，每日 2 次，每次 3～5min，每分钟 10 次。
2. 卧床患儿可适当抬高置管侧肢体，每天进行主动、被动运动。
3. 病情允许的情况下，可沿床栏行走或室内散步 20～30min。

（五）日常生活指导

1. 告知患儿及家长置管侧上肢 24h 后可进行日常活动，如吃饭、洗漱、写字等。
2. 置管侧上肢活动时，避免用力过大、过猛；避免负重、举高、用力外展、旋转及屈肘运动；避免重力撞击置管部位；避免打球、跳绳等文娱活动；禁止游泳、漂流、泡温泉等。
3. 选择袖口宽松、便于穿脱的衣服，如开衫。穿衣服时，先穿置管侧衣袖再穿对侧衣袖。脱衣时，先脱对侧衣袖，再脱置管侧衣袖。可根据患儿上肢粗细选择合适的袜筒套在 PICC 外面，防止导管脱出。
4. 洗澡时勿盆浴或泡浴，可选择淋浴。淋浴前 PICC 透明敷料范围用保鲜膜缠绕 2～3 圈或使用 PICC 防水袖套，淋浴时高举置管侧上肢。淋浴后观察透明敷料，发现潮湿、松动、卷边等异常情况及时告知护士处理。

5. 禁止在置管侧上肢扎止血带、测量血压。睡觉时避免长时间压迫置管侧肢体，以防穿刺点渗血，以及血流缓慢发生静脉血栓。

6. 避免长时间俯卧、屈肘玩手机及平板电脑，以免引起夹闭综合征。

7. 合理饮食，保持大便通畅，避免便秘及用力排便增加压力，导致导管回血。每日饮水 1000ml 以上，减少血栓发生。

（六）出院指导

1. 指导患儿及家长妥善保存 PICC 维护手册并学习手册相关知识。

2. 每 7d 到医院进行 PICC 维护，包括观察穿刺点、导管和周围皮肤情况，测量臂围，冲洗管腔，消毒皮肤，更换敷料和接头等。

3. 每日观察 PICC 情况，出现以下情况应及时就医处理。

（1）穿刺点发红、肿胀、疼痛、渗血、渗液，周围皮肤破损。

（2）敷料潮湿、松动、卷边、接头松脱。

（3）置管侧手臂麻木、肿胀。

（4）不明原因发热，体温升高。

（5）导管内有回血。

4. 发现导管脱出或导管断裂，应进行应急处理后立即就医。

（1）导管部分脱出：马上固定好导管外露部分，勿自行将脱出导管送入体内。

（2）导管完全脱出：按压穿刺点，不出血后用敷料覆盖，及时到医院检查置管侧肢体情况，确定脱出的导管是否完整。

（3）导管断裂：立即将置管侧肢体制动，防止导管移入体内，将外露部分反折向上并固定后立即就医。

知 识 链 接

　　健康教育效果因受患儿个人生理性、心理性、社会性等多种因素影响，缺乏健康教育效果的监控与反馈，患儿的导管管理水平参差不齐。因此，寻求合理、全面、有效的健康教育方法尤为重要。

第六节　儿童 PICC 拔管技术

PICC 留置时间一般不超过 1 年，如已达到治疗目的，应及时拔除导管，否则可增加感染、血栓等相关并发症的发生率。

一、拔 管 指 征

1. 导管留置时间达到或接近产品使用期限。

2. 治疗过程结束，病情稳定。

3. 患儿及家长强烈要求拔除。

4. 确诊或疑似导管相关并发症，如静脉血栓、感染、堵塞等，经积极处理无效且医生下达拔管医嘱。

二、拔 管 方 法

1. 用物准备，如一次性使用 PICC 维护包（内含无菌治疗巾，75%酒精棉棒、2%葡萄糖酸氯己定棉棒、无菌无粉手套、酒精棉片、无菌纱布、无菌透明敷料）、治疗盘、止血带、卷尺、必要时备无菌剪刀、无菌试管等以做导管尖端培养。

2. 核对患儿身份信息，解释操作目的，取得合作。

3. 查对 PICC 维护手册，了解导管置入时间、置入长度、外露长度、臂围及上次维护的时间。

4. 评估患儿生命体征、意识；评估穿刺点及周围皮肤情况、导管位置；询问有无消毒液过敏史。

5. 协助患儿取平卧位，头偏向对侧，暴露穿刺部位，将手臂外展与身体成 90°，手臂下放止血带，一旦发生断管立即扎紧止血带，防止导管回缩。

6. 测量臂围，与初始资料核对（详见本章第三节）。

7. 去除敷料。洗手，打开 PICC 维护包，戴无菌无粉手套；助手协助将无菌治疗巾铺于置管侧肢体下方；一手绷紧皮肤并固定导管，一手沿外露导管尾端向穿刺点方向以 0°或 180°去除原敷料，脱手套。

8. 消毒皮肤。洗手，戴无菌无粉手套，取 75%酒精棉棒以穿刺点为中心由内向外环形交替消毒皮肤 3 遍（避开穿刺点和导管）。取 2%葡萄糖酸氯己定棉棒在穿刺点处停留 5s，第 1 根以穿刺点为中心顺时针消毒皮肤，第 2 根从穿刺点由内向外消毒导管各面，第 3 根以穿刺点为中心逆时针消毒皮肤。消毒范围以穿刺点为中心上下 10cm，左右至臂缘。

9. 消毒剂待干后，一手持无菌纱布放于穿刺点上方，另一手拇指和示指捏住导管，平直、缓慢地向外拔出。每次拔出 1～2cm 后，将两指前移至靠近穿刺点的导管处，再平直、缓慢地向外拔。拔管过程中嘱患儿屏住呼吸。

10. 导管拔出后立即用无菌纱布按压穿刺点 5～10min，再用无菌透明敷料粘贴隔绝空气。

11. 检查并确认导管完整性，三向瓣膜式导管以前端黑色圆头为完整拔出的标志，前端开口式导管拔出刻度必须与原记录刻度一致，并和患儿及家长一起确认导管已完整拔出。

12. 观察患儿呼吸、面色。

13. 健康教育，告知患儿及家长拔管注意事项。

14. 洗手，记录拔管相关信息，包括穿刺点情况、拔出导管长度及完整性、出血量、拔管过程、患儿反应等。

三、拔管注意事项

1. 严格遵守无菌操作原则。

2. 拔管前进行血管彩超检查，以了解有无血栓形成。

3. 拔管时动作应轻柔、缓慢、匀速，导管未拔出前勿按压穿刺点。

4. 拔管时如遇阻力，不可强行牵拉，可通过改变体位、热敷手臂、按摩肢体、心理安抚等方式处理后再试行拔管。

5. 突发断管或导管拔出不完整，应及时用止血带扎紧患儿置管侧上臂，指导患儿制动，立即通知医生进一步处理。

6. 无菌透明敷料覆盖穿刺点时确保粘贴严密，以防止空气进入血管造成空气栓塞。

7. 拔管 24h 后无异常情况可去除敷料，置管侧肢体 48h 内减少活动，如发生渗血、血肿等异常情况应及时就诊。

知 识 链 接

由于 PICC 置管术具有一定的操作风险，操作前必须与患儿及家长进行有效沟通，详细说明置管的必要性及可能出现的并发症等，并签署知情同意书。置管前充分评估及准备，置管、使用及维护中严格遵守操作规程，一旦符合拔管指征应尽早拔管，以避免可能出现的置管相关并发症。

（胡明双　许　静）

参 考 文 献

儿童静脉输液治疗临床实践循证指南工作组，中华医学会儿科学分会护理学组（筹），复旦大学附属儿科医院临床指南制作和评价中心，2021. 儿童静脉输液治疗临床实践循证指南. 中国循证儿科杂志，16（1）：1-42.

江文，2017. PICC 置管前风险评估指标体系的研究与构建. 第三军医大学，1-9.

路洪珍，2018. PDCA 循环结合《健康教育互动手册》在留置 PICC 肿瘤患儿健康教育中的应用研究. 山东大学，1-9.

茅昌敏，孟爱凤，郑晓宇，等，2018. 基于安全输液示范病房的静脉治疗护理质量持续改进. 护理学杂志，33（23）：36-39.

吴丽芬，何娇，刘恋，2018. 儿童静脉治疗安全与管理. 郑州：河南科学技术出版社：109-113，132-138.

吴玉芬，杨巧芳，夏琪，2021. 静脉输液治疗专科护士培训教材. 2 版. 北京：人民卫生出版社：222-244.

肖宁，2019. 复方利多卡因乳膏在儿童 PICC 置管中的镇痛效果观察. 中西医结合护理（中英文），5（5）：121-123.

许静，吴萍，胡明双，等，2019. 1 例永存左上腔静脉患儿 PICC 置管的护理. 当代护士（下旬刊），26（9）：134-136.

张玉芳，蒋开明，欧尽南，2020. 一例游戏障碍相关性 PICC 断裂的原因分析及护理. 中国实用护理杂志，36（7）：553-556.

Gorski LA，Hadaway L，Hagle ME，et al，2021. Infusion therapy standards of practice，8th ed. J Infus Nurs，44（Sup 1）：S1-S224.

Tomaszewski KJ，Ferko N，Hollmann SS，et al，2017. Time and resources of peripherally inserted central catheter insertion procedures：a comparison between blind insertion/chest X-ray and a real time tip navigation and confirmation system. Clinicoecon Outcomes Res，9：115-125.

第十章

儿童静脉输液港临床实践

第一节　儿童静脉输液港概述

完全植入式静脉输液港（totally implantable venous access port，TIVAP）是一种由钛制成的皮下植入端口，连接硅胶静脉导管，是一种完全可以置入体内的静脉输液器材，包括尖端位于上腔静脉的导管部分及埋植于皮下的注射座。因为它的功能与运输港口相似，是静脉输液的港口，故称为输液港。可用于输注各种药物、血液或输注营养液、采集血样等，依靠局部大流量、高流速的血液迅速稀释和播散药物，防止刺激性药物对静脉的损伤，为静脉注射化疗药物和液体提供了一种简单、安全的进入血管系统的方法。

一、儿童静脉输液港应用优势

1982 年，美国安德森癌症中心的 Niederhuber 等首次提出并开展 TIVAP，其长期留置、便于管理、低感染率等优势被临床接受。我国于 1988 年引进 TIVAP，并开始在国内广泛应用。

1. TIVAP 由注射座和硅胶导管两部分组成。由于是完全置入皮下的装置，体外不暴露任何部件，不需要经常换药和护理，长期留置情况下局部和全身感染率低。

2. 患儿携带方便，日常活动不受限制，接受药物治疗方便舒适，提高了患儿生活质量，为需要长期输液治疗及化疗患儿提供可靠的静脉通路。

3. 2014 年耶鲁大学医学院的外科医生首先提出上臂植入式输液港。随后我国相继出现上臂型 TIVAP 在成人应用的报道，因其并发症发生率较低且更方便保护患儿的隐私，其应用越来越广泛。

4. 目前临床上对于输液港植入方法分为两种，即为胸壁式静脉输液港与上臂式静脉输液港，前者不适用于颈部疾病、体形偏瘦等类型患儿；而后者是一种新型植入方法，不仅不会受到局部条件限制，并且更加符合美容学要求。

5. 不同中心静脉的置管方式各具优缺点。TIVAP 是一种完全植入的血管通道系统，它为年龄较小且血管条件较差的患儿建立了良好的"输入线"，在患儿治疗期间，具有并发症少、活动更安心且使用时间长久的优势，从而减轻患儿痛苦，提升患儿生活质量。而 PICC 及中长导管等输液工具则具有置入简便、无须麻醉，安装后能即刻使用，费用较低的优势。临床医生应根据患儿个体化需求，如治疗时间、并发症、患儿及家长的经济状况等，为患儿灵活选择更为合适的中心静脉导管留置方式。

二、儿童静脉输液港适应证

1. 需要长期静脉输液治疗的患儿。

2. 需要长期或反复输注刺激性药物的患儿，如肿瘤化疗。

3. 需要长期输注高渗性液体，如长期胃肠外营养。

4. 需要长期或反复输血或血制品或采血。

5. 缺乏外周静脉通路。

三、儿童输液港禁忌证

1. 任何确诊或疑似感染，如菌血症或败血症的患儿。

2. 严重凝血功能障碍的患儿。

3. 确诊或疑似对输液港的材料有过敏反应的患儿。

4. 体质、体形不适宜植入式输液港尺寸的患儿。

5. 不配合手术或者病情危重不能耐受手术者。

四、置管部位及血管选择

1. 置入部位　主要在颈部、锁骨下或前臂。应避免解剖扭曲、变异部位，局部有感染、肿瘤或存在其他血管内设备（起搏器、透析导管等）的部位。也取决于术者习惯、患儿病情、患儿要求等相关因素。

2. 血管选择　输液港主要通过大静脉植入，置管血管可选择颈静脉、锁骨下静脉、股静脉、头臂静脉等。首选右侧颈内静脉，其次可选择左侧颈内静脉、双侧锁骨下静脉，最后选择股静脉。

五、穿刺工具选择

（一）输液港型号

1. 单腔末端开口式导管输液港。

2. 单腔三向瓣膜式导管输液港。

3. 双腔末端开口式导管输液港。

4. 双腔三向瓣膜式导管输液港。

根据患儿年龄选择大小合适的输液港，一般根据体型选择小型或者标准型。根据治疗情况选择单腔或者双腔导管式，双腔导管式可输注不兼容的药物。

（二）输液港附件

1. 无损伤针型号　根据患儿的体型选择，婴儿和儿童一般选择 12mm 无损伤针；体型偏胖儿童可根据实际情况选择 15mm 或者 20mm 无损伤针。

2. 无损伤针类型 有直型和弯型无损伤针，需要长期输液者可选择使用蝶形输液套件。

（三）输液港套件

输液港由硅胶导管和注射座两部分组成。注射座顶部是具有自动闭合功能的硅胶材料的穿刺隔膜，另一部分是放射显影的硅胶导管。可根据患儿年龄选择大小合适的输液港。

六、导管长度的计算

根据儿童身高，按以下简便公式可推算导管置入深度：
1. 身高<100cm，置入长度（cm）=身高（cm）/10 −1。
2. 身高≥100cm，置入长度（cm）=身高（cm）/10 −2。

知识链接

儿童血管相对成人较细，皮下组织较薄，其置入年龄范围、术前评估及置入方法尚未有统一报道。据我国报道，通过超声了解手臂静脉解剖情况，在上臂中部偏内侧，拟穿刺部位皮下组织厚度>5mm、选择血管直径为≥5mm 的贵要静脉或肱静脉，血管直径与导管直径比>45%，在超声引导及心腔内电图定位下上臂型 TIVAP 置入技术在儿童临床应用中具有安全有效、创伤小、并发症少等优点，可作为儿童白血病治疗中的一个输液通路选择。

第二节　儿童静脉输液港置入前评估与准备

植入式静脉输液港作为临床静脉输液系统的最新技术，可将药物通过导管直接输入中心静脉，防止刺激性药物对外周静脉造成损伤。在临床上确实解决了患儿输液难的问题，尤其是使用化疗药物、营养支持类药物的患儿。而且，患儿日常生活不受限制，不需要换药，可洗澡、游泳，接受药物治疗方便，大大提高了患儿的生活质量。

一、静脉输液港置入前的评估

植入式静脉输液港置管前需要评估的内容主要包括患儿疾病、治疗疗程、药物性质、置管条件、穿刺点区域及胸部置港部位皮肤情况、法定监护人的认知、经济能力与配合程度等相关资料。

1. 疾病评估

（1）评估患儿基本信息，如姓名、性别、年龄、身高、体重、病情、体温、用药史、过敏史、手术史、血栓史、血管手术史，以及血管超声、心电图、胸部 X 线检查，特别是血常规、凝血功能、输血前的 9 项检查、肝肾功能等结果。白细胞和血小板计数低于正常患者应待血象基本恢复正常时才能行输液港置入术。

（2）评估患儿有无禁忌证、凝血功能障碍、疑似感染、菌血症或败血症症状者。无法耐受手术者，体质、体形不适宜任意规格输液港者或对输液港的材料有过敏者不宜使用输液港。

2. 治疗方案评估 静脉治疗团队应评估静脉治疗方案的合理性、效果及不良反应并告知患儿家长。重视患儿家属的诉求，评估患儿的依从性，了解患儿及家属对输液港相关知识的掌握情况。评估需要接受治疗药物疗程和性质。

3. 静脉输液港置入血管通路选择 患儿符合静脉输液港置入指征，具备静脉输液港置入适应证及应用条件。

4. 穿刺部位与穿刺血管评估 评估患儿穿刺部位皮肤状况，避开皮肤破损与感染部位。还应考虑患儿是否为瘢痕体质、局部皮肤是否接受过放疗等情况。

5. 知情同意评估 TIVAP 是一种完全置入式静脉输液装置，在征得患儿及家长同意并签署知情同意书后，由外科医生在手术室进行手术。术前应充分告知 TIVAP 的优点和使用过程中可能出现的不良反应及并发症，可以让已使用 TIVAP 的家属介绍经验，消除恐惧心理，取得患儿及家属配合。评估患儿家庭经济情况、治疗方案等，帮助法定监护人做出最佳决策，家属签署静脉输液港置入知情同意书。

二、静脉输液港置管前的准备

静脉输液港置入手术前需做好充分准备，包括操作者准备、物品准备、环境及设备准备、患儿准备。

（一）操作者准备

静脉输液港较其他中心静脉导管的置入更加复杂，对患儿的损伤也较大，对操作者的要求高，操作者的技术水平直接影响到并发症的发生率，因此对操作者的资质评估非常重要。操作者多由外科医生担任或是医护合作，也有临床护理专家主导操作置入的报道，无论操作者的身份如何，都需要经过严格的培训和考核，合格后方能执行静脉输液港的置入操作。置管操作需要操作者、助手、辅助者各 1 名。置管前查看患儿家属是否已签署置管知情同意书；操作者及助手洗手，戴帽子、口罩，穿无菌手术衣，戴无菌手套。

（二）物品准备

1. 置入式输液港套件 由硅胶导管和注射座两部分组成。注射座顶部是具有自动闭合功能的硅胶材料的穿刺隔膜，另一部分是放射显影的硅胶导管。可根据患儿年龄选择大小合适的输液港，一般根据体型选择小型或者标准型，根据治疗情况选择单腔或者双腔输液港（图 10-1），双腔输液港可输注不兼容的药物。

2. C 形臂 X 线机或数字减影血管造影定位机

3. 心电监护仪

4. 无损伤蝶翼针 针头与针柄成 90°，便于插入输液港内。其针头（图 10-2）与普通针头不同，不会损伤输液港的底槽。

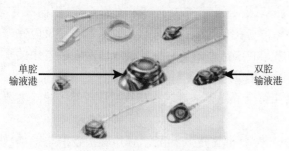

单腔输液港 → ← 双腔输液港

图 10-1　单腔、双腔输液港

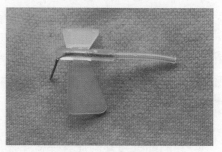

图 10-2　无损伤蝶翼针

5. 其他 手术包、血管对比剂、肾上腺素、盐酸利多卡因、皮肤消毒液、生理盐水、100ml 肝素盐水（100U/ml），10～20ml 注射器、无菌纱布。

（三）环境及设备准备

患儿置独立无菌手术间，准备心电监护仪、心腔内电图定位仪及心电转换鳄鱼夹或置管专用 C 形臂 X 线机或数字减影血管造影定位机，以及其他急救设备，检查药液和物品质量与有效期，禁止无关人员进入手术室。

（四）患儿准备

术前充分备皮，因输液港的置入可涉及血流相关性的导管感染，术前颈部穿刺点区域及胸部置港部位充分的皮肤清洁非常重要。术前一天下午和手术当日早晨各清洁皮肤 1 次。患儿取仰卧位，连接心电监护仪，充分暴露置入部位的皮肤。

（五）静脉输液港置入前准备核查清单

静脉输液港置入前准备核查清单见表 10-1。

表 10-1　静脉输液港置入前准备核查清单

项目	静脉输液港置入前准备
操作者准备	1. 需要操作者、助手、辅助者各 1 名
	2. 操作者由有手术资质的外科医生担任或由有手术资质的临床护理专家担任
	3. 操作者及助手洗手，戴帽子、口罩，穿无菌手术衣，戴无菌手套
物品准备	1. 根据需要备大小合适置入式输液港套件
	2. 手术包、无损伤蝶翼针
	3. 另备：血管对比剂、肾上腺素、盐酸利多卡因注射液、皮肤消毒液、生理盐水、100ml 肝素盐水（100U/ml），10～20ml 注射器、无菌纱布
环境及设备准备	1. 独立无菌手术间
	2. 准备心电监护仪、心腔内电图定位仪及心电转换鳄鱼夹或 C 形臂 X 线机或数字减影血管造影定位机，以及其他急救设备

续表

项目	静脉输液港置入前准备
患儿准备	1. 术前充分备皮，术前一天下午和手术当日早晨各清洁皮肤 1 次
	2. 患儿取仰卧位，置于手术台上
	3. 连接心电监护仪及心腔内电图定位仪
	4. 患儿术前全身麻醉

知 识 链 接

静脉输液港置入技术在儿童开展较少，家长对其认识不足，又需在全身麻醉下手术置入，费用高，家属担心手术失败对患儿造成伤害，为此医护人员应向家长宣教置入输液港的目的及优点，简单介绍手术步骤，便于家长了解，提高家长置管的依从性。

第三节　儿童静脉输液港置入操作流程

植入式输液港的置入和取出属于外科手术，需由经过培训有执照的外科医师或经认证的临床护理专家来执行，儿童静脉输液港应在全身麻醉下或手术时、术中置入。主要有两种置入方式：血管切开式导管置入法与经皮穿刺导管置入法。导管尖端理想的位置应位于上腔静脉下 1/3 与右心房交界处，需经 X 线检查确认。

一、操 作 步 骤

静脉输液港置入术的操作步骤（以胸壁式输液港为例）见表 10-2。

表 10-2　静脉输液港置入术的操作步骤

操作步骤	要点说明
1. 查对确认患儿身份	核对患儿信息，向家属进行解释
2. 置管前评估与准备	详见本章第二节
3. 摆好体位，暴露输液港置入部位皮肤，连接心腔内电图定位仪	患儿去枕仰卧，肩部垫高，头转向对侧
4. 实施全身麻醉	由麻醉医师为患儿实施全身麻醉。全身麻醉后密切观察生命体征变化
5. 常规消毒	
（1）消毒液选择：75%酒精、有效碘浓度≥0.5%碘伏/2%葡萄糖酸氯己定	先用 75%酒精脱脂 3 遍，再使用有效碘浓度≥0.5%碘伏/2%葡萄糖酸氯己定消毒 3 遍
（2）消毒范围及方法：上至下颌，下至乳头上缘，两侧至腋中线。以穿刺点为中心，由内向外，顺时针—逆时针—顺时针用力螺旋式摩擦消毒皮肤 30 秒/次，至少 3 次，然后自然待干。铺无菌巾，建立无菌区	

操作步骤	要点说明
6. 检查、预冲港体和导管　抽取生理盐水预冲港体和导管，同时检查导管的完整性及是否通畅，排尽空气，将输液港港体及导管放入无菌区域内备用	冲洗导管时必须使用 10ml 以上的注射器，防止注射器的压强过大，损伤导管
7. 置入导管 （1）选择颈内静脉或锁骨下静脉穿刺，见回血后送入导丝，退出穿刺针，推送导丝至预定长度 （2）用手术尖刀片尽可能地扩开穿刺点皮肤，沿导丝置入扩张鞘套件，螺旋推进，拔出内鞘和导丝，拇指封堵血液，置入导管到预定长度 （3）术中导管尖端定位可选择心腔内电图或 X 线定位 （4）尖端定位成功后，撤出可撕裂鞘	（1）推荐超声引导下穿刺目标血管，以提高穿刺成功率。如未配备超声仪，建议先用微创针穿刺目标血管 （2）导管尖端最佳位置是位于上腔静脉下 1/3 与右心房交界处 （3）行胸部 X 线摄片显影：导管尖端超出右侧主支气管 3cm 或气管隆嵴下 6cm 范围作为最佳位置评判标准 （4）置入长度计算公式，详见本章第一节。 （5）推荐术中采用心腔内电图定位技术，进行导管尖端定位
8. 建立皮肤囊袋及皮下隧道 （1）选择皮肤囊袋位置 （2）港体置入皮下 0.5～1cm，其深度为透过皮肤容易触摸到港体为宜 （3）建立一条皮下隧道，连接导管与港体 （4）用隧道针牵引导管到皮肤囊袋切口处	（1）皮肤囊袋位置应避开皮肤破损及感染部位，以免发生导管感染 （2）用隧道针牵引导管时注意捋直皮下导管，避免导管打折
9. 修剪导管，连接港体 （1）直剪，导管不能剪出斜面 （2）黑色显影环对接导管，导管对接港体，正确连接锁扣。导管过港体连接杆中间部位，推送锁扣，锁死	港体与导管连接时应注意 （1）避免暴力挤压及使用血管钳夹闭，以防导管破损 （2）导管不能打折 （3）不能推送至连接杆顶端，以免推送锁扣时导管起皱、受损
10. 固定港体，确认导管通畅 （1）将港体埋置于皮肤囊袋内，并用丝线将港体缝合在筋膜上，预防港体翻转 （2）使用无损伤穿刺针连接注射器，穿刺港体隔膜，抽回血，推注 20ml 生理盐水确认导管尖端位置正确，且无堵塞、渗漏情况 （3）用肝素盐水（100U/ml）正压封管	（1）注意避免缝针刺破导管 （2）注意观察患儿病情：呼吸情况，询问患者有无胸闷、疼痛等不适 （3）操作完毕，仔细检查穿刺部位有无肿胀、渗血等情况
11. 缝合固定 （1）逐层缝合皮肤 （2）皮肤缝合处无菌敷料覆盖	（1）确认导管尖端位置正确且无堵塞、渗漏情况后才能缝合 （2）缝合囊袋前，应对囊袋进行充分止血
12. 检查位置　再次行 X 线检查，确定导管无打折和扭曲	确保导管尖端位于上腔静脉下 1/3 与右心房交界处
13. 整理用物与记录	

二、静脉输液港置入术操作流程

静脉输液港置入术的操作流程见图 10-3。

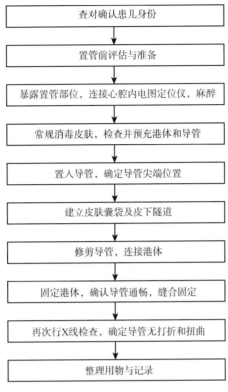

图 10-3　静脉输液港置入术的操作流程

知 识 链 接

　　TIVAP 是临床静脉输液系统的先进技术，精准定位导管尖端位置至关重要。导管末端位置避免过浅或过深，推荐术中采用心腔内电图定位技术实时监测，精准定位导管尖端位置，同时还可以避免患儿及工作人员受到 X 线辐射影响。

第四节　儿童静脉输液港使用及维护流程

　　静脉输液港的维护与使用、并发症监测及患儿教育等工作，需由接受过相关培训并考核通过的人员进行，并需要定期更新相关知识。在无菌原则下进行日常维护是预防 TIVAP 并发症最有效的措施，护理人员要注重感染风险评估，密切观察局部皮肤是否有红肿、压痛、皮疹等感染、过敏症状。

一、目　　的

1. 保持导管通畅。
2. 预防港体相关性并发症发生。

3. 预防导管相关性并发症发生。

二、评　　估

1. 全身情况　包括患儿生命体征、心理状况及配合程度等。

2. 局部情况

（1）使用前评估局部皮肤是否有发红、肿胀、疼痛、渗液等异常情况。

（2）检查同侧胸部和颈部是否有肿胀，同侧臂围是否有增粗等疑似血栓症状。

（3）触摸输液港输液座轮廓，判断输液座与导管是否分离，输液座是否翻转，同时了解输液座厚度及置放深度，为无损伤针型号的选择提供参考。

3. 治疗方案与患儿的依从性　评估静脉治疗方案的合理性、效果，重视患儿的主诉，了解患儿对 TIVAP 相关知识的掌握情况，评估患儿的依从性。

4. 导管功能　美国 INS《输液治疗实践标准》（2021 版）推荐在每次输液之前，应冲洗血管通路装置并抽回血，以评估导管功能，预防并发症。

5. 导管尖端位置　查阅 X 线检查结果，判断导管尖端有无移位。

三、操作步骤与护理要点

静脉输液港维护的操作步骤及要点见表 10-3。

表 10-3　静脉输液港维护的操作步骤及要点

操作步骤	要点
1. 环境准备　空气洁净，环境整洁，光线、温度适宜，符合操作要求	
2. 用物准备　无损伤蝶翼针、无针输液接头、预充式导管冲洗器/10ml 带螺纹口注射器 1 支（内抽吸 10ml 生理盐水）、10ml 带螺纹口注射器 1 支、无菌透明敷料、开口无菌纱布及无菌纱布各 2～3 块、生理盐水、无菌手套、无菌治疗巾、无菌孔巾、无菌胶布、肝素盐水（100U/ml）1 瓶、2%葡萄糖酸氯己定或有效碘浓度≥0.5%碘伏、75%酒精、棉签、弯盘、无菌剪刀、快速手消毒液	用物齐全，摆放有序，质量合格
3. 操作者准备　着装规范，无长指甲；洗手，戴口罩、圆帽	
4. 查对患儿信息　携用物至患儿床旁，查看腕带，核对患儿身份信息	
5. 查对输液港信息　了解置入时间、导管尖端位置及上次使用与维护时间	
6. 摆体位　患儿去枕平卧，暴露置管部位，助手适当固定患儿肢体	

操作步骤	要点
7. 将无菌用物投放入无菌盘内	
（1）快速手消毒，铺无菌盘	
（2）用无菌方式投入无损伤针、预冲式冲洗器、无针输液接头、无菌胶布、10ml 带螺纹口注射器	
（3）戴无菌手套，抽取肝素盐水（100U/ml）5～10ml、10ml 生理盐水 1 支（无预冲式冲洗器时），放置于无菌盘内	
（4）预冲式冲洗器释放压力，连接无损伤针并排气，备用；无针输液接头连接肝素盐水，排气，备用	
8. 在输液港置入部位下铺无菌巾	
9. 消毒输液港置入部位皮肤　使用 75%酒精、2%葡萄糖酸氯己定/有效碘浓度≥0.5%碘伏，以穿刺点为中心，由内向外，顺时针—逆时针—顺时针消毒至少 3 次，加力摩擦皮肤至少 30 秒/次，自然待干	消毒范围以输液座为中心，直径>15cm
10. 无损伤针穿刺输液港注射座及冲、封管	（1）在满足治疗需求前提下，应采用最小规格无损伤针，同时需保证针头能安全位于注射座底部
（1）穿刺：用左手拇指、示指和中指在输液港周围排成三角形，将输液座托起，右手将无损伤针头从中点垂直插入，直达储液槽的底部	（2）穿刺时不要过度绷紧皮肤
（2）抽回血，冲管：抽回血确认针头及导管位置无误，用预冲式冲洗器/10ml 生理盐水脉冲式冲管，夹闭延长管，移去预冲式冲洗器/注射器	（3）冲管时注意观察穿刺局部是否肿胀
（3）正压封管：将无针输液接头与无损伤针头接口紧密连接，打开开关，用肝素盐水（100U/ml）5～10ml 正压封管	
11. 固定无损伤针	
（1）使用开口纱布垫于无损伤针蝶翼下，用无菌胶布固定无损伤针蝶翼	
（2）用透明敷料固定无损伤针，胶布交叉固定外露延长管。无菌纱布覆盖无损伤针及穿刺点	
12. 贴标识　注明维护日期及操作者姓名缩写或工号	
13. 静脉输液	
（1）用 75%酒精棉片摩擦消毒无针输液接头至少 15s，待干	
（2）将生理盐水注射器连接无针输液接头，脉冲式冲管，连接输液器，按治疗要求调节输液速度	
（3）输液完毕，用生理盐水脉冲式方法冲洗导管。用肝素盐水（100U/ml）5～10ml 正压封管	
14. 拔出无损伤针	
（1）取下覆盖在穿刺点上的无菌纱布、透明敷贴及无损伤针下的开叉小纱布	
（2）洗手，戴无菌手套，对局部皮肤消毒，用 10ml 生理盐水脉冲式冲管，用肝素盐水（100U/ml）5～10ml 正压封管	
（3）以拇指、示指与中指呈三角形固定港体，嘱患儿深呼吸，在患儿屏气时快速拔出无损伤针	
（4）用无菌纱布压迫止血 5～10min，无菌纱布覆盖穿刺处 24h	
15. 整理　整理用物及床单位，垃圾分类处理	
16. 健康教育及记录　洗手，取口罩，做好维护健康教育，告知患儿及家属下次维护时间。完善并记录相关导管维护信息	

四、维 护 流 程

静脉输液港的维护流程见图 10-4。

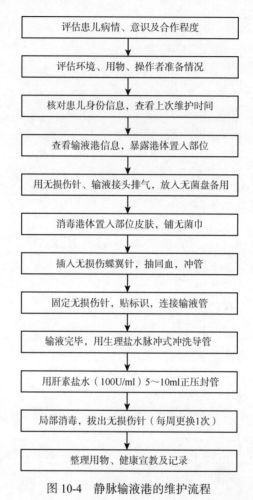

评估患儿病情、意识及合作程度

↓

评估环境、用物、操作者准备情况

↓

核对患儿身份信息，查看上次维护时间

↓

查看输液港信息，暴露港体置入部位

↓

用无损伤针、输液接头排气，放入无菌盘备用

↓

消毒港体置入部位皮肤，铺无菌巾

↓

插入无损伤蝶翼针，抽回血，冲管

↓

固定无损伤针，贴标识，连接输液管

↓

输液完毕，用生理盐水脉冲式冲洗导管

↓

用肝素盐水（100U/ml）5～10ml正压封管

↓

局部消毒，拔出无损伤针（每周更换1次）

↓

整理用物、健康宣教及记录

图 10-4　静脉输液港的维护流程

五、使用及日常维护的注意事项

（一）使用及维护人员资质

输液港的维护由有资质的护士完成。只有经过专业培训的护士才能使用输液港。使用与维护中均应严格执行无菌技术操作原则。

（二）连续输液治疗期间的维护

1. 由专人、及时进行维护，无损伤针、透明敷料和输液接头等应每 7d 更换 1 次；纱布敷料每 2d 更换 1 次；如敷料出现潮湿、松动、污染或完整性受损时应立即更换。

2. 无损伤针每次必须在不同位置进针，并保证固定稳妥。拔除无损伤针后，针眼处应覆盖无菌纱布，当日禁止沐浴，防止感染。

（三）确认无损伤针位于输液港内方可给药

每次使用前必须抽回血，确认无损伤针位于输液港内，避免药液注入皮下或局部组织，造成局部组织积液、感染或坏死。先推注生理盐水，然后缓慢回抽，如抽不到回血可能因为导管尖端紧贴血管壁，可嘱患儿变动体位或轻声咳嗽。

（四）防止因压力过高造成导管破裂

注射时使用10ml以上注射器；输液时压力不宜高于190mmHg；除耐高压TIVAP外严禁使用高压注射泵注射或强行冲洗导管。

（五）预防堵管发生

规范的冲封管可有效地预防堵管的发生。一旦发生堵管，可立即使用5000U/ml尿激酶溶栓（溶栓具体方法参见第十七章第五节）。

1. 规范的脉冲式冲管 化疗、采血、使用血液制品、营养液或两种不相容药物之间，都必须使用10ml生理盐水脉冲式冲管，以防止因药物化学成分不同而产生沉淀。连续输液每8h应用10ml生理盐水脉冲式冲管一次。

2. 正确的封管

（1）输液完毕，先用生理盐水脉冲式冲管，再使用肝素盐水（100U/ml）5~10ml正压封管。如患儿带管期间曾出现过血栓或纤维蛋白鞘等并发症，应选择肝素盐水封管，以降低并发症的发生率。

（2）抗生素封管液的选择：我国较少选择使用抗生素封管液。据相关研究报道，使用万古霉素的封管液能降低导管相关性血流感染高风险患儿的感染发生率，已有甲双二嗪封管液、依地酸等抗生素封管液在输液港封管中使用的相关研究报道，但目前临床应用较少。抗生素封管液一定要在有医嘱的情况下选择使用。

（六）观察局部皮肤情况

输液过程中应加强巡视，重视患儿主诉，因TIVAP药物外渗、外漏较为隐匿，不易发现，尤其置入TIVAP后前3d，置入部位易发生肿胀、渗血、疼痛等情况，使用前评估局部皮肤是否有以上异常情况发生。如出现输液速度发生变化，穿刺部位有疼痛、烧灼、渗漏、肿胀等不适，以及敷料松动、破损等情况，应及时采取措施。

（七）输液港采血注意事项

使用输液港采血标本时，先用10ml生理盐水脉冲式冲管，抽出至少2.5ml血液并丢弃，再更换注射器抽出检查所需的血液量，血液采集完后用10ml生理盐水脉冲式冲管，再用肝素盐水（100U/ml）5~10ml正压封管。

（八）治疗间歇期的维护

治疗间歇期每 4 周维护输液港 1 次，每 3～6 个月复查胸部 X 线片 1 次，以确定导管尖端位置。

知 识 链 接

随着 TIVAP 在临床越来越广泛的应用，对实施静脉治疗的医护人员提出了更高的要求。TIVAP 置管、评估、使用与维护等全过程都需要团队合作。在临床实践过程中，如何选择 TIVAP 维护的最佳实践方案、完善相关管理流程等，是今后需要不断努力探索的方向。

第五节　儿童静脉输液港置入健康教育及注意事项

静脉输液港作为静脉输液的最新技术，在临床上解决了肿瘤患儿化疗输液难的问题。由于大多数家属和患儿对其认识不足，依从性差，加强对患儿的健康教育及出院指导是 TIVAP 能长期正常使用的重要保证。

一、注 意 事 项

（一）输液港置入前

常规检查包括心电图、胸部 X 线、血常规、肝肾功能、电解质等。若患儿血小板计数低于 $30 \times 10^9/L$，则应在术前予以血小板输入。

（二）输液港置入时

1. 推荐在 B 超引导下穿刺，可定位准确，提高置管成功率。操作应轻柔，置入导丝或导管遇到阻力时，切忌强行送管，应退出适当长度并调整方向或在透视下再进入。可根据透视、造影、心脏超声等确定导管位置，防止血管撕裂、穿透及导管置入过深。

2. 注意穿刺时的进针方向，避免因进针方向与血管过于垂直。推送导丝时注意缓慢进入血管，避免因推送速度过快而导致血管壁受损。

3. 术中加强安全防护，保持静脉通道的通畅，予以心电监护，严密观察患儿的意识、瞳孔、呼吸的频率和节律、体温、血压等生命体征的变化，若出现气胸等严重并发症，应立即停止操作，待气胸吸收后择日再穿刺。置入过程应保持输液港整体呈封闭状态，以防止空气经鞘管或导管开口进入中心静脉，若出现空气栓塞，应立即让患儿取左侧卧位、高浓度吸氧、试行通过导管吸出气体等紧急救治措施。

4. 颈内静脉入路者，囊袋位置应选择近锁骨中线处，囊袋大小一般以能推入港体为宜，囊袋皮肤应保留适度的脂肪，导管入血管处尽量避免出现锐角，以防输液不畅或出现断管风险。

5. 推荐术中 X 线辅助定位或者心腔内电图定位导管尖端位置。儿童皮下脂肪相对不足，建议将囊袋做在胸大肌表面，防止港体磨损皮肤形成压疮。由于儿童患儿活泼好动，推荐港体与周围组织缝合固定数针，防止港体翻转。

（三）输液港置入后

1. 输液港置入后需常规行 X 线检查，确认港体及导管尖端的位置，了解导管及器材有无扭转或损耗。

2. 患儿全身麻醉后可能会发生呕吐，应在床旁备吸痰器。将患儿头偏向一侧，及时清除鼻腔、口腔、咽喉部分泌物，防止误吸。加强呼吸道管理，保持呼吸道通畅。

3. 术后 24h 内预防局部出血，术后应遵医嘱用冰袋进行局部压迫 1～2h，严格卧床休息，减少活动。

4. 严密观察患儿颈部情况，及时发现可能出现的血肿。输液港置入初期，患儿可能感觉伤口疼痛，一般 1～2d 可自行缓解；放置输液港部位可能会出现紫斑，1～7d 会自行消失。

二、健 康 教 育

（一）置管前

1. 详细向患儿及家长介绍置入输液港的必要性、目的、方法、优点、可能发生的并发症及费用等，使其正确、客观认识输液港，签订知情同意书。

2. 置管前家长须签署麻醉知情同意书，麻醉前禁食禁饮 6～8h。

3. 操作前告知患儿及家长操作过程及术中配合要点，嘱患儿排空大、小便。

4. 进入手术室前清洁皮肤，建立静脉留置针。做好患儿及家属的心理护理，消除紧张、恐惧情绪。

（二）置管后

1. 保护好输液港置入部位

（1）置入输液港后 24h 内穿刺侧肢体应减少活动，24h 后可酌情增加活动，但应避免手术侧肢体剧烈活动，防止牵拉，避免撞击穿刺部位，勿提重量大于 3kg 的物品。

（2）保持切口及其周围皮肤干燥。拆线前禁止洗澡，以避免出现血肿、切口裂开及感染等。拆线后观察伤口情况，如出现红肿、疼痛应及时通知护士及时处理。待伤口痊愈，患儿可沐浴，但置入无损伤针治疗期间不宜进行沐浴，以免发生感染。

2. 使用过程中与患儿及家长积极沟通，关注患儿任何不适主诉，观察局部状况及液体输注情况，及时发现有无并发症发生，以便及早处理。

3. 出院前告知患儿及家长

（1）输液港相关知识及家庭护理要点，教会患儿和家长应对院外突发事件的紧急处理等措施，适当对其进行应急演练。

（2）如何观察输液港周围皮肤的异常情况，如有红肿、灼热感、疼痛等炎症反应表明皮下有感染或渗漏，应及时到医院进行检查。伤口敷料若有渗血、渗液，无菌透明敷料有松动、卷边，脱落应及时到医院进行更换。

（3）植入侧肢体不宜过度活动，避免提重物、做引体向上、托举等动作，避免剧烈的肩部运动，如打篮球、网球等，指导患儿及家长妥善护理，以延长置管时间。

（4）输液港每月必须在有输液港维护资质的医院常规维护1次。每3～6个月应复查胸部X线片1次，以确定导管尖端的位置。

（5）妥善保管《静脉输液港患儿手册》，该手册登记内容包括姓名、年龄、性别、诊断、输液港的型号、置入时间、敷料更换日期、使用药物、穿刺维护情况、联系电话等信息。出院后，来院维护、治疗时须随身携带。

知识链接

静脉输液港是长期使用的中心静脉导管，使用期限除与医师手术质量相关外，还与护士的操作有很大相关性。因此，应重视护士的规范化操作，须由经规范化培训后的护士进行维护与使用。在患儿出院后建立TIVAP档案及对家长进行健康宣教，可有效避免患儿因家长护理不当或未定期冲管而造成的额外损伤。

第六节　儿童静脉输液港取出

输液港留置时间为5年至终身。根据患儿治疗完成情况、相关并发症发生情况及患儿家属意愿要求，可考虑取出输液港。

一、静脉输液港取出指征

1. 静脉输液治疗结束。
2. 患儿家属强烈要求取出输液港。
3. 出现相关导管并发症，经积极处理无效。
（1）导管夹闭综合征。
（2）无法控制的导管相关性感染。
（3）输液港注射座与导管连接处出现分离。
（4）注射座渗漏或翻转处理无效。
（5）导管堵塞，无法再通。

二、无损伤针拔除方法

1. 拔针前用生理盐水 5～10ml 脉冲式冲管，肝素盐水（100U/ml）5～10ml 正压封管，关闭无损伤针拇指夹，去除敷料。

2. 洗手，戴无菌手套，常规消毒穿刺点周围皮肤；以拇指与示指、中指呈三角形固定港体，嘱患儿深呼吸，在屏气的同时快速拔出针头，无菌纱布压迫止血 5～10min，至出血停止，穿刺点无菌敷料覆盖 24h。

3. 检查拔出针头的完整性，观察患儿的生命体征。

三、静脉输液港取出方法

1. 输液港取出前评估

（1）输液港取出前评估患儿取出输液港的原因。

（2）输液港取出前先行超声检查排除导管外血栓，以及行 X 线检查确认导管与输液座的完整性。

（3）做血常规、凝血功能和心电图等常规检查，与患儿和家属沟通并签署输液港取出手术告知同意书。

2. 术前准备

（1）准备用物。

（2）洗手、戴无菌手套。

（3）严格消毒铺巾。

3. 手术取出输液港

（1）切开注射座处皮肤，暴露注射座及导管，剥离注射座，将导管缓慢拔出。

（2）取出注射座及导管，检查其完整性。

（3）缝合伤口，用无菌敷料覆盖。

四、静脉输液港取出注意事项

1. 静脉输液港取出操作应遵循无菌原则。

2. 在切开注射座上方皮肤时应注意保护导管，避免割断导管，从而引起导管滑入右心房或空气进入血管导致空气栓塞。

3. 拔除过程中遇到阻力时不要采取暴力拔管，应分析拔管受阻原因，讨论并慎重选择合理的移除方法。

4. 取出输液港后检查注射座与导管的完整性，检查导管的长度与植入时长度是否一致，避免导管部分断裂遗留体内。

5. 输液港取出后应嘱患儿卧床休息，不宜剧烈活动、咳嗽及深呼吸运动等。严密监测生命体征，观察有无气胸、血胸、心律失常、低血压等术后并发症的发生。

6. 注意观察切口处敷料有无渗血，切口有无红肿、血肿、感染等情况。做好伤口换药，促进伤口愈合。

知识链接

静脉输液港是完全置入皮下的装置，其体外不暴露部件，可长期留置，有便于管理且感染率低等优势，越来越被临床接受。为需要长期输液治疗及化疗的患儿提供可靠的静脉通路。医护人员要注重评估患儿情况和感染风险，做好日常维护，并及时采取措施，预防TIVAP 并发症的发生，使输液港尽可能发挥效能，有助于提高治疗效果及护理工作的效率。

第七节　儿童静脉输液港常见并发症

随着输液港在临床的普及应用，由于医护人员对于输液港输液的常见问题的认识程度不足，冲管不充分导致药物沉积、消毒不严格、输液操作不规范、院外护理不当、置管深度不足等因素，导致了一系列并发症的发生。据研究报道，儿童完全植入式静脉输液港导管相关的并发症发生率为 5%～20%，包括导管夹闭综合征、感染、气胸、血胸、输液港港体翻转、空气栓塞、注射座或导管阻塞、药液外渗、静脉血栓形成，以及血肿、肢体肿胀、上腔静脉综合征、胸腔积液、心包积液、导管断裂等，其中，导管相关性感染是输液港最常见的并发症之一。

一、导管夹闭综合征

导管夹闭综合征（pinch-off 综合征）是输液港导管经第 1 肋骨和锁骨之间的狭窄间隙进入锁骨下静脉时，受第 1 肋骨和锁骨挤压产生狭窄或夹闭而引起输液困难，与体位改变有关，局部有液体外渗导致患儿外渗部位肿胀和不适，严重时甚至出现导管损伤或断裂，仅见于经锁骨下静脉植入输液港的患儿，是输液港使用过程中最严重的并发症。临床表现：①输液前，未能抽出回血或回抽困难；输液泵经常报警。②与体位有关的输液不畅，输液时，患儿的置管侧肩关节处于后旋、外展位，手臂上举时输液通畅；肩关节处于内收、自然放松位时输液不畅。③输液时肿痛，应考虑导管破损或断裂。临床可根据直立位胸部X 线检查进行确诊，怀疑导管破损时，需行导管造影检查以明确诊断。若出现狭窄严重、导管损伤或断裂应立即拔除。

（一）原因

1. 穿刺点位置不佳　置管时为了使锁骨和第 1 肋骨之间的夹角处于最大打开位，常规采取去枕仰卧头低位，当选择锁骨中线内侧、靠近肋锁韧带进行锁骨下静脉穿刺置管时，导管易进入锁骨和第 1 肋骨之间的夹角。置管后，随着恢复正常仰卧位，锁骨与第 1 肋骨的夹角关闭，使导管受到挤压。患儿活动时，此夹角出现打开与关闭剪切运动，致使导管反复受到摩擦、挤压，严重者导管破损或断裂。

2. 导管尖端未到达最佳位置 导管尖端进入上腔静脉过浅，可造成导管向上漂浮，进入锁骨与第 1 肋间的狭窄区域，出现导管夹闭综合征。

（二）处理

1. 通过胸部 X 线检查确诊，同时还可由此判断出导管的位置及导管受压严重程度。如确诊为导管夹闭综合征，应在 X 线透视下将输液港全部取出。一旦导管断裂并发生移位，首选介入方法取出。

2. 根据治疗疗程需要进行评估，必要时在取出输液港的同时，在上次穿刺点的对侧颈内静脉穿刺安置输液港。

（三）预防

1. 输液港置入时选择合适穿刺部位，最好采用颈内静脉或经上臂的外周静脉而不是锁骨下静脉置入输液港。若必须选择锁骨下静脉，则将穿刺点选在锁骨中外 1/3 交界处下方 2cm，穿刺针斜向胸锁关节与甲状软骨下缘连线中点，穿刺针与胸壁夹角为 20°～30°。

2. 置入输液港时，可以考虑应用数字减影血管造影（DSA）技术，在 DSA 下进行穿刺，避免导管进入第 1 肋骨和锁骨之间的狭窄间隙。

3. 输液港输液过程中，可适当抬高手臂，避免导管受压。

4. 输液港使用期间观察患儿是否有胸闷、胸痛及呼吸困难等表现，特别是输液速度随患儿的体位改变而改变，应考虑是不是导管夹闭综合征，及时通知医生查看。

5. 输液港置入后，置入输液港的上肢应尽量减少活动或避免提重物。

6. 加强健康宣教，提前告知患儿导管有断裂的潜在风险，督促患儿定期复查胸部 X 线检查。

二、感 染

感染是输液港最常见的并发症之一，也是导致非计划性拔管的主要原因。国外研究报道，儿童肿瘤患儿中输液港的感染率为 1.21‰。感染可分为局部感染和全身感染。临床表现：①局部感染，包括出口处感染及囊袋感染 2 种。出口处感染指皮肤切口处或蝶翼无损伤针穿刺部位的感染，表现为皮肤切口处或无损伤针穿刺部位出现红肿、硬结或触痛。囊袋感染表现为红肿、疼痛、渗液和注射座周围皮肤硬化，多伴有周围软组织蜂窝织炎或全身感染症状，少数患儿可自囊袋处抽出脓液。②全身感染，儿童常见的感染病原体有凝固酶阴性葡萄球菌、金黄色葡萄球菌、念珠菌属、革兰氏阴性杆菌，其临床表现和 PICC 的导管相关性血流感染相似（详见第十七章第二节）。

（一）原因

1. 手术及维护过程中未严格遵守无菌技术操作原则，细菌通过皮肤、皮下组织在导管尖端定植，从而引起局部或全身感染。

2. 输液引起的感染，输入被病原菌污染的液体或血液制品。

3. 导管和接头污染，蝶翼无损伤针连续留置时间过长，是导管微生物定植的一个重要原因。

4. 患儿自身状况容易发生感染，如服用免疫抑制剂或免疫缺陷者；白细胞计数或粒细胞下降者；病情重、治疗时间长的患儿或者存在感染灶的患儿。

（二）处理

1. 局部感染应使用消毒剂消毒，可使用抗菌敷料，局部加用抗菌药物外涂。囊袋感染未完全控制之前暂停使用输液港。

2. 出现全身感染应密切监测生命体征，通过细菌培养结果使用敏感抗生素，必要时可应用抗生素锁技术。抗生素锁技术是一种预防及治疗导管感染的新技术，是指选取具有较低不良反应、低耐药性、药敏试验支持，且具有一定渗透或破坏生物膜能力的高浓度抗生素溶液（100～1000 倍 MIC）定期装载于装置的无效腔，保留一段时间，达到破坏细菌生物膜结构及杀菌目的。

3. 经系统的抗生素治疗后患儿感染症状无法控制时，应该考虑取出输液港装置。金黄色葡萄球菌、念珠菌导致的感染建议拔除导管。

（三）预防

1. 严格按照无菌技术操作原则，能有效降低输液港导管相关性感染的发生率。正确地消毒皮肤，触诊、查看、调整输液港或更换敷料前后严格执行手卫生规范，推荐医护人员使用最大无菌屏障，选用全封闭输液系统，避免输液污染。

2. 规范输液港置入操作规程，医护人员持续接受导管相关操作的培训和质量控制。选择患者的血常规检查在正常范围内时操作，避免在皮肤有破损和感染部位穿刺。

3. 使用输液港期间，应密切观察局部情况，如敷料有污染或潮湿渗血时，应及时更换。接头内有积血或被污染时应及时更换。输液港装置连接推荐采用无缝合固定装置。

4. 治疗期间常规 7d 进行输液港维护，包括更换蝶形无损伤针、敷料和接头等。输液结束后应用 10ml 生理盐水脉冲式冲洗输液港。

5. 鼓励患儿将置管部位出现的不适感及时告知医护人员，指导患儿及家长在治疗间歇期应保持输液港安置处皮肤清洁，定期来院进行输液港维护。

6. 对有导管相关性血流感染病史的患儿可以预防性使用抗菌封管溶液，免疫功能低下患儿建议给予至少 2 周的全身抗菌治疗。

三、气胸、血胸

穿刺时如误伤了胸膜及肺组织，气体进入胸膜腔，造成胸膜腔内积气，形成气胸，多因肺部疾病或外力影响使肺组织和脏胸膜破裂，常见于锁骨下静脉穿刺，也可见于颈内静脉穿刺。穿刺时如误伤了血管壁及胸膜，血液流入胸腔导致胸膜腔积血，会形成血胸。血胸与气胸如同时存在称为血气胸。临床表现主要取决于肺压缩的程度，肺容积减少量<30%的气胸患儿症状通常不明显，而大量气胸的患儿常表现为突发一侧胸痛，出现烦躁、呼吸困难、憋闷等症状。

（一）原因

1. 操作者在穿刺时没掌握好穿刺针进针角度，穿刺时用力过大或过深，都可能损伤血管壁、胸膜、肺组织等，造成气胸、血胸发生。

2. 患儿躁动不安，穿刺过程中易穿刺损伤肺组织，导致气胸、血胸的发生。

（二）处理

1. 严密监测生命体征，吸氧。

2. 发生少量无症状气胸（同侧肺压缩<30%）时，首选临床观察，定期复查胸部影像学检查。

3. 发生严重气胸时应立即停止穿刺，行胸腔穿刺及闭式引流术，排净积气，促进肺复张。

4. 给予抗感染治疗及对症支持治疗等。

5. 发生血胸时应立即拔出导管或穿刺针，积极止血并行胸腔闭式引流，必要时开胸探查。

6. 如果确诊血管穿孔，应立即手术治疗。

（三）预防

1. 做好术前评估，了解患儿的肺部情况，有无合并肺气肿等基础疾病。

2. 术前告知患儿进行静脉穿刺时的配合事项，避免手术过程中说话、咳嗽、上肢活动等，以免影响穿刺位置的确定。

3. 操作者熟练掌握穿刺技术，注意进针角度、深度等，动作应轻柔、缓慢，切忌使用暴力。建议在血管超声引导下进行静脉穿刺，提高穿刺成功率。

4. 置入过程中密切观察患儿的生命体征，注意有无呼吸困难、胸闷等情况。

5. 输液港置入完成后应进行 X 线检查，确认有无气胸、血胸等并发症。

四、输液港港体翻转

静脉输液港港体翻转又称为旋转综合征，是由于囊袋过大、患儿皮下组织松弛等导致输液港港体偏离了原来的位置，导致港体翻转。可见输液港局部皮肤改变，触诊圆滑处变得平坦，周边界限清晰，无法将穿刺针刺入港体或输液滴速减慢。胸部 X 线片可见输液港未固定侧内旋，出口部位导管扭曲。输液港注射座翻转是完全植入式装置独有的并发症，缝合固定的注射座翻转率为 0～0.5%，未缝合固定的注射座翻转率为 0.1%～1.6%。虽然其发生率低，但一旦发生直接影响患儿的治疗，并引起患儿的焦虑，因此及时发现并及时采取相应措施尤为重要。

（一）原因

1. 如果术中分离囊袋过大，输液港港体与周围组织固定不牢固或仅与周围脂肪组织固定，没有与胸肌筋膜固定，使输液港稳定性差，或者患儿皮下组织松弛，输液港港体容易偏离原来位置，甚至发生旋转。

2. 患儿长时间左侧卧位，输液港安置部位受挤压，发生易位。

（二）处理

1. 停止使用输液港，通知医生，及时处理。

2. 无缝线固定时，则采取在囊袋内注射生理盐水后，原地单纯手法复位法。其具体方法是在注射座囊袋内注入 0.9%氯化钠溶液使其漂浮起来，然后进行调整，避免患儿经受手术创伤。

3. 若有缝线固定则需切开复位。按照传统观念，输液港植入操作中要求用不可吸收线将注射座基底缝合固定至胸肌筋膜，以防注射座翻转，尤其是皮下组织极度疏松患儿及脂肪组织丰富的肥胖患儿。然而，国外研究报道不建议对输液港固定注射座，因固定注射座一旦翻转对注射座复位及后期移除注射座对患儿造成的手术创伤更大，为避免给患儿造成创伤，临床一般不采用缝合固定注射座，该观念仍需要大样本的前瞻性对照研究提供可靠依据。

（三）预防

1. 制作囊袋应根据输液座的型号，避免过大。如果囊袋过大，可以将输液港港体与胸肌筋膜两侧固定。

2. 使用穿刺前要仔细评估局部皮肤及输液座的形状，如发现触诊异常或穿刺困难应查找原因并积极处理。

3. 告知患儿及家长避免安置有输液港侧的上肢做剧烈运动，洗澡时不可用力擦洗囊袋周围皮肤，注意保护好囊袋上方的皮肤。

4. 指导患儿及家长如发现输液港港体周围皮肤异常时，应及时告知医护人员，并停止使用输液港，及时处理。

五、空 气 栓 塞

空气栓塞少见，但却是一种致命的严重并发症，一般发生在中心静脉穿刺成功后，由于中心静脉呈负压状态，一旦操作不慎导致空气进入，少量空气进入时可无症状，大量空气进入可引起气体栓塞的严重并发症，此时患儿突发呼吸急促、发绀、低血压和心前区涡轮样杂音，救治不及时常危及患儿生命。

（一）原因

1. 操作者穿刺操作不熟练或操作不规范，在穿刺针或微血管鞘还在血管内时没有及时封堵穿刺针或微血管鞘尾端，导致空气进入。

2. 患儿未保持平卧位或头低肩高位，在经由穿刺针送入导引导丝或经微血管鞘送入导管前深吸气，导致胸腔负压减小，空气由穿刺针或微血管鞘进入血管。

（二）处理

空气栓塞时应立即让患儿行左侧卧位并保持头低足高位，迅速经由导管吸出空气并给予高浓度吸氧等紧急救治措施，可使气体移至右心室，在右心室变成较小的气泡，通过肺循环而不产生症状。

（三）预防

1. 穿刺时保持头低足高位，帮助静脉充盈。告知取该体位的重要性及可能持续时间，争取患儿配合。

2. 置入过程应保持输液港系统呈封闭状态，注意操作规范，在穿刺针或微血管鞘尚未撤出血管的全程需注意尾端的封堵，以防止空气经鞘管或导管开口进入中心静脉。

3. 可采用尾端自动进行封堵的安全型穿刺针或微血管鞘，避免操作者未及时封堵尾端引起的空气栓塞。

六、注射座或导管堵塞

导管堵塞是输液港使用中常见的并发症之一，如出现回抽无回血、回血不畅，推注阻力大，不能输液，考虑注射座或导管堵塞可能性大。其发生率为 1.9%～8%，可分为血凝性堵塞和非血凝性堵塞。通过影像学检查可排除导管扭转、折叠等机械性堵塞，血凝性堵塞可使用尿激酶溶栓。切忌使用过大压力强行推注药物，避免发生导管栓塞或导管破裂。

（一）原因

1. 导管尖端回血未及时发现与处理造成血凝性导管堵塞，冲管不到位造成药物残留或患儿过度活动、剧烈咳嗽造成静脉压力增大，血液反流至导管腔内造成堵塞。

2. 药物配伍禁忌导致化学物沉积造成导管堵塞。

3. 输液港安置位置不当或输液港港体移位，致导管扭曲或打折。

4. 随着输液港使用时间的延长，来自于港体底座、硅胶膜及从无损伤针进入导管的皮下组织小颗粒物质形成沉积物。

（二）处理

1. 发生机械性堵塞时可采用手法复位或外科手术方式干预处理。

2. 如怀疑是血栓性堵塞，可使用尿激酶进行溶栓，方法同 PICC 溶栓法（详见第十七章第五节）。

3. 如怀疑是药物性堵塞时，可根据不同药物酸碱度等化学特性，再使用针对性相关溶栓剂。

4. 不能解决的堵塞应采用外科手术方式取出输液港。

（三）预防

1. 确保导管尖端处于最佳位置　输液港置入时应在数字减影血管造影下进行或应用心腔内电图定位技术，使导管尖端处于最佳位置（上腔静脉下 1/3 与右心房交界处），平 $T_5 \sim T_7$ 水平，不易发生贴壁及输液障碍。术后及时行胸部 X 线检查，再次确定导管尖端位置，并确认无扭曲或打折等异常情况。

2. 正确冲、封管　静脉给药前、后正确冲、封管，掌握脉冲方式冲洗导管及正压封管的方法，封管时肝素盐水的浓度为 100U/ml，较大儿童使用量为每次 3～5ml，婴幼儿为每次 1～3ml。

3. 按需冲管　有配伍禁忌的两组药物之间应用生理盐水脉冲式冲管，避免发生药物沉淀；输注脂肪乳时应定时每 6～8h 或输注完成后使用生理盐水 10ml 脉冲式冲管。输入血液制品后应及时冲管，输入易结晶的药物如甘露醇后，应用生理盐水至少 20ml 脉冲式冲洗导管。留取血标本后，应用生理盐水脉冲式冲管，再用肝素盐水正压封管。

4. 正压封管　使用正压输液接头，防止回血，预防导管堵塞。拔除蝶翼无损伤针时，需夹闭拇指夹，维持注射座内正压。

5. 做好治疗间歇期维护　治疗间歇期至少每月进行一次输液港维护。

七、药　物　外　渗

药物外渗可以发生在输液港的任何部位，在输液或者推注药物的过程中，药物漏出体外或渗入皮下及组织中。临床表现为注射部位敷料渗湿、局部肿胀，伴灼热、疼痛。一旦有化疗药物外渗可发生局部皮肤与组织的坏死。

（一）原因

1. 导管堵塞使药物外渗。

2. 导管损坏、断裂，导管锁脱落。

3. 注射座或穿刺隔损坏，输液座及导管接口断开，导管末端移位。

4. 无损伤针针头不在注射座内，如无损伤针过短无法到达输液座。蝶翼无损伤针固定不良导致针尖滑脱至皮下组织。

（二）处理

1. 一旦发现药物外渗，立即停止输液，连接空注射器尽量抽出局部外渗的液体，抬高患肢。

2. 根据外渗药物有针对性地进行局部封闭及使用药物，并密切观察外渗部位皮肤情况。

3. X线及造影检查确定输液港注射座及导管完整性，确定有无分离或破损。

4. 如发生导管锁脱落、穿刺隔损坏或导管破裂应立即联系医生进行处置。

5. 除有可能修复好的输液港外，根据具体情况行外科手术取出输液港或重新安置。

6. 安抚患儿及其家长情绪。

（三）预防

1. 静脉输液港的置入与维护应由经过专门培训并取得资质的医护人员执行操作。

2. 必须选择合适长度的专用蝶翼无损伤针穿刺注射座，严禁使用普通注射针头，以免损伤注射座的穿刺隔。

3. 选择10ml以上的注射器冲管或推注药物，以免产生过大的压力导致导管破裂。

4. 非耐高压导管禁止高压注射泵注射对比剂，以防止导管破裂。

5. 警惕导管夹闭综合征，应定期复查胸部X线片，若发现导管断裂或破损，则需手术取出输液港。

6. 注射前检查有无回血，推注生理盐水时观察局部有无红、肿、热、痛等外渗现象，切勿强行推注药物。

7. 加强健康教育，告知患儿和家长输液时出现敷料浸湿、局部肿胀、灼热感、疼痛等症状应及时报告护士。

知识链接

　　输液港相关感染仍是导致其非计划拔管的最常见原因，目前最有效的预防措施仍是《儿童静脉输液治疗临床实践循证指南》中建议的消毒及围术期感染控制，使用抗菌锁技术及全身性抗生素治疗可提高导管保留率。目前关于TIVAP相关感染的部分预防及治疗决策方面尚缺乏足够的循证医学依据，因此仍需要大样本的前瞻性对照研究提供可靠依据，指导输液港相关感染的临床预防及诊疗决策。

（陈　媛）

参 考 文 献

儿童静脉输液治疗临床实践循证指南工作组，中华医学会儿科学分会护理学组（筹），复旦大学附属儿科医院临床指南制作和评价中心，2021. 儿童静脉输液治疗临床实践循证指南. 中国循证儿科杂志，16（1）：1-42.

景婧，2019. 完全植入式静脉输液港的评估与维护研究进展. 护理学杂志，34（24）：87-90.

李晨晨，胡明，褚珺，等，2018. 外周穿刺中心静脉导管与完全植入式静脉输液港在儿童肿瘤的临床比较. 介入放射学杂志，27（8）：735-739.

李乐之，2018. 静脉治疗护士临床工作手册. 北京：人民卫生出版社：169-176.

刘嫣媚，朱灿华，卫凤桂，等，2020. 儿童上臂型植入式给药装置的临床应用. 中国小儿血液与肿瘤杂志，25（2）：91-94.

王顶抚，殷实，殷湘洁，等，2020. 胸壁植入式静脉输液港注射座翻转的护理干预策略. 护理实践与研究，17（6）：139-140.

吴丽芬，何娇，刘恋，2018. 儿童静脉治疗安全与管理. 郑州：河南科学技术出版社：139-159.

吴玉芬，杨巧芳，夏琪，2021. 静脉输液治疗专科护士培训教材. 2 版. 北京：人民卫生出版社：287-290，269-279.

谢琼，卢咏梅，方少梅，等，2020. 植入式静脉输液港相关性感染预防及管理的最佳证据总结. 护理学杂志，35（12）：49-53.

张彦收，刘磊，耿翠芝，等，2017. 植入式静脉输液港导管断裂预防与处理. 介入放射学杂志，26（8）：702-704.

中心静脉通路上海协作组，上海市抗癌协会实体肿瘤聚焦诊疗专委会血管通路专家委员会，2019. 完全植入式输液港上海专家共识（2019）. 介入放射学杂志，28（12）：1123-1127.

周辉，仲智勇，2021. 一种儿童完全植入式静脉输液港尖端定位中的新型方法及应用. 河北医科大学学报，42（5）：603-606.

卓晓雨，苏庸春，肖剑文，2021. 儿童完全植入式静脉输液港感染的防治进展. 儿科药学杂志. 27（2）：62-64.

Ling ML，Apisarnthanark A，Jaggi N，et al，2016. APSIC guide for prevention of central line associated bloodstream infections（CLABSI）. Antimicrob Resist Infect Control，5（1）：16.

第十一章

体表测量技术在儿童中心
静脉置管尖端定位中的应用

第一节　儿童上肢 PICC 置管相关血管解剖

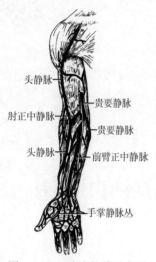

头静脉————

肘正中静脉————

头静脉————

————贵要静脉

————贵要静脉

————前臂正中静脉

————手掌静脉丛

图 11-1　上肢浅静脉示意图

上肢静脉属上腔静脉系，收集膈以上除心以外的静脉血，经上腔静脉回流入右心房。上肢静脉分为深静脉、浅静脉两组，两组静脉均有很多静脉瓣膜，使静脉血定向回流入右心房。上肢深静脉常与同名动脉伴行，多为对称性，引流量较小，包括腋静脉、肱静脉、尺静脉、桡静脉。上肢浅静脉数量多，较丰富并相互吻合成静脉网，引流大部分静脉血，包括贵要静脉、肘正中静脉和头静脉，上肢浅静脉（图 11-1）是经外周静脉穿刺的中心静脉导管（PICC）常选择的血管。上肢静脉血管路径见图 11-2。

一、贵　要　静　脉

贵要静脉（basilic vein）起自手背静脉尺侧，沿前臂尺侧上行，与正中静脉汇合后沿肱二头肌内侧缘上升，在臂内侧中点与

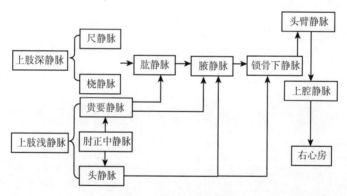

图 11-2　上肢静脉血管路径

肱静脉汇合或伴随肱静脉向上直接入腋静脉，收集手和前臂尺侧浅层结构的静脉血。贵要静脉管腔大，位置表浅、固定（与深静脉有固定交通支），血流通畅（贵要静脉在肘关节上方以锐角方式汇入深层的肱静脉），解剖结构直，静脉瓣较少，经过腋静脉、锁骨下静脉、无名静脉，达上腔静脉，且与深层之间有肱二头肌腱膜相隔，穿刺不易伤及深层结构。当手臂与躯干垂直时，贵要静脉是达到上腔静脉最直且最直接的途径，在对人体相关静脉进行分析后发现，贵要静脉异位发生率要低于正中静脉、头静脉等，因此贵要静脉成为置管中较为有效的选择，贵要静脉是 PICC 置管的首选血管。由于 PICC 置管尖端达上腔静脉的下 1/3 或上腔静脉与右心房交界处，因此选择右侧贵要静脉行 PICC 置管的行程较左侧短，

故临床中一般首选右侧贵要静脉行穿刺置管。

二、肘正中静脉

　　肘正中静脉（median cubital vein）位于肘窝前面，是肘窝下方头静脉分支，位置表浅、较短、暴露较好。解剖结构变异多，不同儿童之间解剖差异较大，通常从头静脉斜向内上与贵要静脉相连，吻合呈"N"形，或由前臂正中静脉至肘前区分为头正中静脉和贵要静脉，呈"Y"形，分别汇入头静脉和贵要静脉。肘前区皮肤薄而柔软，浅筋膜疏松，肘正中静脉粗大、表浅、比较恒定，是临床中静脉抽血的常用部位，但汇于头静脉处静脉瓣多，导管送管有一定难度，一般作为 PICC 次选血管，若合并贵要静脉，也可作为 PICC 置管的首选血管。

三、头　静　脉

　　头静脉（cephalic vein）起自手背静脉桡侧，逐渐转向前臂前面，在肱二头肌外侧上行，行经胸大肌三角肌间沟，穿深筋膜入腋静脉或锁骨下静脉，在肘窝处通过肘正中静脉与贵要静脉交通，收集手和前臂桡侧浅层结构的静脉血。头静脉在肩部上端，静脉瓣较多，先粗后细，走形弯曲，易导致导管进入静脉分支，使用该静脉发生导管异位的机会很大，特别是容易进入颈静脉、胸部静脉或者返回臂部，且由于静脉瓣造成的狭窄和与腋静脉形成锐角，送管时容易发生送管困难现象。因此，头静脉 PICC 置管者相对较少，一般作为穿刺置管的备选血管。

四、肱　静　脉

　　肱静脉（brachial vein）位于肘上，与肱动脉伴行，于背阔肌下缘处汇入腋静脉。其有两条，分为内侧支和外侧支，沿肱动脉的内、外侧上行，在肩胛下肌下缘与外侧支汇合并移行为腋静脉。贵要静脉收纳前臂浅表静脉血液后，在肱二头肌内侧缘中点汇入到肱静脉内侧支，桡静脉和尺静脉分别沿前臂外侧和内侧上行，于肘关节处汇入肱静脉外侧支。该静脉血管走行较深，固定，粗、直，体表触摸血管很难触及且与肱动脉及神经伴行易导致穿刺损伤，在血管彩超引导下可见，因此为彩超引导下血管穿刺置管的备用血管。

五、腋　静　脉

　　腋静脉（axillary vein）在血管神经束中，位于腋动脉的前内侧，在背阔肌下缘处由肱静脉延续而来，至第 1 肋骨外侧缘处向上续于锁骨下静脉。主要收集上肢浅、深静脉的全部血液，为上肢血液回流的主要通道，有丰富吻合成网的浅静脉亦可直接汇入锁骨下静脉。由于血管走行较深，一般不作为 PICC 常用血管，但新生儿，尤其早产儿，腋部皮下脂肪少，腋静脉显影较好，在肘部血管穿刺失败时，可选择腋静脉进行 PICC 置管。

PICC 置管的上肢静脉主要是贵要静脉、肘正中静脉和头静脉，三者的解剖特点及置管条件比较见表 11-1。

表 11-1　上肢浅静脉解剖特点及置管条件比较

静脉	解剖位置	静脉特点	PICC 置管条件
贵要静脉	1. 起自手背静脉尺侧 2. 沿前臂尺侧上行，与正中静脉汇合后行于肱二头肌内侧缘 3. 汇入肱静脉或伴随肱静脉向上直接汇入腋静脉	1. 管径粗、直 2. 位置较固定 3. 静脉瓣少 4. 穿刺不易伤及深层结构	1. 是腋静脉及锁骨下静脉到达上腔静脉过程中较为有效的通道 2. 右侧贵要静脉为 PICC 置管首选静脉
肘正中静脉	1. 位于肘前皮下 2. 连接头静脉和贵要静脉	1. 管径粗，位置表浅，静脉瓣多 2. 解剖结构变异多	1. 汇入头静脉或贵要静脉变异多，静脉瓣多 2. 放置导管有一定难度，为 PICC 置管次选血管
头静脉	1. 起自手背静脉桡侧，在肱二头肌外侧上行。行径胸大肌和三角肌间沟 2. 入腋静脉或锁骨下静脉	1. 管径粗 2. 位置表浅 3. 血管先粗后细且扭曲	1. 血管细且扭曲，可导致送管困难且易反折异位进入腋静脉或颈静脉 2. 为 PICC 置管备选血管

知 识 链 接

上肢 PICC 置管穿刺点尽量选择在肘窝以上，因为这个区域的血管较肘窝处血管更粗，离上腔静脉更近，所需送入导管的长度更短，并且这个部位血流量丰富，不易造成血管壁的损伤。同时儿童生性活泼好动，肘窝以上对导管的牵拉和摩擦比较少，可减少堵塞、脱管等并发症的发生。但由于肘上静脉血管走行较深，不易触摸，临床中可在 B 超引导下通过改良型塞丁格穿刺技术进行 PICC 置管。

第二节　儿童下肢 PICC 置管相关血管解剖

下肢静脉属下腔静脉系，收集下肢的静脉血，经下腔静脉回流入右心房。下肢静脉分为深静脉、浅静脉两组，以及深、浅静脉之间的下肢交通静脉和下肢肌肉静脉。下肢静脉较上肢静脉瓣膜多，浅静脉汇入深静脉，下肢肌肉收缩是促使静脉血液回心流动的重要条件。下肢深静脉均与同名动脉伴行，主要包括胫前静脉、胫后静脉、腘静脉、股静脉等。下肢浅静脉（图 11-3）主要包括大隐静脉、小隐静脉及其属支。

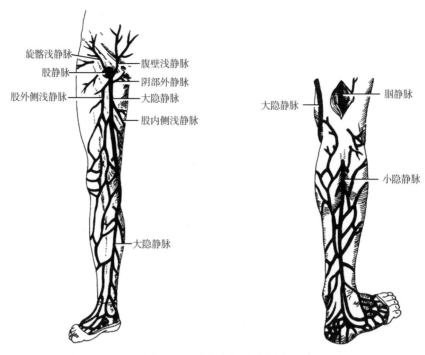

图 11-3　下肢浅静脉示意图

　　部分新生儿及婴儿上肢静脉管腔狭窄，暴露不明显，体表位置不清晰，定位难度大，分支多、汇合处角度小，送管时阻力大，容易引起送管困难和导管异位。而下肢大隐静脉和股静脉粗、直，分支少，易固定，活动度相对较小，在上肢血管条件差，或在某些特殊情况下，如上腔静脉压迫综合征的患儿、血液透析的患儿可采用股静脉或下肢大隐静脉置管。新生儿经下肢静脉置管，首选大隐静脉。不同年龄儿科人群 PICC 置管部位选择适宜性见表 11-2，下肢静脉血管路径见图 11-4。

表 11-2　不同年龄儿科人群 PICC 置管部位选择适宜性

人群	适宜静脉
新生儿	贵要静脉、肘正中静脉、头静脉、腋静脉、颞浅静脉、颈外静脉、大隐静脉、小隐静脉、股静脉
婴儿	贵要静脉、肘正中静脉、头静脉、肱静脉、腋静脉、颈外静脉、大隐静脉、小隐静脉、股静脉
儿童和青少年	贵要静脉、肘正中静脉、头静脉、肱静脉、颈外静脉、股静脉

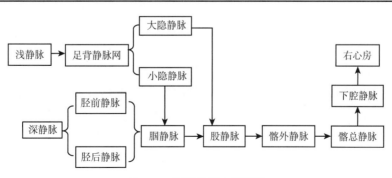

图 11-4　下肢静脉血管路径

一、大 隐 静 脉

大隐静脉（great saphenous vein）是全身最长的浅静脉。在足内侧缘起自足背静脉弓，经内踝前方，沿小腿内侧面、膝关节内后方、大腿内侧面上行，至耻骨结节外下方 3~4cm 处穿阔筋膜的隐静脉裂孔，注入股静脉。大隐静脉收集足、小腿和大腿的内侧部，以及大腿前部浅层结构的静脉血。PICC 经上肢静脉置管，当导管送至腋下时，需要助手将患儿头转向穿刺侧肢体，下颌抵住肩部，预防导管误入颈内静脉；而大隐静脉管腔大、行径直、位置表浅、血流丰富，在 PICC 置管时无须更换体位。有研究表明，新生儿经大隐静脉行 PICC 置管的一次性穿刺成功率、导管堵塞发生率和感染发生率均优于经股静脉行 PICC 置管，故大隐静脉为新生儿下肢 PICC 置管的推荐血管。

二、小 隐 静 脉

小隐静脉（small saphenous vein）在足外侧缘起自足背静脉弓，经外踝后方，沿小腿后面上行，至腘窝下角处穿深筋膜，再经腓肠肌两头之间上行，注入腘静脉。小隐静脉收集足外侧部和小腿后部深层结构的静脉血。婴幼儿小隐静脉位置表浅，必要时可作为 PICC 置管备选血管。

三、股 静 脉

股静脉（femoral vein）为下肢深静脉，在腹股沟韧带中点下方，位置比较表浅恒定，伴行于股动脉，位于股动脉内侧，胫前静脉和胫后静脉汇合成腘静脉后，在腹股沟韧带水平处移行为股静脉，再汇入髂外静脉，主要收集下肢浅部、深部静脉血。

1. 不得不选择下肢股静脉置管时，首选右侧股静脉置管。股静脉位于股动脉内侧，髂外、髂内静脉在骶髂关节水平汇合为髂总静脉，并斜向上行，在第 5 腰椎水平，双侧髂总静脉汇合成下腔静脉，右髂总静脉几乎呈直线与下腔静脉相连，而左髂总静脉与下腔静脉呈直角汇合，故选择经右下肢股静脉置管较左下肢静脉置管的导管异位及相关性血栓发生率低。因此，在上肢静脉血管条件差，不得不选择下肢股静脉置管时，首选右侧股静脉，可以提高置管成功率。

2. 可选择经股静脉中段留置 PICC。经股静脉中段留置 PICC 可有效解决婴幼儿困难静脉通路的中长期静脉治疗问题。选择股静脉中段置管，由于大腿中部肌肉相对较发达，借助肌肉泵系统的作用使血液回流加快；同时置管部位远离关节，不影响患儿下肢活动，可保证血液充分回流，减少血栓发生，建议在超声引导下置管，以提高置管成功率。

3. 股静脉不作为 PICC 置管首选。传统经腹股沟部位行股静脉置管，股静脉穿刺进针点位于腹股沟韧带下方2～3cm、股动脉搏动处内侧0.5～1cm处，因其置管部位位于关节附近，导管易受牵拉、移动，造成血管内膜损伤，加之置管后影响髋关节活动，导致血流缓慢，因此导管相关性血栓发生率较高。另外，导管在血管内行程较长，留置时间越久，血栓性静脉炎的发生率越高，故股静脉不作为PICC置管首选。但在某些特殊情况下，如上腔静脉压迫综合征的患儿、血液透析的患儿可采用。术后应及早拔除，以减少血栓性静脉炎的发生。

四、下肢置管时导管尖端最佳位置与体表剑突骨性标志关系

经下肢静脉置入中心静脉导管，导管尖端最终需要到达下腔静脉与右心房交界处，因下腔静脉在约平第8胸椎处通过膈肌腔静脉裂孔，再向上汇入右心房，而膈肌上端至右心房平均距离成人约为1.8cm，剑突解剖约平第9胸椎水平，故导管尖端约平第8胸椎、第9胸椎水平为最理想位置。

知 识 链 接

儿童 PICC 置管部位的选择与导管相关并发症有直接关系。现有临床研究中关于儿童 PICC 置管部位的选择，以及血管选择的先后排序，说法不一，与各研究中心儿童的年龄、基础疾病、置管方式、置管前准备、置管后护理及置管护士的操作水平等有关。

第三节　儿童头、颈部 PICC 置管相关血管解剖

头颈部静脉属上腔静脉系，收集头、颈的静脉血，经上腔静脉回流入右心房。头颈部浅静脉（图 11-5）包括颞浅静脉、耳后静脉和颈外静脉；头颈部深静脉包括颈内静脉和锁骨下静脉等。临床上首选上肢静脉进行 PICC 置管，但新生儿，特别是低出生体重儿血管细小，当上肢静脉显露不清晰或置管穿刺失败时可以选择头皮颞浅静脉、颈外静脉等进行穿刺置管。头颈部静脉血管路径见图 11-6。

一、颞 浅 静 脉

颞浅静脉（superficial temporal vein）起始于颅顶及颞区软组织，在颧弓根稍上方汇合成前后两支，前支与眶上静脉相交通，后支与枕静脉、耳后静脉吻合，前后支在颧弓根处汇合成颞浅静脉，下行至腮腺内注入面后静脉。新生儿颞浅静脉是头部较大的浅静脉，解剖位置相对固定、位置表浅，不易滑动，易于穿刺，可作为 PICC 置管备选血管。但由于其在颈外静脉与锁骨下静脉汇合处形成一较大的角度，故在 PICC 置管时易引起送管困难，且颞浅静脉位置表浅，血管管壁薄、管腔窄，易导致机械性静脉炎。

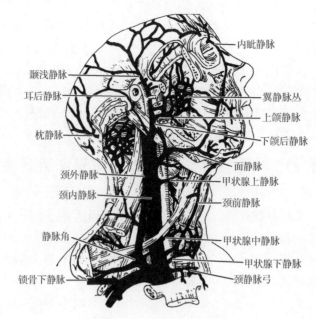

图 11-5　头颈部静脉示意图

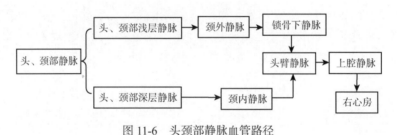

图 11-6　头颈部静脉血管路径

二、耳后静脉

耳后静脉（posterior auricular vein）起始于顶骨后部的静脉丛，在耳廓后伴耳后动脉下行，与枕静脉汇合后再汇入颈外静脉。临床上可用于新生儿 PICC 置管备选血管。

三、颈外静脉

颈外静脉（external jugular vein）由下颌后静脉的后支、耳后静脉和枕静脉在下颌角处汇合而成，沿胸锁乳头肌表面下行，在锁骨上方穿深筋膜，注入锁骨下静脉或静脉角，是颈部最大的浅静脉。颈外静脉主要收集头和面部的静脉血，静脉末端有一对瓣膜，但不能防止血液逆流。颈外静脉位置表浅、管腔大，是患儿静脉抽血的常用部位。当患儿上肢静脉显露不明显时，亦可选择颈外静脉行穿刺置管。

四、锁骨下静脉

锁骨下静脉（subclavian vein）起自第 1 肋外缘，是腋静脉的延续，沿第 1 肋上面，向内行至胸锁关节后方与颈内静脉汇合成头臂静脉。锁骨下静脉位置较固定，管腔较大，血流速度快，可用于静脉穿刺或静脉置管。由于左锁骨下静脉与颈静脉汇合成的左头臂静脉较右头臂静脉行径长，且位置较水平，经此路径置入中心静脉导管或 PICC 较易发生送管困难、导管异位等问题，因此一般选择右侧锁骨下静脉进行中心静脉置管。

知 识 链 接

导管异位是 PICC 置管过程中常见并发症，尤以颈内静脉异位多见。从解剖上看，颈内静脉管腔粗大，经常处于开放状态，其下端呈纺锤形膨大，在近胸锁关节处与锁骨下静脉一起汇入头臂静脉，二者汇合处形成向上开放的角，即静脉角，为 PICC 误入提供了解剖上的便利。传统颈内静脉阻断法仍有一定概率的导管异位，现有研究采用超声探头压迫法阻断颈内静脉，减少 PICC 置管术中导管颈内静脉异位的效果优于传统的颈内静脉阻断法。

第四节　儿童上腔静脉入路的 PICC 置管测量方法

PICC 尖端置入位置适宜可减少导管相关并发症的发生，延长导管留置时间，对保证静脉治疗的安全性和最佳效果有着重要的意义。大量临床研究证实，PICC 尖端位置过浅易并发静脉血栓，位置过深易致心律失常等并发症。准确测量 PICC 置入长度是保证 PICC 尖端置入上腔静脉最佳位置，降低 PICC 置入后并发症发生率的关键步骤。由于儿童正处于生长发育阶段，心脏的位置与年龄相关，儿童的身高及手臂的长度亦随着年龄的增长而增加，因此儿童 PICC 置管测量方法受到多种因素的影响，现阶段上腔静脉入路的测量方法主要采取的还是传统的体表横"L"型测量方法或"一"字型测量方法。

一、体表横"L"型测量方法

美国 INS《输液治疗实践标准》（2021 版）推荐，对于成年患儿，将中心血管通路装置的尖端定位在上腔静脉与右心房的交界连接点（CAJ）或靠近 CAJ 的上腔静脉的下段。因为此处静脉管径较大，血流量丰富，经导管输注的液体可被快速稀释，从而减少药物对血管壁的刺激；同时导管尖端与血管壁更易达到平行，减少导管尖端对血管壁的刺激，降低血栓形成的概率。此标准同样适用于儿童，但新生儿由于体重和身高增长较快，可能会增加导管移位的风险。因此，有研究者认为新生儿 PICC 尖端位于近 CAJ 处最佳。

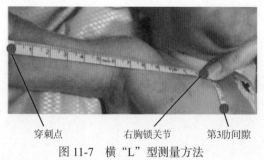

穿刺点　　　　　右胸锁关节　　　第3肋间隙

图 11-7　横 "L" 型测量方法

目前儿童使用的 PICC 体表测量方法主要参照 INS 有关 PICC 的操作规则,采用传统的体表横 "L" 型测量方法(图 11-7),即患儿取平卧位,置管侧上肢与躯干保持同一平面,并且上肢外展与躯干成 90°,用软尺从穿刺点测量至右胸锁关节,再向下测量至第 3 肋间,两段测量值之和则为 PICC 置管长度。"L" 型测量方法简单易行,主要是利用人体的骨性标志预估置管的长度,因为右胸锁关节是左、右头臂静脉交汇处在体表的投影,第 3 肋间隙是上腔静脉注入右心房的位置在体表的投影,在成人 PICC 置管中应用较普遍,但儿童并非成人的缩小版,且儿童处于生长发育阶段,心脏位置的改变具有年龄特征,根据临床经验及多项研究显示,按传统的体表横 "L" 型测量方法进行体表测量对不同年龄阶段儿童并不完全合适,对于儿童,此法易使导管置入过深,而 "一" 字型测量方法的定位准确率显著高于横 "L" 型测量方法,但儿童测量时需在此基础上进行一些改良。

国内外学者将新生儿 PICC 置管作为单独研究人群,而对于婴幼儿及年长的儿童并未做出明确划分,尚无明确统一的测量标准。我国多个研究中心对传统的测量方法中依据儿童的年龄项进行了一些改良,并取得了一定的效果。据我国研究显示,学龄前儿童改良后的横 "L" 型测量法可以采取上肢与躯干成 90°,自预穿刺点沿静脉走行至右胸锁关节再加 1cm 的 PICC 置管长度的体表测量方法。以上测量方法也与笔者的临床置管经验基本吻合。

二、"一" 字型测量方法

1. "一" 字型测量方法即由穿刺点测量至同侧胸锁关节后不再以胸骨角定位,不再折返测量尺垂直测量,而是呈水平线一次性测量至对侧胸锁关节锁骨的胸骨端外侧缘,从测量起点至终点为 "一" 字型(图 11-8)。"一" 字型测量方法是由传统横 "L" 型测量方法改良和简化而来,它是依据个体左右胸锁关节间距与一侧胸锁关节至同侧第 2、3 肋间间距几乎相等而设计的,测量方法与传统测量方法相比较,该方法定位骨性标志为双侧胸锁关节,骨性标志明显,特别是针对肥胖儿童而言,直观性更强,操作方法更易掌握,测量结果比较准确,而且儿童身体暴露少,在儿童 PICC 置管中应用广泛。

2. 改良 "一" 字型测量方法。研究显示,"一" 字型测量方法在左上肢置管时导管尖端位置过浅,采用改良 "一" 字型测量方法可使导管尖端达到最佳的上腔静脉位置。其测量法与 "一" 字型测量方法基本相同,视患者皮下脂肪厚度加 0.5~1.5cm 作为置管长度。

(1)新生儿、早产儿改良 "一" 字型测量方法:传统方法将横 "L" 型测量方法应用于新生儿、早产儿 PICC 置管,均置管过深,使用改良 "一" 字型测量方法(即以预穿刺点沿静脉走行至右胸锁关节的距离)(图 11-9)为基础长度,体重<2500g 的早产儿,经右上肢血管穿刺置管加 0.5cm,经左上肢血管穿刺置管加 1cm;体重≥2500g 的足月儿,经右上肢血管穿刺置管加 1cm,经左上肢血管穿刺置管加 1.5cm。PICC 置入准确率高达 92.39%,

以上测量方法与笔者的临床置管经验基本相符。

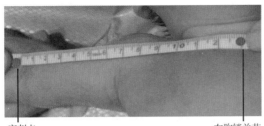

穿刺点　　　　　　　　　　左胸锁关节

图 11-8　"一"字型测量方法

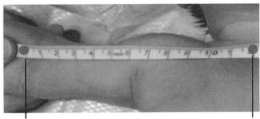

穿刺点　　　　　　　　　　右胸锁关节

图 11-9　改良"一"字型测量方法

（2）婴幼儿改良"一"字型测量方法：从预穿刺点沿静脉走向至右胸锁骨关节的距离为基础长度，3～11 个月的患儿采用基础长度加 1cm；12～36 个月的患儿采用基础长度加 2cm，结果显示一次性导管到位率为 71.4%，高于横"L"型测量方法（50%）。

（3）改良"一"字型测量方法：不适用于学龄期及青春期儿童。据研究显示，将改良"一"字型测量方法（自预穿刺点沿静脉走行至右胸锁骨关节长度加 2cm）应用于学龄期及青春期（7～18 岁）儿童，结果显示此方法不适用于该阶段儿童，这可能与该阶段儿童身高、体重等差异较大有关，有待进一步研究和实践。

知 识 链 接

应用于儿童 PICC 置管体表测量的"一"字型测量方法及心腔内电图定位技术已经得到肯定，但针对不同年龄和不同体重患儿，体表测量法仍存在争议。适用于 7 岁及以上儿童的体表测量方法罕见被报道。有待开展更多的多中心、大样本研究，进一步为临床护理实践提供指导或借鉴。

第五节　儿童下腔静脉入路的 PICC 置管测量方法

儿童下腔静脉入路的 PICC 置管通常有大隐静脉及股静脉穿刺两种方法。

一、儿童大隐静脉穿刺的体外测量方法

小儿，特别是新生儿 PICC 置管时，若上肢静脉显影欠佳，大隐静脉可作为穿刺血管选择。大隐静脉在新生儿，尤其低出生体重早产儿中的应用较婴幼儿多。新生儿经下肢大隐静脉或小隐静脉行 PICC 置管，采用的体外测量方法是穿刺侧下肢外展，使大腿与腹股沟垂直，从预穿刺点沿静脉走向量至腹股沟、脐部、剑突下为预测长度。

二、儿童股静脉穿刺的体外测量方法

在儿童，股静脉等近心端静脉多用于危重患儿和（或）外周静脉穿刺困难的患儿。对于需要行中心静脉治疗又无法实施上臂静脉 PICC 或其他中心静脉导管的困难静脉通路婴幼儿，选择经股静脉中段留置 PICC 具有安全可行性，采用的体外测量方法为从预穿刺点至腹股沟中点、脐、剑突的距离。

知 识 链 接

体表测量法虽然简便易行，但是婴幼儿在自然体位下，上、下肢处于外展、外旋半屈曲位，极易产生误差，需待置管完成后拍 X 线片，观察导管尖端是否到达理想的位置，若重新调整位置之后需再拍胸部 X 线片观察导管尖端的位置，可能会增加患儿 X 线辐射暴露。建议采用心腔内电图定位技术在 PICC 置管操作时实时监测导管尖端的位置，提高导管的一次性穿刺到位率。

（杨　芳）

参 考 文 献

陈珺，管萍，何梦雪，等，2019. 经股静脉中段留置 PICC 在婴幼儿困难静脉通路的应用. 护理学杂志，34（15）：9-13.

陈琼，李颖馨，胡艳玲，等，2021. 新生儿经外周置入中心静脉导管操作及管理指南（2021）. 中国当代儿科杂志，23（3）：201-212.

陈秀文，周乐山，谭彦娟，等，2020. 基于 ACE Star 循证模式选择新生儿经外周静脉穿刺的中心静脉导管置管部位. 中南大学学报（医学版），45（9）：1082-1088.

丁文龙，刘学政，2018. 系统解剖学. 9 版. 北京：人民卫生出版社：222.

儿童静脉输液治疗临床实践循证指南组，中华医学会儿科学分会护理学组（筹），复旦大学附属儿科医院临床指南制作和评价中心，2021. 儿童静脉输液治疗临床实践循证指南. 中国循证儿科杂志，16（1）：8.

黄颖穗，陈雪雨，熊小云，等，2019. 1 种适用于超低出生体重儿下肢 PICC 的改良体表测量法. 全科护理，17（29）：3679-3681.

李克佳，2020. PICC 导管尖端定位方法的研究进展. 护理研究，34（19）：3471-3474.

李乐之，2018. 静脉治疗护士临床工作手册. 北京：人民卫生出版社：23-31.

马晶晶，雷素华，赵秀芳，等，2016. 不同年龄阶段儿童经外周静脉置入中心静脉导管体表测量方法及相关因素探讨. 华西医学，31（6）：1116-1118.

王燕，姜琳，2019. 两种体外测量方法在新生儿下肢外周静脉穿刺中心静脉置管中的比较. 解放军护理杂志，36（1）：84-90.

吴玉芬，杨巧芳，夏琪，2021. 静脉输液治疗专科护士培训材料. 2 版. 北京：人民卫生出版社：67.

余琪，曾铁英，冯丽娟，等，2017. 婴幼儿 PICC 左上肢置入体外测量法改进. 护理学杂志，32（06）：47-49.

袁玲，邢红. 2019. 中心静脉通路穿刺引导及尖端定位技术. 南京：江苏凤凰科学技术出版社：20-23.

赵林芳，曾旭芬，王雅萍，等，2018. 经大腿中段股静脉留置 PICC 在 78 例患儿中的应用. 中华护理杂志，53（9）：1089-1092.

第十二章

心腔内电图定位技术在儿童中心静脉置管尖端定位中的应用

第一节　心腔内电图定位技术的概述

心腔内电图（intracavitary electrocardiogram，IC-ECG）是将感知电极经外周血管置入心腔并放置在心腔内某一部位后记录到的同步心脏电活动。PICC 尖端心腔内电图定位技术是指在 PICC 置管过程中，通过导丝或者盐水柱作为腔内电极，代替体表心电图的右锁骨下方电极，进入上腔静脉获取心房 P 波，根据 P 波形态的变化探测 PICC 尖端位置的技术。

美国 INS 指出，PICC 尖端应放置在上腔静脉下 1/3 或上腔静脉与右心房交界处。在 PICC 置管过程中需要对导管尖端位置进行有效确认，否则极易发生导管异位。据报道，PICC 尖端异位的发生率为 6%～10%。因此，确保最佳的导管尖端位置对于患儿治疗效果至关重要。目前，X 线检查被认为是 PICC 尖端定位的"金标准"，但导管尖端是否到达理想位置，需要固定好导管后摄片定位，一旦发生异位，则需要重新消毒、调整导管位置，无菌环境的破坏会增加感染的风险，同时增加患儿辐射暴露的危害。美国 INS《输液治疗实践标准》（2021 版）指出，如果用替代性尖端定位技术确认导管尖端正确位置，则没必要在置管后进行放射性成像检查。

早在 1949 年，Hellerstein 即利用探查电极通过观察心房内心电图 P 波的变化来判断中心静脉导管头端的位置，并通过 X 线观察得以证实，从而为导管尖端定位提供了可能性。美国心内科医生 Hughes 和 Magovern 在 1959 年将心电图引入中心静脉导管尖端的定位，第一次在心内心电图引导下置入中心静脉导管。到 20 世纪 80 年代晚期，心腔内电图定位技术在德国受到重视并逐渐推广。1988 年，有研究表明此项技术同样适用于婴幼儿，Hoffman MA 等对 50 例婴儿和儿童进行心电图引导下中心静脉导管置管，显示 96% 的置管成功率和 100% 的准确率。Rossetti F 等对 309 位年龄从 1 个月到 18 岁的人群运用心电图辅助不同种类和长度的中心静脉导管置管，发现在儿科的适用性和可行性高达 99.4%，安全且准确。1993 年美国 McGee 进行随机多中心研究得出心腔内电图达到食品药品监督管理局（Food and Drug Administration，FDA）的要求，几乎可以避免因导管异位导致死亡的发生。中华医学会麻醉学分会在 2012 年即推荐床旁采用右心房内心电图定位法置入中心静脉导管。目前，越来越多的研究表明心腔内电图定位技术安全、精准、便捷、实时、经济，值得临床广泛推广使用。

知识链接

心腔内电图定位技术实现了在 PICC 置管过程中实时进行导管尖端定位，并且置管后可立即进行静脉输液治疗，在儿童领域的应用具有很大的推广价值，可有效避免导管尖端位置不佳导致的液体外渗、胸腔积液、心包积液等并发症。

第二节　心电引导设备及不同引导技术的临床应用简介

随着心腔内电图定位的广泛开展，现已有专用置管定位的心电图设备（导管尖端定位仪），可以帮助临床判断、解读及记录置管过程中心电图波形的变化。目前心腔内电图定位引导技术主要包括导丝引导法及盐水柱引导法两种。

一、临床常用设备的选择

在临床工作中，可以选择以下三种设备进行心腔内电图的采集。三种设备优缺点对比见表 12-1。

（一）心电监护仪

设备获取方便，触手可及，但临床最好选择含记录及打印功能的监护仪，以方便留取数据及病历资料，导联连接方法可根据监护仪特点选择三导联或五导联法。

（二）心电图机

使用肢体导联即可。

以上两种方法均选择 II 导联记录体表心电图，穿刺成功后，将 PICC 置入预定长度，导管末端连接肝素帽，将含有生理盐水的 10ml 注射器针头插入肝素帽中，利用带鳄鱼夹的无菌导联线，一端与导管端连接，一端与 RA 导联端口连接，推注生理盐水时，利用盐水的导电性，将心腔内电图转换为体表心电图，即可获取心腔内电图信号。

（三）导管尖端定位仪

导管尖端定位仪通过无源磁铁的跟踪和患儿的心电图信息来显示导管尖端位置。我国近年来研制了具有专为定位设计的四导联心电（H、RA、RL、LL）定位仪，用于引导置管，可以直接获取体内心电信号，实时对比体内 II 导联和体表 II 导联的心电图，从而精准判断导管尖端位置。并可保存和打印实时导管定位波形报告，该设备已在中心静脉置管尖端定位中取得良好的效果。

表 12-1　三种设备优缺点对比

对比项	心电监护仪	心电图机	导管尖端定位仪
优点	1. 设备随手可得 2. 操作简单	1. 可获得心电波形数据并准确测量 2. 可保存、打印数据	1. 专业性强，灵敏度高 2. 无须更换导联线 3. 体内 II 导联和体表 II 导联心电图实时对比，排除异位，精准定位 4. 可保存、打印定位波形报告

续表

对比项	心电监护仪	心电图机	导管尖端定位仪
缺点	1. 如无打印功能则不能随时进行波形打印 2. 数据保存受到一定限制 3. 抗干扰性不强 4. 定位时需更换导联线 5. 无法同时显示体内和体表 P 波的变化	1. 操作复杂，肢体导联与导管连接需解决无菌问题 2. 需配备儿童专用肢体导联夹 3. 定位时需更换导联线 4. 无法同时显示体内和体表 P 波的变化	1. 设备不易获得 2. 操作需培训

目前，我国自主研发的最新心电采集系统还同时具备超声功能（图 12-1），有体积小、抗干扰能力强、图像清晰、采集心腔内电图稳定性高等特点，为临床广泛开展此项技术提供了更加科学、便利的设备。

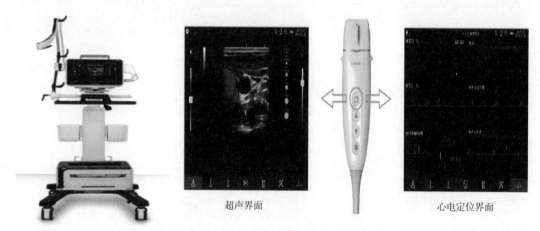

超声界面　　　　　　心电定位界面

图 12-1　心电多普勒超声监测仪

二、腔内心电转换工具

目前常用的腔内心电转换工具有以下三种，不同腔内心电转换器优缺点对比见表 12-2。

表 12-2　不同腔内心电转换器优缺点对比

对比项	心电转换器	分体式心电导联线	专用的定位导联线
优点	1. 无须更换插拔导联线 2. 操作简捷方便	可获得性强，可更换不同导联，适用范围广泛，不易损耗，成本低	1. 无须更换插拔导联线，操作简捷方便 2. 专业性及抗干扰能力强 3. 不易损耗，成本低
缺点	1. 可获得性差 2. 清洁消毒步骤烦琐 3. 易损耗，维护成本高	需更换插拔导联线，便携性差	1. 可获得性差 2. 操作需要培训

（一）心电通用适配器

由德国 B. BRAUN 公司研制（图 12-2），作为体表导联电极与体内导联电极之间的切换开关，省去插拔导联电极线，目前我国尚无此产品。

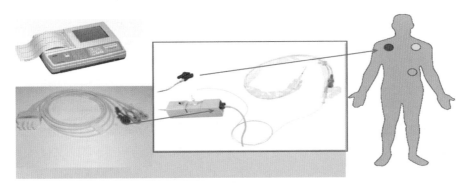

图 12-2　德国 B. BRAUN 公司研制的心电通用适配器

（二）分体式心电导联盒

分体式心电导联盒可以拆分为两部分，需组合专用的心电导联工具（图 12-3）。

（三）我国自主研发的定位导联线

我国自主研发的定位导联线专为定位设计的四导联心电设备，其中的 H 导联专为获取腔内电信号设计，与专用的一次性鳄鱼夹导联线配合使用，无须更换导联电极和插拔导联线（图 12-4）。

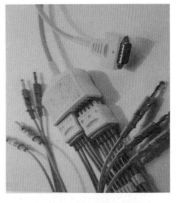

图 12-3　分体式心电导联盒

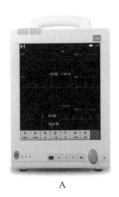
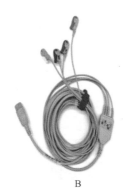
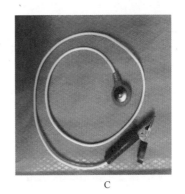

A　　　　　　　　　B　　　　　　　　　C

图 12-4　心腔内电图采集设备

A. 主机；B. 专用导联线；C. 一次性鳄鱼夹

三、不同引导技术的临床应用简介

（一）导丝引导法

含有导丝的导管可利用导丝和血液的导电性，以 PICC 导丝作为探测电极引出心腔内电图（图 12-5）。

（二）盐水柱引导法

本法适用于不含导丝的 PICC，通过使用手动推注或输注生理盐水建立盐水柱的方法作为探测电极（图 12-6），实现静脉内心电图与体表心电图之间的转换，此方法在儿童尤其是新生儿领域应用安全性更高。导丝引导法与盐水柱引导法优缺点对比见表 12-3。

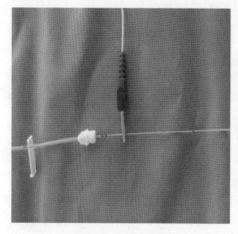

图 12-5　导丝引导法

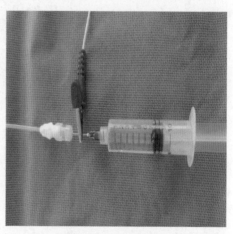

图 12-6　盐水柱引导法

表 12-3　两种引导技术优缺点对比

对比项	导丝引导法	盐水柱引导法
优点	步骤简单	1. 准确度高 2. 导管不需另配置导丝 3. 不会损伤血管内膜 4. 导管内有回血可随时进行冲洗
缺点	1. 突出的导丝可能会导致血管内膜损伤、心律失常、导管尖端位置不准确等 2. 导管必须配置导丝	需准备肝素帽、带生理盐水的注射器

知 识 链 接

导管尖端定位仪具有灵敏度高，无须更换导联线，可以同时显示体内Ⅱ导联和体表Ⅱ导联心电图波形，从而实时对比 P 波变化，及时发现导管尖端的异位，精准定位导管尖端的位置，并可保存、打印定位波形报告等优点，越来越广泛地被应用于临床中心静脉置管尖端定位中，有效地提高了导管尖端到达最佳位置的准确率，减少了相关并发症的发生。

第三节　心腔内电图定位技术的原理

心腔内电图定位技术是在置管过程中利用探测电极获取心电图 P 波，根据 P 波振幅与形态的变化判断导管尖端位置。心脏的活动始于窦房结，窦房结是正常心脏节律性活动的起搏点，位于上腔静脉（SVC）和右心房（RA）交界处的界沟上端，即心内膜与心外膜之间，在心外膜内深达 1mm 处。成人窦房结多呈长梭形，也可呈椭圆形和半月形，两头尖、中间宽，长 10～20mm，宽 2～3mm，厚 1mm，分头、体、尾三部分，头部敏感性最高。而 P 波是心电图心动周期中最先出现的波形，反映了心房除极的过程，起点表示右心房开始除极，终点表示左、右心房除极完毕（图 12-7）。依据 P 波变化判断导管尖端位置的原理如下：

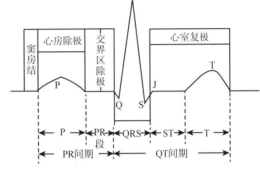

图 12-7　心电图各波段代表的意义

1. 在模拟 Ⅱ 导联心电图上，P 波形态和振幅取决于探测电极与心房综合向量轴之间的距离和相对位置，仅仅凭心腔内电图很难区分心房波和心室波，因此必须与同步记录的体表心电图综合进行分析。

2. P 波与导管尖端的关系。心电图 P 波波形的变化与探测电极至窦房结的距离有关。当 PICC 尖端位于上腔静脉以外的静脉或刚进入上腔静脉时，心腔内电图与体表心电图无异；当腔内电极进入上腔静脉，P 波振幅逐渐增高；当腔内电极到达 CAJ 时，P 波振幅正向最高；当腔内电极进入右心房中部及右心室，出现双向甚至倒置 P 波（图 12-8）。

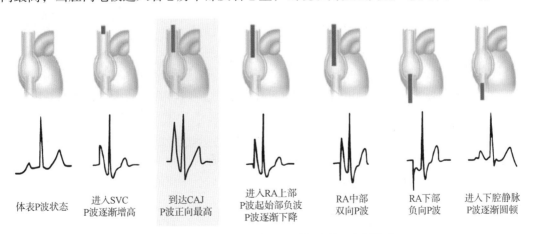

图 12-8　导管尖端在心房内不同部位的心电图波形

3. 心腔内电图定位中，可根据双向 P 波、负向 P 波、高尖 P 波、双峰 P 波、P/R 值改变判断 PICC 尖端位置。我国有研究表明，P/R 值在 50%～80%，可以确保 PICC 尖端位于上腔静脉与右心房交界处。据 Zhou L 等研究报道，当 P 波与 R 波的比值在 0.4～0.8 时，导管尖端在上腔静脉下 1/3 靠近 CAJ 的准确率为 93.9%。在新生儿领域，我国也有研究文献表明，当 P 波为 1/2 QRS 波时，PICC 尖端位于上腔静脉下 1/3 或 CAJ，但缺乏大样本研究进一步验证。

4. 经下肢置入 PICC 是新生儿常选择的血管通路。下腔静脉是人体最大的一条静脉干，收集下半身的静脉血回右心房，平第 4～5 腰椎高度由左、右髂总静脉汇合而成。在腹主动脉的右侧上升，经肝的腔静脉窝再向上穿横膈的腔静脉裂孔达胸腔，注入右心房的后下部，其入口处的左前方有一不太明显的下腔静脉瓣。对于经下肢静脉置管者，中心静脉通路装置的尖端应位于横膈水平以上的下腔静脉内。研究表明，对经下肢置入 PICC 尖端位置在 T_8～T_9 时，P 波振幅占 QRS 波振幅的比例<0.25，因此，经下肢静脉置管后，心电图定位发现特异性 P 波后应回撤导管至 P 波消失，可确保导管尖端不进入右心房且高于横膈水平。

知 识 链 接

任何导管异位后的重新置入对儿童来说侵害性均比较大，应尽量避免。成人上腔静脉的长度为 7～8cm，且不存在身高的增长而导致的导管移位；而极低出生体重儿上腔静脉长度仅为 2～3cm，1 个月体重增长 500～1000g，身长增长 3～4cm，若导管末端位于上腔静脉入口或上腔静脉上段，极易因身体长轴的自然生长而导致导管移位。因此，对于小儿特别是极低体重儿在进行 PICC 操作时，要尤其强调导管末端定位于上腔静脉中下段。

（张　莎）

第四节　心腔内电图定位技术在新生儿 PICC 置管定位中的应用

PICC 具有安全、耐高渗、可长时间保留等特点，已被广泛应用于早产儿及危重新生儿。心腔内电图定位技术在新生儿 PICC 中的使用是近年来新兴技术，该技术可以实时精准定位导管尖端位置，对成功置管非常重要。

一、操 作 步 骤

（一）置管前评估及操作前准备

1. 评估同第六章第二节。

2. 心腔内电图定位物品包括导管尖端定位仪或心电监护仪、心电图机、一次性鳄鱼夹、导联线、肝素帽。

（二）操作流程（视频 7）

视频 7

1. 核对医嘱及患儿身份。

2. 安置体位。患儿取平卧位，手臂外展并与躯干成 90°；如选择下肢，下肢外展 45°。

3. 选择静脉。上肢首选右上肢贵要静脉，其次为肘正中静脉、头静脉、腋静脉；下肢首选大隐静脉，其次为腘静脉；头部选择颞浅静脉或耳后静脉。

4. 体表测量置管长度、臂围或腿围同第六章第三节。

5. 描记体表心电图以科曼 C100B 心电监护仪（专用导管尖端定位仪）为例，定位仪放置于操作者易于观察的位置。设置Ⅱ导联，连接心腔内电图定位仪的 3 个标准导联（LL、RL、RA）电极分别粘贴于左、右锁骨中线第 4 肋间及右侧锁骨中线平第 2 肋间（图 12-9），第 4 根导联线 "H" 是通过鳄鱼夹转换器连接导管尾端（图 12-10），专门用于定位，不需要与体表连接，放在患儿身体的一侧备用。引出标准心电图并采集（图 12-11）。

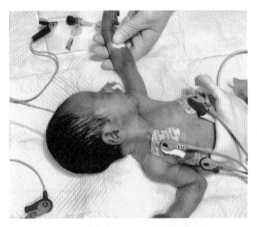

图 12-9　三个标准导联线连接方法

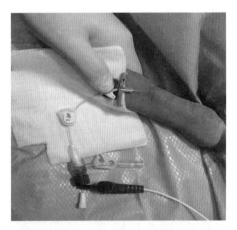

图 12-10　导联线 "H" 连接导管尾端

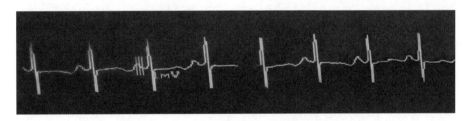

图 12-11　心腔内电图定位前Ⅱ导联体表心电图波形

6. 按标准流程行 PICC 置管，将导管缓慢送至预定长度，如为上肢送管，当导管送至腋下时，将患儿头转向穿刺侧，下颌抵住肩部，防止误入颈内静脉。抽回血并观察回血是否良好，如回血不畅，则可能发生了导管异位，可重新尝试调整导管位置。

7. 心腔内电图尖端定位。如果使用不带导丝的导管，将已抽取 0.9% 氯化钠溶液的 10ml 注射器针头刺入肝素帽内少许（如果导管带有导丝，则不需要连接肝素帽，导管直接连接注射器），肝素帽与 PICC 末端连接，无菌鳄鱼夹夹在注射器针梗上，助手协助将第 4 根导联线"H"与无菌鳄鱼夹导联线另一端连接，向 PICC 内推注 0.9%氯化钠溶液，观察 P 波形态变化。当导管尖端进入上腔静脉后，P 波逐渐增高（图 12-12）；随着导管逐渐进入上腔静脉与右心房交界处，P 波正向最高（图 12-13）；当 P 波达高峰后回落和（或）出现双向（图 12-14）、倒置 P 波（图 12-15）时判定导管进入右心房，停止送管，再回退导管至 P 波振幅为顶峰时振幅的 60%～80%（图 12-16），此处为导管留置的最佳位置（上腔静脉下 1/3 段或靠近上腔静脉与右心房的交界处）。心腔内电图定位成功后，打印并保留心电图（图 12-17）。

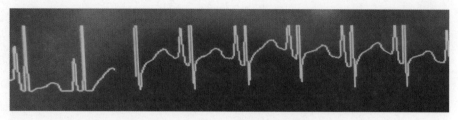

图 12-12　尖端入上腔静脉出现高尖 P 波

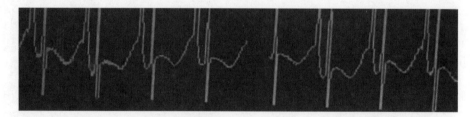

图 12-13　尖端入上腔静脉与右心房交界处，示 P 波达顶峰

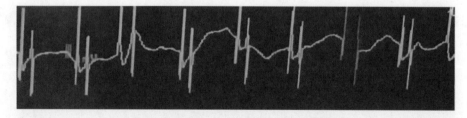

图 12-14　尖端入右心房中部，示双向 P 波

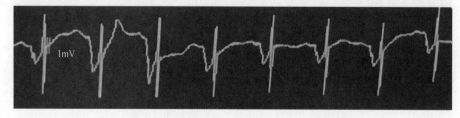

图 12-15　尖端入右心房底部，示负向 P 波

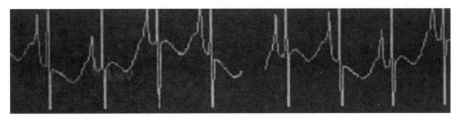

图 12-16　尖端最佳位置：当高尖 P 波达到顶峰后，再回退导管至 P 波振幅为顶峰时振幅的 60%～80%

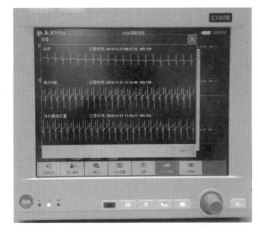
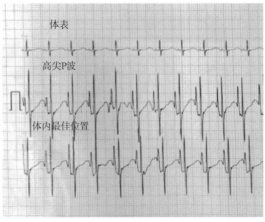

图 12-17　定位成功后，打印并保留心电图

8. 心腔内电图定位成功后，退穿刺鞘，固定导管并记录（详见第六章第三节）。

9. 摄胸部 X 线片，验证 PICC 尖端位置。患儿安静状态，采取自然屈曲体位，采集胸部 X 线片，观察并对照导管尖端的位置（图 12-18）。

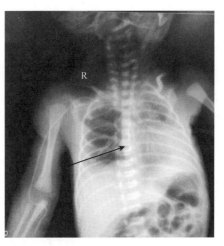

图 12-18　X 线检查，尖端平 T_7 水平

二、注 意 事 项

1. 在 PICC 穿刺过程中，应保持患儿安静，可联合采用多种非药物措施缓解疼痛，包括鸟巢姿势、抚触、音乐、非营养性吸吮、蔗糖水/母乳吸吮安抚等方法。

2. 当导管进入上腔静脉时，出现特征性的 P 波改变，随着导管进入上腔静脉深部，直到进入右心房，靠近窦房结时，出现高峰的 P 波，导管留置在此位置可能导致心律失常，需要后撤一定距离。有研究显示，成人需要后撤 1～2cm，新生儿 P 波达到峰值后，适当后撤导管 0.25～0.5cm，导管尖端即到达上腔静脉最佳位置，平 T_6～T_7。如果导管送入一定长度未能引出特征性的 P 波，说明导管未入上腔静脉，导管异位的可能性大，需要重新调整送管，直到出现特征性 P 波。

3. 由于 PICC 导丝直径细或者其他原因可能会导致电极与导丝之间的失传导，有时需反复调整方可显示心电信号。

4. 各种心血管疾病引起 P 波变动或消失者不适于使用心腔内电图定位方法。

5. 操作时按 PICC 标准化操作流程进行操作,严格遵守无菌操作原则,最大无菌化屏障;置入 PICC 过程中送管应缓慢,以免刺激和损伤血管内膜。

6. 留置期间密切观察有无导管相关性并发症的发生。每班测量并记录双侧臂围或腿围,发现测量相差>2cm 等异常应及时分析原因并做出相应处理。

知 识 链 接

观察导管尖端的位置,传统的方法是在置管完成后行 X 线定位,但不能即时显示尖端位置;如果 X 线定位显示导管异位,重新调整会增加感染机会,给新生儿,尤其早产儿带来许多风险。探讨一种置管过程中能准确判断 PICC 尖端位置且简便易行的方法,是目前研究的方向。随着心腔内电图定位技术的开展,大大提高了 PICC 置管一次尖端到达最佳位置的概率,有效地减少了 PICC 并发症发生的风险。

(张　莎　吴丽元)

第五节　心腔内电图定位技术在新生儿 PICC 置管定位中的应用研究进展

PICC 具有操作简便、安全、耐高渗、保留时间长等特点,已被广泛应用于静脉营养支持及长期输液的早产儿及危重新生儿。美国 INS《输液治疗实践标准》(2021 版)指出,导管尖端最佳位置应为上腔静脉的下 1/3 段,靠近上腔静脉与右心房交界处。当 PICC 尖端异位时,其导管相关性并发症明显增加。目前胸部 X 线检查是判断新生儿 PICC 尖端位置的"金标准",如果发现 PICC 尖端异位,则需要重新消毒、调整位置,X 线检查再次定位,反复 X 线检查及调整位置增加了患儿辐射暴露的危害及感染的风险。心腔内电图定位技术可以在 PICC 穿刺时实时地完成导管尖端位置定位,提高一次性穿刺到位率,减少辐射,目前在成人和儿童 PICC 领域已逐渐广泛应用。国外研究表明,心腔内电图定位在 PICC 的应用中具有良好的可靠性和性价比,是传统放射定位替代选择,而且心腔内电图定位技术可以在置管同时进行调整,因此其更受青睐。随着近年来在新生儿中的应用日益广泛,对心腔内电图引导新生儿 PICC 尖端定位的临床实践及相关研究也在不断进展中。

一、心腔内电图定位技术原理与特异度

(一)心腔内电图定位技术原理

心电图的 P 波反映心房的除极过程,心电监测的 Ⅱ 导联能最大限度地反映 P 波的改变。

因为在不同部位，心电电位差是不一样的，尖端进入右心房上部，靠近窦房结（位于上腔静脉与右心房交界处的界沟上 1/3 的心外膜深面）（图 12-19）时，P 波振幅增高达到最高点，当探测电极越过窦房结到达右心房中部时，出现双向 P 波，甚至 P 波倒置。因此，根据 P 波形态能判定导管位置是在上腔静脉、心房，还是更远部位。

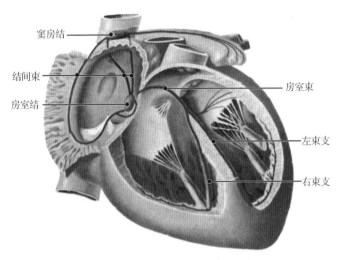

　　　　　　窦房结

结间束

房室结

房室束

左束支

右束支

图 12-19　心传导系统示意图

（二）心腔内电图定位技术特异度

1. 据研究显示，心腔内电图定位技术根据心电图未出现特征性 P 波来判断导管未入上腔静脉的灵敏度为 95%，特异度高达 100%。

2. 当导管进入上腔静脉、右心房行程时，随着导管进入上腔静脉及深部，P 波逐渐升高，直到靠近窦房结时，出现顶峰的 P 波，当探测电极越过窦房结到达右心房中部时，出现双向 P 波，继续向前推进，达心房底部时，甚至出现 P 波倒置。若将导管留置在心房内或靠近窦房结时可能导致心律失常，此时适当后撤导管一定长度，并通过对照 X 线检查发现，当 P 波达到峰值后，根据患儿体重大小，新生儿适当后撤 0.25～0.5cm，儿童适当后撤 1～2cm，后撤至 P 波波幅为顶峰 P 波波幅的 80% 左右时，导管尖端即到达上腔静脉最佳位置，平 $T_6 \sim T_7$ 水平。定位成功的标志是定位过程中除心电图显示稳定的高尖 P 波外，还必须出现倒置 P 波或双向 P 波（有时双向 P 波显示不一定明显）。

（三）置管中导管异位体位的调整

1. 常规体位下送管未能引出特征性 P 波的处理　如果在常规体位下（经上肢置管时，导管送至肩部时，助手将患儿头转向穿刺侧，下颌抵住肩部）导管送入一定长度未能引出特征性 P 波，说明导管未入上腔静脉，导管异位的可能性大，此时需要调整体位，可将导管退回至腋静脉内，用手指按压颈内静脉部位的同时，将体位摆至头后仰或整个躯体向穿刺侧卧位的方法，反复多次，如果还是没有出现特征性 P 波改变，可以再回到常规体位下送管，直到出现特征性 P 波改变。个别患儿由于血管解剖的异常，反复调整体位失败，不得不更换穿刺血管，且其中绝大部分患儿常需要更换穿刺肢体。

2. 排除假阳性高尖 P 波　如果定位过程中只是出现一过性的高尖 P 波，则需要排除是否为假阳性的高尖 P 波。笔者研究发现，58 例置管患儿中，2 例心腔内电图定位失败，其具体情况如下：第 1 例患儿，经采取反复调整体位等措施，始终未引出特征性 P 波，由于患儿病情危重，不便于长时间置管操作，且导管已送入预定长度，回血好便予以固定，后来 X 线检查显示导管尖端位于颈内静脉。第 2 例患儿，曾出现一过性高尖 P 波改变，但马上又显示类似于体表基础波的波形，全程均未出现双向或倒置 P 波，后来 X 线检查显示导管尖端位于对侧锁骨下静脉内，分析其原因，可能是由于导管尖端经过上腔静脉入口时，探测电极探测到心电电位差一过性升高，此时由于导管异位，并未真正进入上腔静脉，随着导管不断推进，离右心房越来越远所致。观察结果显示，心腔内电图定位技术根据心电图未出现特征性 P 波来判断导管未入上腔静脉的特异度高达 100%，与 Connolly B 等的研究结果一致。

二、心腔内电图定位技术导联连接及引导方式的选择

（一）导联连接方式的选择

临床有三导联法及肢体导联法两种连接方式。两种方法均选择 Ⅱ 导联记录体表心电图，因为此时心电图 P 波清晰，便于观察。心电导联连接成功后，置入 PICC 到预测量长度，利用心内转换器或带金属夹的无菌心电导线，可实现静脉内心电图与体表心电图之间的转换。

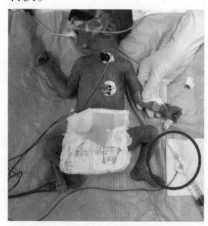

1. 三导联法　使用心电监护仪监测心电图。临床上导联连接方式包括专用心腔内电图定位仪三导联法连接方式（图 12-9）及普通监护仪三导联自制法连接方式两种（图 12-20）。

2. 肢体导联法　如果使用心电图机监测心电图，则选择肢体导联连接法。

（二）引导方式的选择

心腔内电图法引导方式分为盐水柱引导法和导丝引导法两种方式。

1. 盐水柱引导法

（1）连接方法：对于无导丝导管，需要使用盐水作为腔内电极，即一端与心腔内电图定位导联线相连接

图 12-20　普通监护仪三导联自制法
连接方式

（可以通过转换夹转换），另一端与刺入 PICC 末端肝素帽的针头的针梗相连。该方法的安全性高，因在 PICC 置管过程中进入静脉内的是柔软的导管而不是金属导丝，减少了对血管内膜的损伤，该方法还具有取材方便、费用低等特点。

（2）分类：分为手动推注生理盐水柱法和自然垂注生理盐水柱法两种。

1）手动推注生理盐水柱法（图 12-21）：手动推动注射器将盐水注入导管中，形成液

体回路，用于导出体内心电信号。这个过程可能会由于推动速度的不稳定导致液体流速不均匀，从而导致体内心电信号收集受干扰，需待停止手动推注且导管中充满盐水后再观察心电图波形的改变。

2）自然垂注生理盐水柱法（图12-22）：将输液器与导管连接，打开输液器流速控制开关，利用重力将盐水匀速注入导管，导出体内心电信号，由于盐水匀速注入，不会对导出的体内心电信号产生影响，是最佳形成回路的方法。

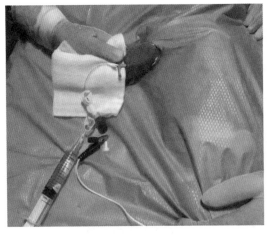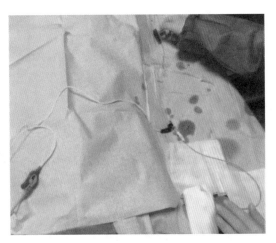

图12-21　手动推注生理盐水柱法　　　　　　图12-22　自然垂注生理盐水柱法

研究显示，采用输液泵、微量注射泵泵注生理盐水比手动推注生理盐水柱法引导心腔内电图的稳定性更好。自然垂注生理盐水柱法引导的心腔内电图波形更连续稳定，同时生理盐水用量少，建议推广应用于新生儿及其他需严格控制摄入量的人群。

（3）可用于尖端位置的动态监测：对于置管时间较长、体重增长较快、活动量较多的患儿，为了避免导管留置过程中出现导管移位，每1~2周需动态监测导管尖端的位置。传统方法是采用反复X线检查定位，这样增加了患儿X线辐射暴露的机会。对于留置PICC者，也可采用PICC末端连接肝素帽及注射器针梗取代导丝而进行心腔内电图定位，可对尖端位置进行动态监测。但要特别注意严格无菌操作，电极片及导线须经消毒方可使用。

2. 导丝引导法　此方法操作简单，引导心腔内电图的稳定性比较好，同时也需要使用盐水增加导电性。需避免导丝对血管内膜的损伤，置管时导丝必须撤退至距导管尖端1cm的导管内。其连接方法包括导丝引导法（有鳄鱼夹）及导丝引导自制法（无鳄鱼夹）两种。

（1）导丝引导法（有鳄鱼夹）：在采用专用心腔内电图定位仪三导联法连接方式进行心腔内电图定位时，将无菌转换鳄鱼夹一端夹在PICC末端导丝上，另一端与心腔内电图定位仪专用定位导联线相连接（图12-23），形成完整的回路。此方法仪器灵敏度高，各部件连接紧密，心电传导信号损失少，是最佳心电连接回路。

（2）导丝引导自制法（无鳄鱼夹）：在设备条件不允许，不得不采用普通监护仪三导联自制法连接方式时，取下右锁骨中点处的心电导联线，与PICC导丝相连（通过无菌电极片）（图12-24）。

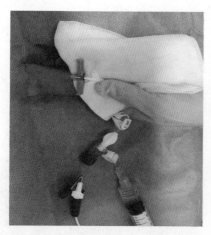 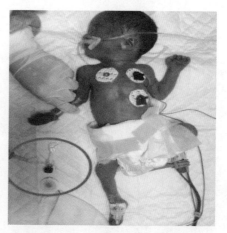

图 12-23　导丝引导法（有鳄鱼夹）　　　图 12-24　导丝引导自制法（无鳄鱼夹）

三、上肢移动和体重增长影响 PICC 尖端位置

（一）上肢移动对于新生儿 PICC 尖端位置的影响

据 Nadroo AM 等研究显示，上肢的移动明显影响新生儿 PICC 尖端位置，当上肢由仰卧外展 90°（外展体位）转为仰卧内收于躯体侧（内收体位）时，经上肢贵要静脉和腋静脉置管，导管尖端朝心脏方向移动（15.11±1.22）mm；而经头静脉置管，导管尖端朝外周静脉方向移动。笔者在新生儿 PICC 置管定位中也得到了证实，患儿经上肢贵要静脉置管，穿刺成功后，在上肢外展 90°体位下送管（图 12-25），导管按预先裁剪好的长度，已全部送入体内，出现了高尖 P 波，但高尖 P 波并不典型（图 12-26），且未见双向波或倒置波，为了证实导管已入上腔静脉，我们改变肢体体位，由肢体外展 90°，改为肢体内收（内收于躯体侧）（图 12-27），此时观察定位仪上 P 波变化，出现负向 P 波（图 12-28），说明尖端位置变深，已达右心房底部，证实导管在上腔静脉行程，这时再回到上肢置管标准体位（肢体外展 90°），按心腔内电图定位常规流程逐渐撤退导管至导管尖端达理想位置。

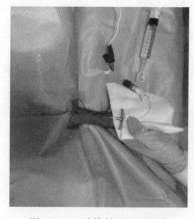 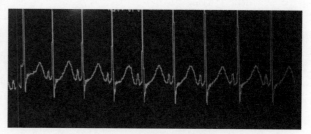

图 12-25　肢体外展 90°送管　　　　　　图 12-26　高尖 P 波不典型

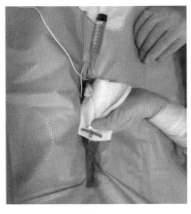

图 12-27　肢体内收体位送管

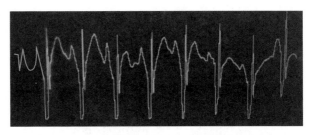

图 12-28　尖端位置变深，出现负向 P 波

（二）上肢移动对于儿童 PICC 尖端位置的影响

据 Connolly 等研究显示，由外展体位到仰卧内收体位时，儿童 PICC 尖端平均移动 2.2 个肋间隙，因此建议置管者应在最终导管尖端定位时考虑到因上肢移动致使导管尖端移动的距离。

（三）上肢移动对于成人 PICC 尖端位置的影响

Cho CH 等研究结果显示，为 200 例成人经肘上贵要静脉置入 PICC，比较从外展体位到内收体位对导管尖端的影响，结果表明有 114 例导管尖端朝心脏方向移动，66 例朝外周静脉方向移动，20 例没有移动，这与 Nadroo AM 等研究新生儿上肢由外展体位到内收体位时，经贵要静脉置入 PICC，导管尖端移动方向不一致，可能是由于成人与新生儿体格的不同，也可能是由于二者穿刺部位一个在肘上，一个在肘下产生的不同，仍需要大样本研究进一步验证。

（四）新生儿 PICC 留置时间过长，尖端位置发生变化

当新生儿 PICC 在体内留置时间过长时，随着身体生长会造成导管尖端在血管内位置变化。据研究报道，极低出生体重儿体重增长率与 PICC 尖端位置有显著的相关性，结果表明当体重增长率达到 40%、70%、100% 时，导管尖端出现 2 个、3 个和 4 个椎体的移位，提示需要继续使用 PICC 时，均有必要进行重新 PICC 尖端定位，且在使用中高度警惕导管继发性异位导致的相关并发症的发生。体重增长至 100% 及以上时，建议拔除或更换导管。

四、心腔内电图特异性 Q 波辅助下肢 PICC 尖端定位

应用心腔内电图的特异性 Q 波辅助下肢 PICC 尖端定位，能提高导管定位准确率。临床上以出现逐渐增高的 P 波为依据，当出现高振幅 P 波后，在 P 波起始段出现小负向波，为特异性 "Q" 波，出现特异性 "Q" 波后以 0.5cm 为单位后退导管，逐渐出现双向 P 波、

倒置 P 波，再后退 0.5～1cm（新生儿及儿童），以倒置 P 波转为消失为标准，此时导管尖端位于下腔静脉最佳位置（膈上 0.5～1cm，下腔静脉与右心房交界处）。

五、影响心电导引峰值与 X 线定位最佳位置差异的相关因素

（一）首次固定时纱布摆放不当导致导管移位，胸部 X 线片示导管尖端位置改变

1. 原因 穿刺点出血是置入 PICC 后并发症之一，置管后 24h 内容易发生渗血，为了减少渗血，常规在穿刺点放置纱布来压迫伤口。如果纱布叠放的方式不当，导管完全被大块无粘贴作用的纱布遮盖，导管固定效果差，导管活动度加强，由于患儿渗血、上肢活动等导致导管在纱布下移动。

2. 处理对策 在以穿刺点为中心的 1～2cm 的导管打弯处用一块 1cm×2cm 的小方纱覆盖，其余导管的硅胶部分应固定在贴膜之下，最大限度地防止导管的移动。

（二）体位改变时，心电导引峰值定位与 X 线定位的最佳位置刻度出现差异

1. 原因分析
（1）当患儿处于卧位时，纵隔结构被腹部内容物挤压，心脏的位置和上腔静脉相对上移，导致最佳位置也发生改变。
（2）当患儿（年长儿童），从置管体位（卧位，手臂外展）到 X 线摄片时的体位（站位，手臂外展）时，导管尖端向上移动，尖端位置变浅 1～2cm。
2. 处理对策 年长儿童，X 线摄片时的体位由站立位手臂外展姿势改为站立位手臂内收的自然下垂姿势，此方法能有效中和在平卧位手臂外展置管中因体位改变而导致的导管尖端刻度改变。

（三）胸部 X 线片定位最佳位置上移与腹胀疾病有关

1. 原因 当腹胀时，膈被压迫上移，上腔静脉和心脏的位置也会随之升高，导致心腔内电图定位的最佳刻度位置也随之上移，导管尖端位置相对变深，从而导致 X 线定位较心电导引峰值位置深约 1cm。

2. 处理对策 当患儿出现腹胀时，建议置入导管比心腔内电图峰值刻度少送 1cm。

（四）胸部 X 线片定位最佳位置改变，与修剪导管时退导丝的长度不同有关

1. 原因 导管头端修剪前导丝后撤技术如把握不好，使金属导丝位置不当导致导管置入过深或过浅，如导丝超出头端导管则过早引出特征性高尖 P 波，导致导管置入过浅；反之，如后撤导丝过多，则导管已达目的地但导丝未到，使特征性高尖 P 波被引出晚，导致导管置入过深，影响 PICC 头端定位的准确判断。

2. 处理对策 有效的预防方法为导管导丝后撤至导管内 1cm，在撤导丝前先在导丝外露部与无针密闭式接口或肝素帽连接处的根部打折，以此标记导丝原有在导管外的长度，确保导丝后撤至导管内 1cm。

六、早产儿 PICC 心腔内电图准确定位 P 波比例的比较分析

（一）根据 P 波比例与胸椎的对应关系判断导管尖端位置

心腔内电图定位具有很高的敏感性与特异性，可以在置管时辅助判断导管走行是否正确及尖端最佳位置。置管护士可以根据 P 波比例与胸椎的对应关系快速判断导管尖端位置，经上肢穿刺，P 波比例大部分集中在波动的 0.4～0.8 处（即最佳位置 P 波高度为 P 波达顶峰时高度的 40%～80%），导管尖端有 95% 的可能处于上腔静脉深部位置，即 T_4～T_7。经下肢置管，P 波由倒置转为消失时，导管位于下腔静脉最佳位置，即下腔静脉与右心房交界处（平 T_9～T_{11} 水平）。

（二）导管尖端留置在最佳位置时 P 波比例

笔者大量临床实践经验认为，为了使导管尖端留置在上腔静脉深部最佳位置，即靠近上腔静脉与右心房交界处（平 T_6～T_7 水平），需调整 P 波高度为 P 波达顶峰时高度的 70%～80%。

（三）极低、超低出生体重儿导管撤退至最佳位置的长度

个别极低、超低出生体重儿，P 波达顶峰后导管撤退的长度仅需 0.25cm（P 波波幅较顶峰 P 波波幅稍降低即可），这可能是由于极低、超低出生体重儿体重小，心壁较足月儿更薄，上腔静脉更短。

七、新生儿永存左上腔静脉心腔内电图定位下 PICC 置管特征性 P 波改变

永存左上腔静脉（persistent left superior vena cava，PLSVC）是常见的体循环静脉畸形，因胎儿期的左前主静脉近心端未能退化而形成，在正常人群中的发病率为 0.3%～0.5%，在先天性心脏病人群中的发病率约为 10%，大多数患儿无任何临床症状，也无血流动力学改变，仅在心导管检查、植入起搏器或中心静脉导管置管时发现。随着心腔内电图定位技术在危重新生儿及早产儿 PICC 置管中的广泛应用，精准实时导管尖端定位技术对于中心静脉置管成功的作用逐渐凸显。但对于有 PLSVC 的新生儿，由于存在异常的腔静脉回路，在进行 PICC 置管时，导管可能会异位于 PLSVC 内，PLSVC 的存在将影响置管后对导管尖端位置的判断，极大地增加该类患儿 PICC 置管的难度系数和危险系数，从而增加 PICC 相关并发症的发生风险。

（一）永存左上腔静脉置管特征性 P 波波形改变

根据 Wu 等研究结果显示，PLSVC 新生儿置入 PICC 时，其心电出现左上腔静脉置管

特征性 P 波改变，与右上腔静脉置管波形改变不相同。患儿特征性 P 波变化表现为当心电图上出现宽大倒置 P 波时，随即后撤导管 0.5cm，P 波转为双向，波幅变小，示导管尖端后撤至心房中部；再后撤 0.5cm，出现 P 波消失，示导管尖端后撤至心房以外的冠状静脉窦，再继续后撤 0.5cm 至上腔静脉下 1/3 段，判断为导管留置的最佳位置。置管后经 X 线摄片、床旁 B 超检查确诊导管置入 PLSVC。患儿 PICC 留置 18~29d 后按计划拔管，留置期间均未出现 PICC 相关并发症，为心腔内电图定位下 PICC 技术用于 PLSVC 新生儿提供了重要的临床参考价值。

（二）患儿经 PLSVC 置入 PICC 时导管是否可以继续保留的判断

PLSVC 是一种先天性血管畸形，置管后进行彩超检查，如果静脉血经冠状窦回流入右心房，导管可以予以保留，回流入左心房者则应立即拔除。据 Wu 等研究结果显示，将 PICC 置入 PLSVC 时，如果超声检查显示永存左上腔静脉血经冠状窦回流入右心房，且永存左上腔静脉与右上腔静脉管腔直径差异不大，永存左上腔静脉在 2.0mm 以上，导管可以保留至治疗结束。因 PICC 液体外渗与血管内径的大小成反比，若永存左上腔静脉管腔直径明显小于右上腔静脉，为了输液安全应尽早拔除 PICC。

（三）PLSVC 置入 PICC 的处理及预防

虽然心腔内电图定位技术在我国新生儿 PICC 置管中逐渐得到应用，但是要想通过 P 波的各种特征性变化来精准定位导管尖端位置，还需要大量的临床观察与研究。

1. 对于穿刺前尚未行影像学检查患儿　部分危重新生儿或早产儿，在出生后急需使用高渗透性、刺激性药物，必须尽早建立中心静脉通路，但尚未明确是否存在 PLSVC 者，建议尽量选择右侧上肢、右侧头颈或双下肢静脉置管。

2. 对于置管前已行影像学检查患儿　虽然 PLSVC 患儿在临床上较少见，对于需留置 PICC 的危重新生儿，置管前最好先分析患儿的影像学资料，对于已确诊 PLSVC 的患儿应尽量避开从左侧上肢及左侧头颈部静脉置管；置管时不可避免必须选择左侧静脉时，建议最好在心腔内电图定位下置管。如果在送管过程中出现倒置、双向 P 波，而未见特征性高尖 P 波，考虑导管可能进入 PLSVC，应多学科协作，经床旁 B 超等检查确认导管是否进入 PLSVC 下 1/3 处，并综合分析，最终决定导管是否可以继续保留，并做好导管相关性并发症的预防及观察，以确保 PLSVC 新生儿 PICC 的使用安全。对 PLSVC 新生儿置管出现的特征性 P 波变化值得新生儿 PICC 置管操作人员学习和认识。

知 识 链 接

心腔内电图定位法常用的定位依据是 P 波振幅，但双峰 P 波、特异性 Q 波、P 波斜率等定位依据是否适用于新生儿仍需要深入研究。新生儿上肢移动、体格生长等会使 PICC 尖端发生移位，但目前国内外关于新生儿体格生长对 PICC 尖端位置影响的研究较少。

第六节　心腔内电图定位技术在新生儿脐静脉置管定位中的应用

随着新生儿医学与重症医学的不断发展，脐静脉置管技术的操作及应用日趋成熟，成为抢救危重新生儿生命的最重要的手段之一和必然趋势。可以通过脐静脉置管迅速建立静脉通道以利于抢救和治疗。但传统的新生儿脐静脉置管术是盲插，需要术后 X 线检查以确认尖端位置，而且因尖端位置准确性差、易造成的并发症多等缺陷，目前精准定位置管技术受到人们重视。心腔内电图定位技术在新生儿 PICC 中的使用是近年来新兴技术，已有较成熟经验。但在心腔内电图定位下，经脐静脉置入中心静脉导管的技术，据 Wu 等相关研究报道，其可行性逐渐被认可，并在临床中逐渐被推广。

一、操 作 步 骤

（一）置管前评估及操作前准备

详见第五章第二节。

（二）实施心腔内电图定位（视频 8）

视频 8

1. 连接心腔内电图定位仪　血管专用心腔内电图定位仪放置于操作者易于观察的位置（图 12-29）。设置 Ⅱ 导联，连接心腔内电图定位仪的三个标准导联，红色、绿色电极分别贴于左、右锁骨中线第 4 肋间，白色电极贴于右锁骨中线第 2 肋间（图 12-30），引出标准心电图并采集（图 12-31）。

2. 按常规予以脐静脉置管　当导管置入预定长度（长度的计算及测量方法详见第五章第一节），再送入 1.5～2cm，抽回血通畅，开始实施心腔内电图定位。

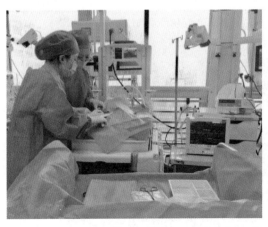

图 12-29　心腔内电图定位仪放置于操作者易于观察的位置

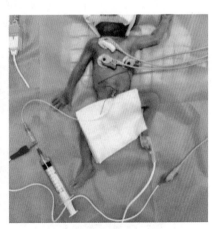

图 12-30　心腔内电图定位标准导联，肝素帽、鳄鱼夹与导管连接方法

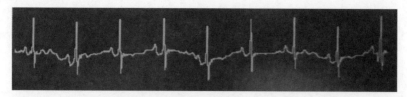

图 12-31　心腔内电图定位前Ⅱ导联的心电图波形（基础波形）

3. 心腔内电图定位技术的具体方法

（1）将脐导管末端连接肝素帽，并将肝素帽与 10ml 无菌注射器相连（内充满生理盐水）（图 12-30 ）。

（2）将定位导联线与无菌心电转换线（有鳄鱼夹）相连，将鳄鱼夹夹在脐导管末端 10ml 无菌注射器针头的针梗上（图 12-30 ）。

（3）向脐导管内缓慢推注生理盐水，引出心腔内电图波形。

（4）观察 P 波变化：由于下腔静脉心电图无 P 波或 P 波不明显，因此采用将导管尖端经下腔静脉送至右心房上部，再逐渐撤退导管的方法。①P 波出现起始部负波（特异性 Q 波）且高尖（图 12-32），此时导管尖端达右心房上部，靠近窦房结处，操作者边缓慢退管，边观察定位仪显示屏。②撤退导管约 0.5cm，显示屏上出现双向 P 波（图 12-33），此时导管尖端回退至心房中部。③继续撤退导管约 0.5cm，显示屏上出现负向 P 波（图 12-34），此时导管尖端撤退至心房底部。④继续撤退导管约 0.5cm，显示屏上负向 P 波消失，此处为导管留置的最佳位置（下腔静脉与右心房交界处）（图 12-35）。如果心腔内电图定位未出现上述特征性 P 波改变，则说明导管尖端出现异位，需适当撤退导管，重新送管，直到出现上述特征性 P 波改变。

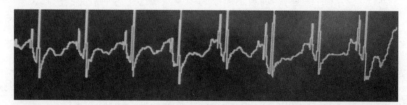

图 12-32　导管尖端入右心房上部，靠近窦房结处，P 波出现起始部负波且高尖

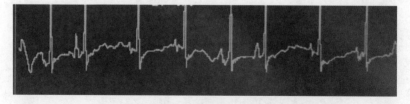

图 12-33　导管尖端回撤至心房中部时，出现双向 P 波

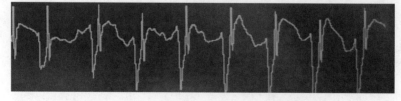

图 12-34　导管尖端回撤至心房下部，出现负向 P 波

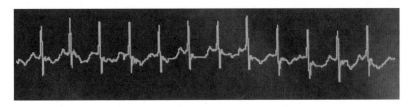

图 12-35　导管尖端到达最佳位置的心电波形

（5）打印并保留心电图（图 12-36）。

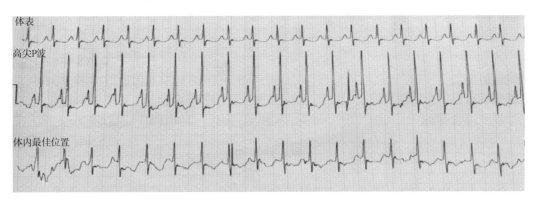

图 12-36　定位成功后打印的心电图波形

4. 分离定位夹，抽回血，脉冲式冲管，连接无菌密闭式接口，使用 1U/ml 稀释的肝素盐水 1～2ml 正压封管。

5. 在脐残端做连续荷包缝合，固定导管；按常规记录；置管后常规拍床旁胸腹部 X 线片（图 12-37）。

二、心腔内电图定位下脐静脉置管的原理

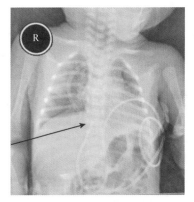

图 12-37　胸腹部 X 线片显示，导管尖端约位于 T9 水平

1. 心电图的 P 波反映心房的除极过程。心电监测的 Ⅱ 导联能最大限度地反映 P 波的改变。因为在不同部位，心电电位差是不一样的，从窦房结发放的电兴奋信号所形成的 P 波形态自然不一样。当导管送达到右心房顶部，近窦房结时，P 波出现起始部负波（特异性 Q 波）且高尖，逐渐撤退导管（约 0.5cm），当导管尖端回退至心房中部时，出现双向 P 波；再撤退导管（约 0.5cm），导管尖端至心房底部时，出现负向 P 波；继续撤退导管（0.5～1cm），出现负向 P 波消失，此处为导管留置的最佳位置。此时，尖端撤退至下腔静脉与右心房交界处，平 T9～T11 水平。因此，依据 P 波形态能判定导管尖端位置是位于下腔静脉、心房，还是异位到其他部位。

2. 导管进入右心房顶部，近窦房结时，出现特征性高尖 P 波，导管留置在此位置可能导致心律失常，需要后撤一定距离（1.5～2cm），并通过对照 X 线检查发现，导管尖端即到达下腔静脉最佳位置（在横膈之上，下腔静脉上段与右心房交界处），平 T9～T11。

3. 如果导管送入一定长度未能引出特征性的 P 波，说明导管未入下腔静脉，则导管异位的可能性大。Wu 等研究显示，观察组 33 例，初次送管 12 例未出现特征性 P 波，通过适当撤退导管，改变体位或送管方向，重新送管后，其中 11 例出现了特征性 P 波；另外 1 例始终未出现特征性 P 波改变，根据置管前对该患儿进行的体表测量长度，抽回血通畅后进行固定，再行 X 线检查，结果显示导管尖端异位到肝静脉内，立即予以拔管处理。

4. 分析上述患儿及临床类似脐静脉置管失败的原因。从解剖学上看，脐静脉在脐根部进入腹部，在短暂的肝外走行后经镰状韧带入肝，在较短的肝内走行后与门静脉左支相连接（这也导致脐静脉置管送管时在此可能发生异位至门静脉），并向头侧延续形成静脉导管，通过肝静脉（这也导致脐静脉置管送管时在此可能发生异位至肝静脉）或直接汇入下腔静脉后穿过膈引流入右心房。考虑上述异位到肝静脉的患儿为脐静脉解剖学结构发生变异或异常，在这种情况下，即使在心腔内电图定位下置管，也有可能引起脐静脉置管失败。对于个别送管困难患儿，经反复改变体位或送管方向，仍未能达到最佳位置（引导出特征性 P 波）者，可采用脐静脉低位置管法，即将导管留置在脐静脉导管内（导管置入 4～5.5cm，回血良好处），短期内作为外周静脉导管使用。

通过研究结果及临床观察显示，心腔内电图定位技术对于心电图未出现特征性 P 波以判断导管未入下腔静脉的特异度高达 100%。

三、心腔内电图定位下脐静脉置管的优势

心腔内电图定位下脐静脉置管术能有效提高导管尖端一次置管到位率，非计划性拔管率明显低于对照组，且与传统置管方法比较，该技术并没有增加 1 周内并发症发生率。

（一）提高导管尖端一次置管到位率

根据 Wu 等研究显示，对照组和心腔内电图定位组导管尖端一次置管到位率有显著差异，对照组成功率为 57.57%（19/33），心腔内电图定位组成功率为 96.96%（32/33），两者比较有显著性差异，证明采用心腔内电图定位技术可以使脐导管尖端一次置管到位率明显提高，并更容易使导管尖端位于下腔静脉最佳位置。非计划性拔管率比较表明，心腔内电图定位组为 6.1%，明显低于对照组（30.3%），对照组和心腔内电图定位组非计划性拔管率有显著差异。

（二）实时追踪导管尖端位置

随着该技术的开展，操作者在置管过程中能实时追踪导管尖端位置，以便准确判断尖端留置位置，提高一次置管到达最佳位置率。为了减少脐静脉置管术后相关并发症，延长导管使用时间，一般将脐静脉置管导管尖端置于下腔静脉上段（在横膈之上）与右心房交界处，膈上 0.5～1cm 的下腔静脉内。

四、传统的脐静脉置管定位的局限性

传统的脐静脉置管定位方法主要包括体表测量法、超声引导定位法和盲插 X 线尖端定位法，这三种方法均具有一定的局限性。

1. 体表测量法　个体差异大，只是接近静脉解剖长度，不是非常精确，往往会影响结果的准确性。

2. 超声引导定位法　主要用于置管前穿刺血管定位或置管完成后导管尖端局部的定位，不能显示导管的全程，并且由于实时超声引导技术设备及技术要求高，大多数新生儿病房没有床边检查的条件，需要考虑转运风险，因此临床上未能广泛开展。虽然我国有学者认为超声在置管过程中有导航作用，但并未给出具体导航过程，考虑到无法精确控制脐静脉导管前进的方向，故对提高置管成功率的作用并不大。

3. 盲插X线尖端定位法　盲插后胸腹部 X 线定位方法是先根据体重计算置管的大致深度，再盲送导管，置管完成后再行 X 线定位。为了避免患儿、工作人员受到X线辐射，不宜在置管过程中进行 X 线检查，因为这种方法不是即时结果，经常会出现导管异位。如果置入过浅，尖端容易异位到肝静脉、下腔静脉的小分支血管、腹腔脏器的小血管或停留在门静脉系统等，由于长时间输入高渗液体，可导致腹腔脏器坏死、坏死性小肠结肠炎等严重并发症；置入过深（误入右心房），则可能引起心律失常、心包积液等并发症。如果导管异位重新调整，不仅增加感染机会，且可能需要多次调整、反复拍片，故对于新生儿，尤其早产患儿难以进行。

五、心腔内电图定位下脐静脉置管的实用性及局限性

（一）心腔内电图定位下脐静脉置管的实用性

心电引导定位优于传统的脐静脉置管定位方法，明显增加置管成功率。Rossetti 等研究认为，心腔内电图定位脐静脉置管方法对于新生儿很安全和准确，当使用专用心腔内电图定位仪的情况下该方法的准确率为 95.8%，甚至高达 98.8%。Wu 等研究认为心腔内电图定位组一次性置管准确率为 96.55%，与其他研究结果基本一致。

（二）心腔内电图定位下脐静脉置管的局限性

心腔内电图定位下脐静脉置管虽具有诸多优点，但也有一定的局限性。

1. 由于脐导管没有导丝，采用脐导管末端连接肝素帽，再连接无菌鳄鱼夹及定位导联线的方法，可能会导致心电信息的失传导，有时需反复调整方可显示心电信号。

2. 使用高频振荡呼吸模式辅助通气的患儿，置管时由于受高频振荡通气影响，心电图波形干扰增加，有时需要暂停高频振荡通气来观察心电引导定位的波形。

3. 心电图异常者，如心房颤动患儿也不宜使用。

综上所述，心腔内电图定位下脐静脉置管术能精准定位脐静脉置管尖端位置，避免新

生儿因反复置管造成的损伤，明显减少非计划性拔管率，提高置管效果，安全性好，值得临床推广。

知 识 链 接

当患儿脐静脉解剖结构发生变异或异常时，即使在心腔内电图定位下置管，也有可能引起脐静脉置管失败。这种结构变异包括永久性右脐静脉、脐静脉导管缺如等。脐静脉导管入肝是置管失败最常见的情况，通过肝脏超声扫查，特别是观察门静脉，有利于发现脐静脉导管误入的具体位置。

（吴丽元）

第七节　心腔内电图定位技术在儿童PICC置管定位中的应用

美国INS推荐，PICC尖端位置应位于患儿的上腔静脉下1/3或靠近上腔静脉与右心房交界处（CAJ），此标准同样适用于儿童。但儿童由于年龄跨度大，置管前体表测量定位法测量的导管长度很容易出现较大偏差，置管时如果缺少实时尖端定位，极易出现导管异位，从而增加导管相关性血栓、静脉炎等并发症的风险。有研究显示，在儿童PICC置管中，没有尖端定位技术的指导，导管置入后的胸部X线片异位率会达到23%～85%。新生儿由于体重和身长增长较快，我国学者研究认为，新生儿PICC尖端位于近CAJ最佳。心腔内电图定位技术在儿童PICC置管中的应用对于正确引导导管尖端位置、提高儿童PICC置管成功率等方面具有重要意义。

一、操 作 步 骤

（一）置管前评估及操作前准备

1. 评估　同第九章第二节。

2. 心腔内电图定位用物准备　导管尖端定位仪或心电监护仪/心电图机，无菌鳄鱼夹导联线，肝素帽，0.9%氯化钠溶液100ml，带注射针头的输液器。

3. 血管超声仪及超声系统专用导针器套件（盲穿省略）。

（二）操作流程（视频9）

视频9

1. 核对医嘱及患儿身份。该例置管患儿为男性，8岁，23kg，身高1.3m。

2. 安置体位。患儿取平卧位，手臂外展并与躯干成90°；如选择下肢，下肢外展45°。

3. 评估血管。首选右上肢贵要静脉，其次为肘正中静脉、头静脉。扎止血带评估血管，血管超声仪评估血管血流情况（盲穿省略），选择穿刺点，做好标记。

4. 体表测量置管长度、臂围，同第九章第三节。

5. 描记体表心电图。使用科曼 C100B 心电监护仪（专用导管尖端定位仪）进行定位。定位仪放置于操作者易于观察的位置。设置Ⅱ导联，连接心腔内电图定位仪的 3 个标准导联（LL、RL、RA），电极分别粘贴于左、右锁骨中线第 4 肋间，右锁骨中线第 2 肋间。第 4 根导联线"H"连接导管尾端，是专门用于定位的，不需要与体表连接，放在患儿身体的一侧备用（图 12-38）。引出标准心电图并采集（图 12-39）。

6. 按标准流程行 PICC 置管。将导管缓慢送至预定长度，如为上肢送管，当导管送至腋下时，将患儿头转向穿刺侧，下颌贴近肩部，防止误入颈内静脉。抽回血

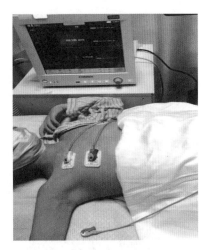

图 12-38　连接心腔内电图定位仪

并观察回血是否良好，如回血不畅，则可能发生了导管异位，可重新尝试调整导管位置。此时，助手可用血管超声检查置管侧及对侧颈内、颈外静脉及锁骨下静脉，初步判断导管是否异位（盲穿省略）。

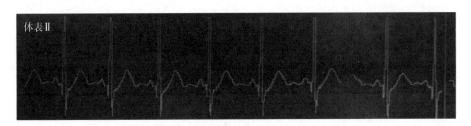

图 12-39　心腔内电图定位前Ⅱ导联体表心电图波形

7. 心腔内电图尖端定位。①将 PICC 末端连接肝素帽。②将 0.9%氯化钠溶液瓶连接输液器并排气。③将输液器针头刺入肝素帽内少许，与 PICC 末端连接，打开输液器开关，并调节至适当的滴数，使 PICC 内始终充满 0.9%氯化钠溶液。④无菌鳄鱼夹夹在输液器针头上，助手协助将第 4 根导联线"H"与无菌鳄鱼夹导联线另一端连接（图 12-40）。⑤观察 P 波形态变化：当导管尖端进入上腔静脉后，P 波逐渐升高；随着导管逐渐进入上腔静脉与右心房交界处，P 波正向最高（图 12-41）；当 P 波达高峰后回落和（或）出现双向（图 12-42）、倒置 P 波（图 12-43）时判定导管进入心房，停止送管，再回退导管至 P 波振幅达到高峰时振幅的 60%~80%（图 12-44），此处为导管留置的最佳位置（上腔静脉下 1/3 段或靠近上腔静脉与右心房交界处）。⑥心腔内电图定位成功后，打印并保留心电图（图 12-45）。

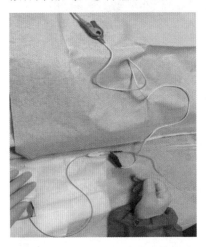

图 12-40　心腔内电图定位连接方法

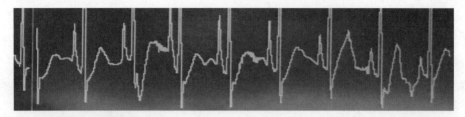

图 12-41　导管置入 30cm，尖端入上腔静脉与右心房交界处，P 波达高峰

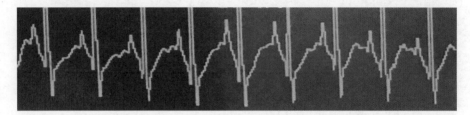

图 12-42　导管置入 32cm，尖端入心房中部，出现双向 P 波

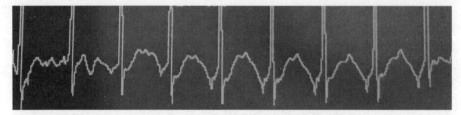

图 12-43　导管置入 33cm，尖端入心房底部，出现负向 P 波

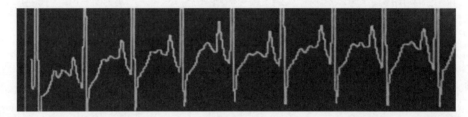

图 12-44　导管置入 28cm，尖端达最佳位置，P 波达高峰后回退 2cm

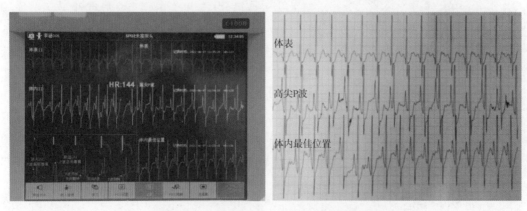

图 12-45　定位成功后，打印并保留心电图

8. 心腔内电图定位成功后，退穿刺鞘并撕裂穿刺鞘，撤出导管内导丝，安装减压套筒并锁紧（头端闭合式、三向瓣膜 PICC），连接输液接头，正压封管，固定导管，粘贴导管标识并记录（参见第九章第三节）。

9. 摄胸部 X 线片，验证 PICC 尖端位置。患儿呈安静状态，采取自然屈曲体位，采集胸部 X 线片，观察并对照导管尖端的位置（图 12-46）。

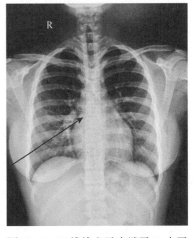

图 12-46　X 线检查示尖端平 T_6 水平

二、注 意 事 项

1. 心电图定位在导联选择方面可以选择标准 Ⅱ 导联，导联连接方式可以利用胸部三导联法、肢体导联法。

2. 心腔内电图引导定位技术是利用盐水柱法或者导丝引导法进行临床引导。据研究显示，X 线定位方法和心腔内电图定位法在 PICC 尖端定位准确率上的差异无统计学意义，且心腔内电图辅助 PICC 尖端定位到位率更高。心腔内电图定位过程中，操作者需要缓慢、持续地向 PICC 内推注或输注生理盐水，以增加导电性，确保引出波形的稳定性。

3. 自动泵入生理盐水法更适用于三向瓣膜式 PICC 尖端的定位，可使 PICC 前端的三向瓣膜持续开放，引导出连续、稳定的腔内心电波形，从而实现心腔内电图引导瓣膜式 PICC 尖端放置在理想位置。

4. 当导管进入上腔静脉时，出现特征性的 P 波改变，随着导管进入右心房，靠近窦房结时，出现 P 波增高达到顶峰，此时需要后撤一定距离，婴幼儿需后撤 0.5～1cm，较大儿童需要后撤 1～2cm，导管尖端即到达上腔静脉最佳位置，平 T_5～T_7 水平。如果导管送入一定长度未能引出特征性的 P 波，说明导管异位的可能性大，需要重新调整体位再送管。

5. 尽可能减少干扰。在儿童 PICC 置管心腔内电图定位技术的临床应用中，影响患儿 P 波稳定性的相关因素有患儿自身疾病因素及配合程度、导丝因素、电极因素、电磁场干扰等。

（1）在应用心腔内电图尖端定位时，最初极容易出现无法获得心电信号或干扰较大的情况，所以需要对电极连接方面进行调整，从而获得稳定的心腔内电图信号。

（2）患儿因素：对儿童 PICC 置管中心腔内电图的稳定性会产生直接的影响。部分患儿不会主动配合 PICC 置管，哭闹或者躁动等，都会导致患儿心率加快，影响心电图波形。PICC 置管前安抚患儿，尽可能地减少患儿活动，尽可能将患儿的心率控制在 180 次/分以下，确保心电图波形的稳定性与准确性。

（3）保证患儿在 PICC 置管中处于安静状态，新生儿可以采用非营养性吸吮的方式进行安抚，儿童则可用奖励等方式进行安抚，必要时可以利用适量镇静剂，建议将心腔内电图定位仪终端额定电压参数调整为 10mm/mV，纸速调整为 25mm/s。

（4）导丝因素：对于儿童 PICC 中的心腔内电图定位会产生直接的影响，置管前用生理盐水预冲导管，确保导丝的导电性；在置管中，确保导丝在导管内的位置准确。如果误将导丝带出，将影响引出特征性 P 波及导管尖端位置的判断。

（5）儿童 PICC 置管中的心腔内电图定位技术的应用极容易受到附近电磁干扰，因此在心腔内电图定位尖端时，应该避免周围出现电磁干扰的相关设备，如手机、手表、超声仪等设备。

6. 定位过程中仅出现 P 波略升高，未引出负正双相或负相 P 波时，需高度警惕导管尖端异位到颈内静脉或锁骨下静脉。因为儿童心脏位置较高，两侧锁骨下静脉夹角成钝角，容易误入对侧锁骨下静脉及颈内静脉，当未引出负向、双向 P 波时要用 B 超排除导管异位的可能性，这时需要反复调整体位后再送管，直到引出高尖、负向、双向 P 波为止，最后调整导管尖端位置，使最佳位置 P 波波幅为 P 波达到顶峰时波幅的 50%～80%。

7. 儿童患心血管疾病时不适于使用心腔内电图定位方法，因其可以引起 P 波改变或消失。

知 识 链 接

关于 P 波大小与导管尖端位置的关系，临床以"最佳位置 P 波波幅为 P 波达到顶峰时波幅的 50%～80%，导管尖端位于上腔静脉中下段"的标准指导儿童 PICC 置管。目前的研究结果并未给出导管尖端在最佳位置时 P 波实际大小的统计学结果，且不同年龄儿童，P 波大小与导管尖端位置的关系尚存在争议，我国的报道也较少，不同研究评价标准不统一，研究样本量也较小，亟须进一步探索。

（吴丽元　许　静　张　莎　吴　欣）

第八节　心腔内电图定位技术的优势及局限性

心腔内电图 PICC 尖端定位法是指在 PICC 置管过程中，通过导丝或盐水柱作为腔内电极代替体表心电图的右锁骨下方电极进入上腔静脉获取心房 P 波，根据 P 波形态的变化探测 PICC 尖端的位置。该方法具有定位成功率高、安全性高、节约时间、节省费用等优点，近年来在新生儿、儿童中的应用日益广泛，但也存在一定的局限性。

一、优　　势

1. 使用心腔内电图定位可以在无菌状态下实时监测导管尖端位置，导管发生异位在置管中即可发现，无须术后由于导管异位而反复调整，从而降低静脉炎、感染等风险。

2. 实时引导导管位置，即置管定位一体化，精确定位 PICC 尖端位置，操作简单、安全，减少了摄 X 线片造成的射线暴露，尤其适用于婴幼儿及新生儿。

3. 性价比高，总费用明显低于 X 线定位法，心腔内电图法置管耗时也远低于 X 线定位法。

二、局　限　性

1. 心腔内电图定位法的禁忌证包括 P 波消失或异常改变的心电图节律（如安装起搏器、极度心动过速）。近期的前瞻性观察研究显示，心房颤动患儿使用心腔内电图确认导管尖端位置是安全、有效的。

2. 心腔内电图法并不适用于所有的新生儿 PICC 尖端定位。在患有先天性心脏病的新生儿中，如动脉导管未闭、房间隔缺损等，易出现不稳定的基线心电图；对于严重心律失常或安装心脏起搏器的新生儿，经常出现无效心电图。因此，心腔内电图法不适用于该类新生儿，需要使用其他方法进行 PICC 尖端定位。

3. 定位过程中易受电磁干扰，如无线电设备、高频呼吸机等会使心电波形受到一定影响。

知 识 链 接

目前心腔内电图定位技术在临床应用中存在的最主要问题是护士判读心电图的能力有限，或缺乏能够导引出稳定心电图的设备和技术手段。在新生儿领域尚缺乏足够数据研究是否能够取代胸部 X 线定位，因此临床常用心腔内电图结合 X 线或超声共同定位导管位置。在心腔内电图引导下 PICC 置管波形稳定性及准确性的影响因素的探究过程中仍存在着较多问题，如不同速度泵注生理盐水的应用效果及采用其他种类电解质溶液作为探测电极，其心腔内电图稳定性及准确性是否优于生理盐水等，有待开展多中心、大样本的临床研究来进一步验证。

第九节　心腔内电图定位技术中常见问题原因分析及处理

近年来，在 PICC 置管时，由于心腔内电图定位技术具有实时完成导管尖端位置定位，提高一次性到位率，减少辐射等优势，在成人和儿童 PICC 置管领域已广泛使用。但实施过程中常由于导管异位、操作误差、磁场干扰、设备故障等因素影响，可能导致心腔内电图引导不顺利情况的发生。以下为心腔内电图定位中常遇到的临床问题。

一、特异性 P 波引导不出或显示不良

特异性 P 波是心腔内电图定位技术中心电图表现的特殊 P 波形态，在置管过程中依据 P 波形态的变化来判断导管尖端位置，当导管尖端到达上腔静脉、右心房这一区域时，心电图会出现特征性 P 波改变，包括双峰 P 波、双向 P 波、高尖 P 波。但在这个过程中并不是 100% 会出现特征性 P 波，有些情况下会出现 P 波引导不出或出现波形基线漂移、粗波，甚至无法辨识的波形。

（一）导管异位

导管异位是实施心腔内电图定位过程中特异性 P 波引导不出最常见的原因。当导管尖端到达上腔静脉靠近右心房时，P 波形态会随之发生一系列的变化，当导管尖端异位至其他静脉如腋静脉、颈内静脉、对侧锁骨下静脉等情况时，心腔内电图 P 波振幅与体表心电图 P 波相比无显著差异。因此，当出现导管送至预定长度而不能引导出特异性 P 波时，可进行一系列的评估和判断，如观察回血、超声探查颈内静脉等方法确定是否发生了导管异位，如确定为导管异位，则应回撤导管至一定长度后重新送管，以纠正导管尖端位置。

（二）操作缺陷

实施心腔内电图定位技术时，有些操作缺陷也会导致特异性 P 波引导不出。

1. 导联连接错误 心电图电极连接不正确、用于连接心腔内电图的右上肢导联连接为左上肢等是临床常见的操作错误。

2. 导丝或盐水柱连接不良 导管内有回血或气泡导致盐水柱的中断，导丝细小与一次性鳄鱼夹连接不紧密，导致引导不出特异性 P 波。因此，在实施导引过程中应确保各个部件的良好衔接，最好选择专门的心电导引设备。当出现基线漂移、粗波甚至无法辨识的波形时应查看各部件是否衔接紧密，并采取试推注少量生理盐水等措施。

（三）外界环境

电磁干扰、衣物潮湿等因素可导致心电图 P 波不稳定，因此在置管过程中应保持衣物干燥、避免使用影响心电信号的设备，如无线电设备、超声探头、除颤仪等。

（四）患儿因素

1. 各种原因引起的 P 波改变，如窒息、宫内窘迫等造成的新生儿心电图 P 波异常改变甚至消失。

2. 在患有先天性心脏病的新生儿中，如动脉导管未闭、房间隔缺损等，易出现不稳定的基线心电图。

3. 严重心律失常或安装心脏起搏器的新生儿经常出现无效心电图，因此其不适用该方法。

4. 儿童哭闹或者运动导致的心率过快均会对 P 波造成影响，导致无法分辨 P 波的形态，因此在进行心腔内电图定位时应确保患儿处于安静状态。

5. 少数人体表 P 波正常，但排除各种原因，仍然引导不出特征性 P 波，这种情况多见于新生儿，多为传导系统发育缺陷所致。

二、胸部 X 线片与心腔内电图结果不一致

通过心腔内电图定位技术将导管尖端定位到 CAJ 处，但置管后的 X 线摄片却显示导管

异位，以下几种情况可能会导致此情况的发生。

（一）患儿因素

1. 固定时导管尖端易从上腔静脉内滑出或滑入　早产儿尤其是超低出生体重儿，上腔静脉短，定位时虽然能够见到特异性 P 波，但如果在固定时导管不慎脱出或患儿哭闹、烦躁等使肢体变化较大后，导管尖端易从上腔静脉内滑出或滑入，异位至对侧锁骨下静脉及颈部其他静脉内或滑入到右心房内。因此，固定时应反复确定导管外露刻度，哭闹不止的患儿应采用安抚措施让其处于安静状态。

2. 存在特殊的先天性心脏病　永存左上腔静脉（PLSVC）在正常人群中的发病率为 0.3%～0.5%，生理解剖的异常决定此类新生儿在心腔内电图定位时的规律与正常新生儿不同。对于需留置 PICC 的危重新生儿，置管前最好先分析患儿的影像学资料，对于已确诊 PLSVC 的患儿应尽量避开从左侧上肢及左侧头颈部静脉置管；置管时不可避免地选择左侧静脉时，建议最好在心腔内电图定位下置管，如果在送管过程中出现倒置、双向 P 波，而未见特征性高尖 P 波，考虑导管可能进入 PLSVC，应多学科协作，经床旁 B 超检查确认导管是否进入 PLSVC 下 1/3 处，并综合分析，最终决定导管是否可以继续保留（详见第十二章第五节）。

（二）操作者因素

操作者对于心电图基础知识掌握欠缺，经验不足，无法熟练判断特异性 P 波的出现，尤其特异性 P 波比例的观察是影响心腔内电图 PICC 尖端准确定位的关键。因此，在开展心腔内电图定位技术前，应对操作者进行心电图基础知识、心腔内电图相关知识的培训及演练，使其能正确识别最佳位置时特异性 P 波的比例范围。

知 识 链 接

目前研究表明，心腔内电图引导 PICC 尖端定位法、导管尖端最佳位置的确定是通过观察置管过程中静脉内心电图特异性 P 波波幅与 R 波波幅的比例来确定的，心腔内电图 P 波波幅接近 R 波波幅的 60%～70% 时 X 线片显示导管尖端位于平 T_5～T_7 的上腔静脉最佳位置（一次性到位率为 94.9%）。但据临床观察，有一部分患儿定位过程中虽然出现了特异性 P 波改变（高尖、双向、倒置 P 波），但整个定位过程中 P 波波幅与 R 波波幅改变并不明显。国内外对早产儿 PICC 尖端心腔内电图定位研究仅是效果研究，缺乏心腔内电图准确定位时 P 波比例与胸部 X 线片定位时胸椎位置的对应关系研究，且对心腔内电图定位时的体位未进行限定，最佳位置 P 波波幅的判断仍需要大样本研究。

（张　莎）

第十节　心腔内电图定位新生儿 PICC 尖端位置的案例分析

一、不同置入部位的心腔内电图定位情况

（一）经上肢静脉置入 PICC

案例

1. **患儿基本情况**　男性，日龄 3d，体重 1200g，诊断为早产儿。
2. **置入部位**　右侧贵要静脉（图 12-47～图 12-52）。

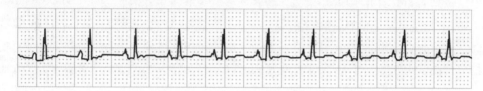

图 12-47　体表心电图

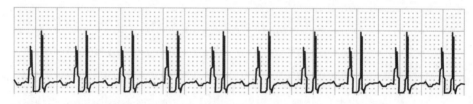

图 12-48　导管尖端位于最佳位置时心电图，置入长度 11cm

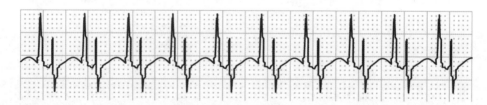

图 12-49　P 波达顶峰位置时心电图，置入长度 11.5cm

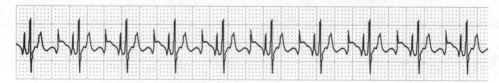

图 12-50　双向 P 波时心电图，置入长度 12cm

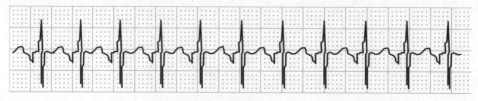

图 12-51　倒置 P 波时心电图，置入长度 12.5cm

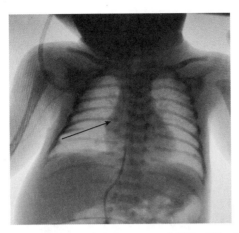

图 12-52　术后胸部 X 线片定位，PICC 尖端位于第 7 胸椎水平

（二）经下肢静脉置入 PICC

案例

1. 患儿基本情况　女性，日龄 6d，体重 1150g，诊断为早产儿。

2. 置入部位　右侧大隐静脉（图 12-53～图 12-58）。

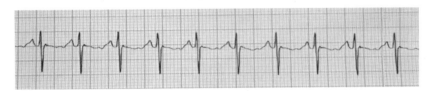

图 12-53　置管前体表心电图

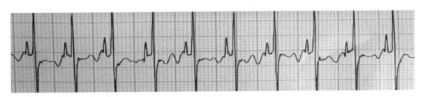

图 12-54　出现起始部负波的高尖 P 波时心电图，置入长度 17.5cm

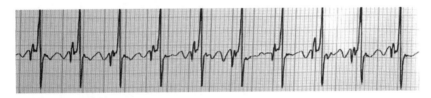

图 12-55　撤退至双向 P 波时心电图，置入长度 17cm

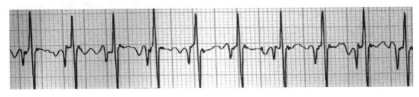

图 12-56　撤退至倒置 P 波时心电图，置入长度 16.5cm

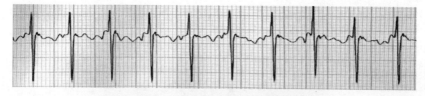

图 12-57　撤退至 P 波消失时心电图（导管尖端位于最佳位置），置入长度 16cm

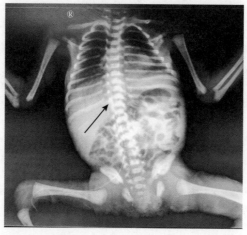

图 12-58　术后胸部 X 线片定位，PICC 尖端位于第 9～10 胸椎水平（最佳位置）

二、异位管路心腔内电图显示情况

案例 1（上肢置管尖端入颈内静脉）

1. 患儿基本情况　女性，日龄 7d，体重 960g，诊断为早产儿。

2. 置入部位　右侧贵要静脉（图 12-59～图 12-61）。

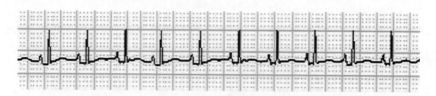

图 12-59　体表心电图

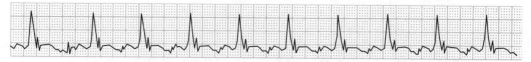

图 12-60　异位心电图，QRS 波有增高，但未出现高尖、双向或倒置 P 波

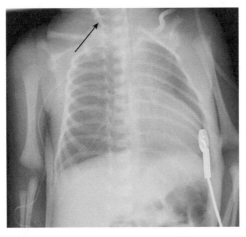

图 12-61　术后 X 线定位，PICC 尖端位于颈内静脉

案例 2（上肢置管尖端入对侧锁骨下静脉）

1. 患儿基本情况　女性，日龄 4d，体重 1245g，诊断为早产儿。

2. 置入部位　右侧贵要静脉（图 12-62～图 12-64）。

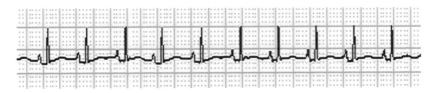

图 12-62　体表心电图

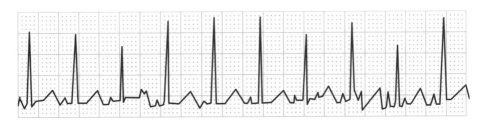

图 12-63　异位心电图，QRS 波有增高，但未出现高尖、双向或倒置 P 波

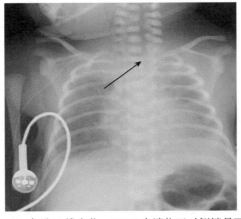

图 12-64　术后 X 线定位，PICC 尖端位于对侧锁骨下静脉

案例3（下肢置管尖端于第12胸椎水平反折）

1. 患儿基本情况　女性，日龄3d，体重1100g，诊断为早产儿。

2. 置入部位　选择右侧大隐静脉（图12-65～图12-67）。

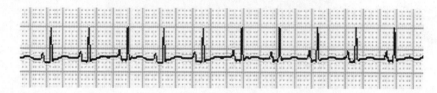

图12-65　体表心电图

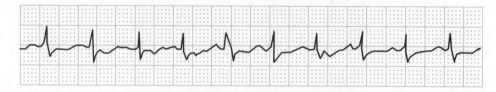

图12-66　异位心电图，未出现高尖、双向或倒置P波

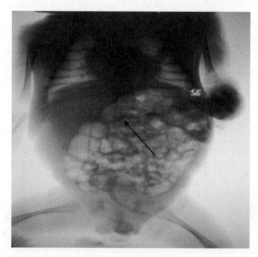

图12-67　术后X线定位，PICC尖端位于第12胸椎水平反折

（杨　凡　吴丽元）

参 考 文 献

陈婉青，钱利，钱兰芳，等，2021. 不同速度泵注生理盐水对PICC心电定位波形稳定性与准确性的对比研究. 护士进修杂志，36（6）：511-514.

邓凤良，谢鑑辉，李枝国，等，2019. 儿童PICC置管术中导管尖端定位方法的研究进展. 护士进修杂志，34（16）：1488-1490，1498.

胡君娥，宋健，黄艳，2017. 心房内心电图技术应用于PICC头端定位的效果分析. 长江大学学报（自然版），14（4）：56-59.

蒋露，阮雅萍，史蓓，等，2020. 生理盐水作为介质导引腔内心电图辅助PICC尖端定位及其护理. 实用临床护理学电子杂志，5（14）：49.

李倩倩，王茜，2019. 腔内心电图引导新生儿 PICC 尖端定位的研究进展. 中国护理管理，19（2）：306-309.

梁珍花，刘桂良，李柳青，等，2019. 床旁超声在极低体重儿脐静脉置管定位随访中 的应用进展. 中国中西医结合儿科学，11（6）：492-496.

刘玲，周星，朱丽波，等，2018. 静脉内心电图引导经外周中心静脉置管导管尖端定位技术在早产儿的临床应用. 中华新生儿科杂志，33（6）：450-452.

罗飞翔，陈朔晖，程晓英，等，2017. 极低出生体重儿 PICC 尖端位置与体重增长的相关性分析. 中华护理杂志，52（8）：949-953.

吕聪敏，汤建民，2016. 临床实用心电图学. 北京：科学出版社：946.

宁琴荣，2020. 儿童 PICC 置管中腔内心电图定位技术的应用研究综述. 名医，（13）：99-100.

潘龙芳，洪跃玲，唐丽，等，2015. 心电定位 PICC 穿刺技术的临床应用研究. 重庆医科大学学报，40（3）：472-476.

任小萍，杨金丽，周洪昌，等，2017. 泵注法在腔内心电图定位瓣膜式 PICC 中的应用. 护理实践与研究，14（24）：140-142.

申春花，蒋永江，蒋健穗，等，2017. 实时超声引导在 60 例早产儿脐静脉置管术中的应用研究. 中国儿童保健杂志，25（5）：507-510.

孙红，王蕾，聂圣肖，2017. 心电图引导 PICC 尖端定位的多中心研究. 中华护理杂志，52（8）：916-920.

谭凤秀，梁彩云，何丽和，等，2020. 心内心电图特异性 Q 波辅助 PICC 尖端定位的效果观察. 护理学报，27（7）：58-60.

谭莲，甘秀妮，2017. 两种方式经瓣膜式 PICC 引导腔内心电图稳定性与准确性的对照研究. 第三军医大学学报，39（5）：466-471.

王龙凤，郭素萍，2017. 腔内心电图技术处理 PICC 导管尖端异位的效果评价. 护理研究，31（3）：376-379.

王志强，任晓敏，顾正峰，等，2019. 心电导引峰值与 X 线定位最佳位置的差异性研究. 齐鲁护理杂志，25（12）：39-42.

吴丽元，赵丽萍，汪琴，等，2018. 心电定位在极低体重儿 PICC 置管中的应用探讨. 当代护士（下旬刊），25（2）：3-6.

吴旭红，2017. 新生儿 PICC 并发症原因分析及护理干预的研究进展. 中国护理管理，17（2）：166-171.

徐兵，杨丽娟，戴明红，2015. 心电监护仪在新生儿 PICC 导管尖端定位中的应用. 蚌埠医学院学报，40（10）：1432-1434.

杨丽娟，刘安诺，徐兵，等，2020. 早产儿 PICC 腔内心电图准确定位 P 波比例的比较分析. 中国护理管理，20（3）：475-479.

袁玲，李蓉梅，李善萍，等，2015. 两种方法经三向瓣膜式 PICC 引导腔内心电图的效果比较. 中华护理杂志，50（9）：1055-1059.

袁玲，邢红，2019. 中心静脉通路穿刺引导及尖端定位技术. 南京：江苏凤凰科学技术出版社：149-150.

张磊，崔英健，陈华，等，2018. 窦房结细胞形态学和组织学观察方法的现状. 医学信息 31（10）：30-33.

张秀霞，2018. PICC 导管入永存左上腔静脉心电图 P 波倒置原因分析及对策. 齐鲁护理杂志，24（12）：116-117.

中国医师协会新生儿科医师分会循证专业委员会，2021. 新生儿经外周置入中心静脉导管操作及管理指南（2021）. 中国当代儿科杂志，23（3）：201-212.

中华护理学会团体标准，2021.PICC 尖端心腔内电图定位技术. T/CNAS 11—2020.

周莲娟，诸纪华，徐红贞，等，2020. 心电图在 6 例永存左上腔静脉新生儿进行 PICC 尖端定位中的应用.

中华护理杂志，55（09）：1405-1408.

Cales YK，Rheingans J，Steves J，et al，2021. Electrocardiogram-guided peripherally inserted central catheter tip confirmation using a standard electrocardiogram machine and a wide-mouth electrocardiogram clip compared with traditional chest radiograph. JAVA，21（1）：44-54.

Cho CH，Schlattmann P，Nagel S，et al，2018. CepHalad dislocation of PICCs under different upper limb positions：influence of age，gender，BMI，number of lumens. J Vasc Access，19（2）：141-145.

Gorski LA，Hadaway L，Hagle ME，et al，2021. Infusion therapy standards of practice，8th ed. J Infus Nurs，44（Sup 1）：S1-S224.

Oliver G，Jones M，2013. Evaluation of an electrocardiograph-based PICC tip verification system. Br J Nurs，22（14）：S24-S28.

Oliver G，Jones M，2021. ECG-based PICC tip verification system：an evaluation 5 years on. Br J Nurs，25（19）：S4-S10.

Pittiruti M，Greca AL，Scoppettuolo G，2011. The electrocardiographic method for positioning the tip of central venous catheters. J Vasc Access，12（4）：280-291.

Pittiruti M，Scoppettuolo G，Greca AL，et al，2008. The EKG method for positioning the tip of PICCs：results from two preliminary studies. JAVA，13（4）：112-119.

Rossetti F，Pittiruti M，Lamperti M，et al，2015. The intracavitary ECG method for positioning the tip of central venous access devices in pediatric patients：results of an Italian multicenter study. J Vasc Access. 16（2）：137-143.

Wu LY，Peng M，Cao T，et al，2020. Application of a modified electrocardiogram-guided technique for umbilical venous catheterisation in neonates：a retrospective trial. J Paediatr Child Health. 56（5）：716-720.

Wu LY，Wan LJ，Peng M，et al，2021. Application of electrocardiogram localization during peripherally inserted central catheter line insertion into the persistent left superior vena cava of neonates. Am J Perinatol.

Zhou LJ，Xu HZ，Liang JF，et al，2017. Effectiveness of intracavitary electrocardiongram guidance in peripherally inserted central catheter tip placement in neonates. J Perinat Neonatal Nurs，31（4）：326-331.

第十三章

超声技术在儿童 PICC 置管中的应用

第一节　超声技术概述

一、超声基础知识

（一）超声的概念

声波是声音的传播形式。它是一种机械波，由物体（声源）振动产生，声波传播的空间称为声场。在气体和液体介质中传播时是一种纵波，但在固体介质中传播时可能混有横波。人耳可以听到的声波的频率一般在 20～20 000Hz。振动频率大于 20 000Hz 时，超出了人耳听觉的一般上限（20 000Hz），人们将这种听不见的声波称为超声波。医学上常用超声波进行超声探测，所用声源振动频率一般为 2～10MHz，其频率高、功率大、波长短，衍射不严重，具有良好的定向性。医学超声是利用超声波技术对人体组织、脏器、肿块的解剖结构、位置与形态等进行显像观察，以辅助临床进行诊断、治疗、引导穿刺等。

（二）超声的原理

1. 超声成像原理　超声波具有反射、散射、衰减及多普勒效应等物理特征，目前的医用超声诊断仪是通过将超声发射到人体内，在传播过程中遇到不同组织或器官的分界面时，发生反射或散射，从而形成回声，这些携带信息的回声信号通过接收、放大和处理后，获得人体组织性质与结构的可见图像，以不同形式将声像显示于荧光屏上的方法和技术，即为超声成像，从而对疾病做出诊断。

2. 多普勒（Doppler）**效应**　当声发射源与声接收器有相对运动时，接收器所接收到的声波频率与发射频率有所不同，这一现象称为多普勒效应。超声多普勒法成像就是应用超声波的多普勒效应，从体外得到人体运动脏器的信息进行处理和显示。发射频率与接收频率之间的差值称为频移，与运动速度成正比。根据这一原理，多普勒技术可用于测量血流速度、血流方向和血流性质（层流或湍流）。多普勒超声即根据这一效应研制，分为频谱多普勒超声和彩色多普勒超声两大类。

（三）各组织在超声下的显影

各组织、器官在超声下的显影见表 13-1。

表 13-1　各组织、器官在超声下的显影情况

项目	超声成像
液体	无回声，灰度极暗的黑色区
皮肤	线状，强回声，灰度明亮，呈灰白色
肌肉	等回声或低回声，内见线状或条状回声

续表

项目	超声成像
血管	无回声的管状结构，探头加压时动脉血管不可压瘪，静脉血管可压瘪
神经	筛孔状回声
骨骼	高回声，灰度较明亮，呈亮白色

二、超 声 仪

（一）超声仪各部件组成

超声仪主要包括两个部分：超声主机和超声探头。

1. 超声主机　以美国的视锐 5（Site Rite 5）超声仪为例（图 13-1），超声主机包括 12.1 英寸高分辨率的液晶显示屏和各功能键。超声仪根据不同血管深度自动计算进针角度，在显示屏上显示血管尺寸和深度。操作者可对照靶向血管和显示屏上的血管尺寸图直接判断靶向血管的直径大小，以便选择合适的穿刺针及导管。

2. 超声探头　为高频线阵探头，频率为 5～10MHz，可探测血管深度 1.5～6cm，可扫描宽度达 1.9cm，能横向与纵向使用。探头上有 5 个控制按钮，包括电源开关键、血管影像深度调节"CM"键、影像冻结键、对比度调节键（2 个），与显示屏下方的功能键相对应，方便操作者随时调节，保证了置管操作的无菌要求，同时探头下端可安装导针器。

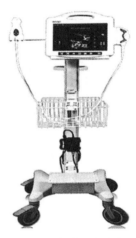

图 13-1　视锐 5 超声仪

（二）超声仪使用及维护注意事项

1. 避免在高磁场及高频环境中使用。不能在潮湿或有易燃气体环境中使用及存放仪器。

2. 开机前首先连接好探头及电源线，不能在通电状况下装卸探头。关机时应停机后再切断电源。不能在短时间内开、关电源，至少要等 5min 才能重新开机。

3. 超声探头容易损坏，应轻拿轻放，操作暂停时应及时按冻结键。操作完毕后需按照设备厂家提供的消毒方法，使用季铵盐类、2% 葡萄糖酸氯己定或 75% 酒精等擦拭消毒，注意使用软布，不可用硬纸等进行擦洗、消毒。

4. 注意仪器散热和通风，定期检查、清洗机器的通风过滤网。定期联系设备工程人员检查仪器主要技术参数，如分辨率、灵敏度、穿透力及输出功率等是否正常。

知 识 链 接

近几年，国内外纷纷将超声影像技术应用到 PICC 置管领域中。多数研究已经证实，在 PICC 术前借助超声设备对静脉进行评估，包括血管条件、选择和定位，能更好地获取穿刺角度，减少比邻动脉及神经的损伤。置管成功后还可以便利地观察导管的位置和血流情况，有利于并发症的早期发现和早期治疗。

第二节　超声对儿童上臂血管的辨认和评估

超声探查可对上臂动脉、静脉进行辨认和评估，超声下可清晰地显示上臂血管的特征、走行、内径和其毗邻关系。

一、超声下上臂动、静脉特征

（一）上臂静脉解剖结构

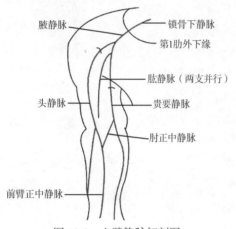

图 13-2　上臂静脉解剖图

（图中标注）
- 腋静脉
- 头静脉
- 前臂正中静脉
- 锁骨下静脉
- 第1肋外下缘
- 肱静脉（两支并行）
- 贵要静脉
- 肘正中静脉

上臂静脉分为浅静脉和深静脉。其中，肱骨段浅静脉为贵要静脉与头静脉，深静脉为肱静脉（图 13-2）。

（二）超声下上臂动、静脉特征

1. 灰阶超声　上臂静脉管壁薄，内膜平整光滑，按压探头时血管压缩，探头加压甚至可使管腔消失，超声图像显示为黑色；上臂动脉形态规则，管壁厚，呈三层结构，分别为内膜、中膜、外膜，可见明显内膜线，搏动明显，按压探头时血管不可压缩。

2. 彩色多普勒　利用"动脉为离心血流方向，静脉为回心血流方向"的原理，朝向探头流动的血流呈红色，对应屏幕右侧标尺上方的红色标记；背离探头流动的血流呈蓝色，对应屏幕右侧标尺下方的蓝色标记。以肱动脉和肱静脉为例，将探头扫查血管方向指向上臂，此时动脉血流颜色呈现红色，静脉血流呈现蓝色（图 13-3）。将探头扫查方向指向前臂，此时动脉血流呈现蓝色，静脉血流呈现红色（图 13-4）。

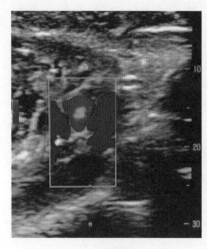

图 13-3　探头指向上臂

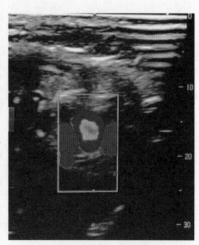

图 13-4　探头指向前臂

3. 脉冲多普勒　利用脉冲多普勒的原理进行成像，静脉血流信号连续、低速，随呼吸变化、乏氏动作（即深吸气后掩鼻闭口做深呼气动作）显著增粗（图 13-5）；动脉呈现脉冲式血流信号，有明显峰值，乏氏动作不显著增粗（图 13-6）。

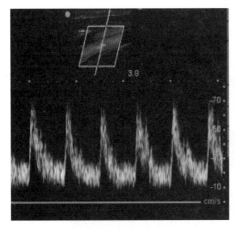 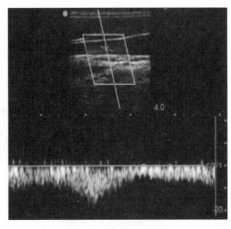

图 13-5　静脉血流信号　　　　　　　　　图 13-6　动脉血流信号

4. 超声下上臂动、静脉特征比较　见表 13-2。

表 13-2　超声下上臂动、静脉特征

项目	静脉	动脉
图像表现	黑色	黑色
管壁	薄	厚（三层结构）
搏动	无	有
多普勒频谱	血流信号连续、低速，随呼吸变化	脉冲式血流信号，有明显峰值
按压探头	可压缩，可完全塌陷	不可压缩
乏氏动作	显著增粗	不显著增粗

二、上臂血管评估

1. 贵要静脉　起于手背静脉网的尺侧，沿前臂尺侧上行，在肘窝处通过肘正中静脉与头静脉相交通，经肱二头肌内侧沟上行至臂中部，汇入肱静脉。超声下表现为圆形、单个、没有动脉伴行（图 13-7，视频 10）。

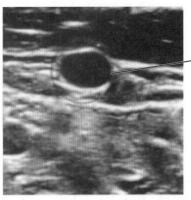

贵要静脉

图 13-7　贵要静脉超声显影

　　2. 头静脉　起于手背静脉网的桡侧，沿前臂桡侧、前面上行至肘正中静脉桡侧，再沿肱二头肌外侧沟上行，汇入腋静脉或锁骨下静脉。头静脉汇入腋静脉角度较大，

视频 10

因此置管难度较大（图 13-8，视频 11）。

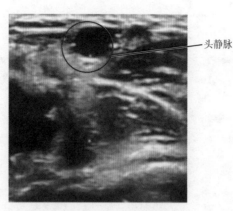

图 13-8　头静脉超声显影　　　　　　　　　视频 11

3. 肱静脉　腋静脉自腋窝沿上肢向下延续为肱静脉，肱静脉分叉成两支，伴行于肱动脉两侧。肱静脉、肱动脉和正中神经三者组成血管神经束，走行于肱二头肌内侧。超声下显示为动静脉伴行，常呈"米老鼠"头样（图 13-9，视频 12）。

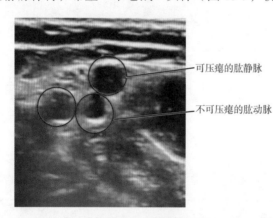

图 13-9　肱静脉和肱动脉超声显影　　　　　　视频 12

知 识 链 接

应用血管可视化技术可以提高适当的、侵入性最小的血管通路装置（VAD）的穿刺成功率，最大限度地减少向不必要的、更具侵入性的导管升级，并减少相关留置并发症。

第三节　超声对儿童穿刺血管的探查技巧

超声探头置于上臂中段偏内侧，在肱二头肌腹内侧可探查到肱动脉、肱静脉、血管神经束，可用探头加压法区分动脉和静脉，评估肱静脉内径大小、距体表距离及正中神经毗邻关系；肱动脉偏内侧 0.5～1cm 处可探查到贵要静脉，探头沿血管走行上下连续探查，评估贵要静脉内径及其距体表距离。

一、探头的使用

1. 探头标识点　超声探头的侧方有一个标识点，表示突起侧探头的方向对应于超声显示屏的右侧，该标识点朝向患儿的右侧和头侧。

2. 涂抹超声耦合剂　耦合剂应适量使用，涂抹均匀，使超声显影清晰，分辨率高。

3. 用无菌保护套包裹探头和连线　无菌保护套与探头紧密贴合，无气泡。

4. 探头握持手势　拇指、示指、中指握住探头，小指及掌根部紧贴穿刺处皮肤。肘关节、腕关节在同一水平，保持探头的稳定性，肘关节支撑手臂，使用腕部力量探寻血管，使探头垂直于血管放置。

5. 探头握持力度　以探头紧贴皮肤，静脉界面显示为正圆形，不压扁静脉为宜，如果静脉变为椭圆形，则提示用力过大。

6. 探头放置位置　探头垂直于穿刺点皮肤，紧贴皮肤。

二、探查方法

1. 探头扫描方向与血管长轴垂直，从血管的近心端或远心端逐步横扫血管全程，从而获得血管不同水平横断面图像（图 13-10）。

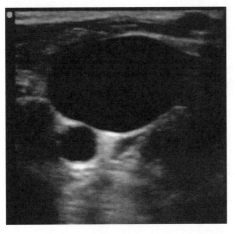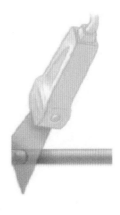

图 13-10　横向血管成像

2. 探头扫描方向与血管长轴平行，使超声束由前向后或由外向内入射而获得血管不同长轴切面（图 13-11）。

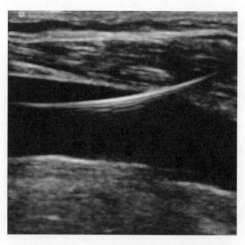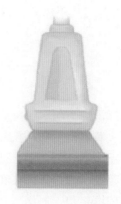

图 13-11　纵向血管成像

三、导管位置判断

导管置入血管后，暂时先不撤出导丝，使用 B 超扫查以初步判断导管位置。

1. 颈内静脉扫查　B 超探头横向在置管同侧自颈根部向上反复扫查，再将探头旋转 90°，纵向反复扫查，当导管异位到颈静脉时，即可在颈内静脉看见导管显影的一个强回声亮点（图 13-12，视频 13）。此时使用生理盐水冲洗导管时可见水花状回声。遇此情况时需将导管缓慢退出，调整患儿体位后重新送入导管。

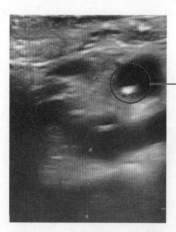

——异位至颈内静脉

图 13-12　PICC 异位至颈内静脉的超声显像

视频 13

2. 锁骨下静脉扫查　先在锁骨上窝探头横向低角度扫查锁骨下静脉，若见一长等号样强回声线纵行于锁骨下静脉可判断导管进入锁骨下静脉。

知 识 链 接

超声引导穿刺的方法关键要手眼配合，眼睛看超声显示屏，一手持探头，一手缓慢进针，持针方法为握笔式，穿刺针的斜面朝上。

第四节　穿刺部位的选择

穿刺部位对 PICC 相关并发症的发生率及患儿舒适度有着直接影响，选择最佳的穿刺部位能有效减少局部渗液、机械性静脉炎、导管移位等并发症的发生，提高患儿舒适度及生活质量。因此，穿刺部位的正确选择不容忽视。

一、穿刺部位选择

根据 Robert B 的上臂穿刺部位的区域选择方法（zone insertion method，ZIM），将肱骨内上髁到腋下的距离长度平均分为 3 个部分，包括上臂上段、上臂中段和上臂下段。

1. 上臂上段　此部位靠近肩关节、腋窝处，肩关节的外展、内收活动使导管与血管内膜摩擦，容易导致导管移位及机械性静脉炎的发生。当患儿活动时，牵拉贴膜，活动受限，同时腋窝的汗液分泌多，敷料容易松动、脱落，患儿舒适感不佳。

2. 上臂中段　患儿活动肘关节时，肱二头肌收缩不受牵拉，导管相对固定，不易发生机械性静脉炎，患儿舒适感最佳，为最理想的穿刺部位。

3. 上臂下段　因其靠近肘关节、肘窝处，随着肘关节的活动，肘窝分泌的汗液容易使敷料卷边、松动，随着肘关节的屈伸活动，导管易发生移位，增加导管与血管内膜的摩擦，从而发生机械性静脉炎，影响肘关节活动，患儿易产生不适感。

如图 13-13 所示，以上臂长度 18cm 为例，将上臂平均分为 3 个区域，从下往上划分为红色区域（0~6cm）、绿色区域（6~12cm）和黄色区域（12~18cm），绿色区域（6~12cm）为理想穿刺部位。

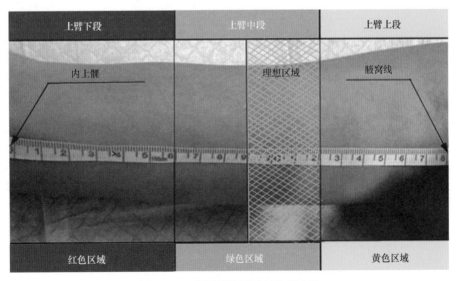

图 13-13　穿刺部位区域的选择方法

二、静 脉 选 择

1. 静脉选择原则

（1）在超声下以单个、最大、内膜清晰（超声下为黑色）的静脉为宜。

（2）避免选择超声下内膜呈灰白色、边缘有白色条索状的静脉，此种静脉可能由于反复穿刺造成内膜损伤。

（3）慎选不易被压瘪，易滑动，固定性差的静脉，注意避开静脉瓣，避开分支静脉。

（4）避免选择动脉与静脉呈上下垂直关系的静脉置管，穿刺前轻轻转动穿刺侧手臂，超声下将动脉、静脉关系调整为左右水平时再行穿刺。

2. 首选上臂贵要静脉

（1）上臂贵要静脉粗、直，避开了中间分支静脉和贵要静脉的连接点。静脉血流量大，不易造成血管壁的损伤。在超声下表现为单个，呈圆形，没有动脉伴行，容易定位。

（2）该部位肢体活动对导管的摩擦和牵拉较少，减少了导管在血管内移动对血管壁的刺激，从而降低了导管相关性感染等并发症的发生率。

（3）该部位置管后便于导管固定，减少了患儿带管不适感及非计划性拔管等风险。

3. 次选肱静脉。肱静脉一般伴行于肱动脉的两侧，同时附近还有正中神经，置管时存在误伤动脉和神经的风险。

4. 通过超声检查测量静脉内径，选择合适的穿刺针及导管，选择导管的原则为导管与静脉内径比≤45%。

知 识 链 接

在选择 PICC 穿刺部位时要注意人性化，重视患儿的生活质量，使患儿处于身心舒适状态，以身心最佳状态接受治疗，充分体现以患者为中心的护理理念。

第五节　儿童超声引导下改良塞丁格 PICC 置管术

超声引导下改良塞丁格 PICC 置管术于 1997 年由华盛顿医学中心 ICU 护士 Claudette Boudreaux 首次使用，通过超声诊断仪可以直观血管的横断面和纵断面，营造可视化环境，这一技术的应用使置管成功率明显提高，也减少了并发症的发生。

一、置管前的评估与准备

（一）置管前的评估

1. 疾病评估（详见第九章第二节）

2. 治疗方案评估（详见第九章第二节）

3. 穿刺部位与穿刺血管评估

（1）评估穿刺部位皮肤，扎止血带，于肘横纹上 3～5cm 处用血管超声仪探查血管，并沿血管走行用超声检查血流速度、血管曲直、血管距皮肤的距离等。

（2）了解预置血管壁的厚度、血管直径、血管内膜是否光滑、血管内有无血栓及静脉瓣等情况。

（3）首选贵要静脉，其次选择肘正中静脉、头静脉。

4. 知情同意评估（详见第九章第二节）

（二）置管前的准备

1. 操作者准备（详见第九章第二节）

2. 物品准备

（1）一次性使用无菌 PICC 穿刺包：内含一次性无菌隔水垫巾、测量尺、无菌无粉手套 2 副、无菌 3 格方盘（内含无菌棉球 8 个、无菌镊子 2 把）、无菌手术衣、50cm×70cm 无菌巾、120cm×200cm 无菌大单、80cm×90cm 无菌孔巾、无菌盘、45cm 长止血带 1 根、内盛大棉球 2 个的无菌圆盒 1 个、无菌剪刀 1 把、无菌纱布 4 块、无菌透明敷料 1 块、输液贴 2 片、无菌胶布 3 条。

（2）PICC 套件：三向瓣膜式导管套件 1 套及改良塞丁格套件 1 套（内含 20G 或 21G 塞丁格穿刺针、可撕裂型带扩张器的置管鞘、导丝、扩皮刀）。

（3）血管超声仪。

（4）超声系统：专用导针器套件 1 套（内含无菌超声探头保护罩、导针器若干、无菌耦合剂、无菌橡皮筋）。

（5）其他用物：250ml 生理盐水 1 瓶、肝素盐水（0～10U/ml）1 瓶、75%酒精 1 瓶、2%葡萄糖酸氯己定 1 瓶/有效碘浓度≥0.5%碘伏 1 瓶、无菌止血敷料 1 块、2%盐酸利多卡因注射液 1 支、无针输液接头/肝素帽 1 个、10ml 注射器 3 支、1ml 注射器 1 支、自粘弹力绷带 1 卷、PICC 维护手册 1 本、止血带 1 根、快速手消毒液、软尺、签字笔、锐器盒、医用垃圾桶、生活垃圾桶。

3. 环境及设备准备（详见第九章第二节）

4. 患儿准备（详见第九章第二节）

二、操 作 步 骤

儿童超声引导下改良塞丁格 PICC 置管术的操作步骤见表 13-3 和视频 14。　视频 14

表 13-3　儿童超声引导下改良塞丁格 PICC 置管术的操作步骤（三向瓣膜式导管）

操作步骤	要点说明
1. 查对患儿身份	核对腕带信息，向家属进行解释
2. 穿刺前评估与准备	详见第九章第二节

续表

操作步骤	要点说明
3. 按肘横纹测量法测量置管长度	详见第九章第一节
4. 测量双侧臂围	详见第九章第三节
5. 消毒皮肤	详见第九章第三节
6. 建立无菌区	详见第九章第三节
7. 投递用物 助手以无菌方式投递 10ml 注射器 3 支、1ml 注射器 1 支、无针输液接头/肝素帽、三向瓣膜式 PICC 套件、改良塞丁格套件、超声系统专用导针器套件	
8. 预冲导管及套件 （1）无菌方式抽取 10ml 生理盐水 2 支、3～5ml 肝素盐水（0～10U/ml）1 支和 2% 盐酸利多卡因注射液 1ml，用物依次摆放整齐 （2）打开 PICC 套件，操作者用生理盐水预冲导管，观察导管的完整性 （3）打开改良塞丁格套件，预冲超声穿刺针、置管鞘、扩皮刀和无针输液接头	评估导管完整性应在导管干燥时进行评估，以便有效观察导管是否有沙眼、漏液情况
9. 套无菌超声探头保护罩 打开超声系统专用导针器套件，将无菌超声探头保护罩套在涂好耦合剂的超声探头上，并用无菌橡皮筋捆扎固定	注意无菌保护套与探头紧密贴合、平整，无皱褶和气泡
10. 静脉穿刺 （1）选择合适的导针器安装于超声导针架上 （2）垫无菌纱布于预穿刺血管下方，操作者扎无菌止血带，嘱患儿握拳 （3）操作者在预穿刺部位涂无菌耦合剂，将超声穿刺针斜面朝上插入超声探头的导针器上，左手持无菌探头轻贴皮肤，再次探查预穿刺血管，在超声引导下，右手将超声穿刺针刺入血管	（1）根据患儿预穿刺血管深度选择合适的导针器，出现血管深度在两种导针器之间时一般选择更接近目标深度的导针器，并可以通过调整探头角度来靠近要置入的目标深度 （2）穿刺针刺入血管中心时，超声屏幕可见针尖亮点进入目标静脉横截面中心（视频 15） <div style="text-align: center">视频 15</div>
11. 送导引导丝 （1）见回血后左手稳住探头，右手缓慢、匀速送入导引导丝，待导丝进入血管后，左手轻轻减小探头与皮肤角度，松止血带，嘱患儿松拳，再缓慢送入导丝（体外保留至少 10～15cm） （2）右手固定超声穿刺针，左手轻轻将超声穿刺针与探头导针器分离，拔出超声穿刺针，用无菌纱布按压穿刺点止血	
12. 局部麻醉 在穿刺点旁皮下注射 2% 盐酸利多卡因注射液 0.2～0.3ml 进行局部浸润麻醉	
13. 确定置入长度 用无菌软尺量出肘横纹到穿刺点的距离，确定置入长度	在穿刺前测量的置管长度中减去（穿刺点位于肘上时）或加上（穿刺点位于肘下时）肘横纹到穿刺点的距离即为实际置入长度（详见第九章第一节）
14. 扩皮 扩皮刀与皮肤垂直，刀刃背离导引导丝扩皮约 0.2cm	采用纵向扩皮的方式可以有效减少术后渗血及皮肤组织损伤的发生
15. 送置管鞘 一手绷紧皮肤，一手沿导引导丝送入置管鞘，管鞘进入血管后再往前送约 2cm	注意送鞘时勿将导引导丝带入体内，采用平行推进的方式送入置管鞘
16. 撤导引导丝 更换穿刺点下方无菌纱布，一手示指与中指用无菌纱布轻压穿刺点上方止血，大拇指固定可撕裂型带扩张器的置管鞘翼，一手逆时针旋转撤出扩张器和导引导丝	注意扩张器和导引导丝同时撤出，避免导丝滑入体内

续表

操作步骤	要点说明
17. 送入导管 （1）一手拇指和示指轻夹导管，缓慢、匀速经外套管送入导管 （2）导管送至肩部时，助手协助患儿将头转向穿刺侧，下颌紧贴肩部，防止导管误入颈内静脉 （3）送至预测长度，抽回血后用 10ml 生理盐水脉冲式冲洗导管，边推水边超声探查颈内静脉，排除导管异位 （4）用无菌纱布压迫穿刺点，退出置管鞘，一手小指及掌根部轻压穿刺点，拇指和示指紧捏穿刺点近端导管，另一只手缓慢、平直、匀速地撤出导管内支撑丝 （5）调整导管所需置入长度，保留外露长度 5～7cm（不含减压套筒的 2cm），修剪导管	修剪导管时，使用无菌剪刀垂直修剪导管，剪刀不要在导管上滑动，避免剪出斜面和毛茬
18. 冲、封管	详见第九章第三节
19. 固定导管	详见第九章第三节
20. 整理用物、健康教育、记录	
21. X 线检查，确定导管尖端位置	详见第九章第三节

三、操 作 流 程

儿童超声引导下改良塞丁格 PICC 置管术的操作流程见图 13-14。

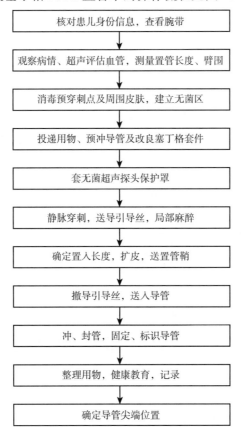

图 13-14　儿童超声引导下改良塞丁格 PICC 置管术的操作流程

239

知 识 链 接

　　我国于 2009 年引入超声引导下改良塞丁格 PICC 置管术，超声的引入改变了护理人员徒手建立静脉通路的状况，大大提高了穿刺成功率，是一项具有较高临床使用价值的置管技术，可有效解决血管条件差的患儿的置管难题。而儿童的超声引导下 PICC 置管成功的关键在于置管肢体的有效固定，因此置管前患儿配合程度的评估和镇静措施的采用，以及术中助手的配合、患儿抚慰等人文关怀措施显得尤为重要。

第六节　儿童超声引导下上臂穿刺相关并发症

　　超声引导下进行穿刺虽然提供了可视化环境，但操作过程中仍可能会发生一些穿刺相关并发症，如穿刺失败、出血、血肿、误穿动脉、损伤神经、导丝送入困难等。因此，操作者需具备熟练的操作技术和良好的心理素质来预防和应对各种突发情况。

一、穿 刺 失 败

（一）原因

　　1. 血管条件差，止血带未扎紧导致血管充盈度不良及患儿配合度欠佳。
　　2. 穿刺针穿破血管或因组织回弹，穿刺针被带出血管导致穿刺失败。
　　3. 探头握持不稳，未固定血管。
　　4. 探头握持用力过大，血管被压瘪。
　　5. 儿童由于年龄因素上臂短小、缺乏皮下脂肪组织，容易导致穿刺针固定不牢而造成穿刺失败。

（二）预防和处理措施

　　1. 操作前充分评估患儿的配合程度及血管条件，应评估至少两条血管作为穿刺血管来应对穿刺失败，置管时选择最佳位置进行穿刺。如果预估患儿配合度欠佳应提前做好镇静处理，可让第一助手穿手术衣、戴无菌手套进行患儿置管侧肢体的固定，提高穿刺成功率。
　　2. 操作者应熟练掌握超声探头握持的方法，训练握持探头的稳定性。

二、出 血、血 肿

（一）原因

　　1. 反复穿刺，导入鞘过大。
　　2. 患儿凝血机制障碍，凝血功能异常。

3. 患儿服用特殊药物抗凝治疗，如阿司匹林等。

4. 误穿动脉后未充分压迫止血。

5. 穿刺部位靠近肘关节，留置期间活动度过大。

（二）预防和处理措施

1. 避免同一血管反复穿刺，穿刺后延长按压时间，穿刺失败后启动备选血管进行穿刺，操作前评估好血管内径，选择型号合适的导入鞘。

2. 服用阿司匹林等抗凝药物患儿，因阿司匹林能抑制血小板功能，需停用 1 周以上才能置管。凝血功能异常的患儿，先纠正凝血功能。

3. 穿刺部位首选上臂中段。患儿穿刺后穿刺点加压止血 10～15min，24～48h 避免过度活动；有出血倾向患儿穿刺后 24h 可采取加压包扎止血；必要时应用止血剂。有渗血时及时更换敷料，防止导管移位或脱出。

4. 误穿动脉后立即拔出穿刺针，加压按压穿刺点 10min 以上，避免出现血肿。

三、误穿动脉、神经损伤

（一）原　因

1. 超声下血管辨认失误。

2. 穿刺过深误入动脉或造成神经损伤。

3. 穿刺针选择不当或穿刺角度过大。

（二）预防和处理措施

1. 操作者掌握上臂动、静脉及神经的解剖位置，通过超声图形或借助彩色超声频谱准确判断。

2. 根据超声显示的血管内径大小选择合适的穿刺针。

3. 首选贵要静脉穿刺，如必须选择肱静脉穿刺，调整穿刺的角度并观察，使超声图像中显示的动、静脉呈左右关系，不要形成上下结构。一旦误入动脉立即拔针，加压按压穿刺点。

4. 穿刺过程中询问患儿感受，观察患儿的反应。穿刺时患儿出现触电般的疼痛或麻木感，手臂无力，应考虑出现神经损伤，需立即拔出穿刺针，并根据医嘱给予营养神经药物及物理治疗。

四、导丝送入困难

（一）原　因

1. 穿刺针斜面方向背离探头。

2. 穿刺针斜面未完全进入血管。

3. 送入导丝遇阻后暴力递送导致导丝变形。

（二）预防和处理措施

1. 操作者提高穿刺技术，掌握超声基础知识。

2. 保持穿刺针斜面方向正确，确保穿刺针斜面完全进入血管（超声图像可见两个亮点）。

3. 穿刺成功后，应适当压低探头角度。

4. 送入导丝遇阻时，可尝试由助手松止血带，并由助手送入导丝。

知 识 链 接

在护理方面，置管护士的操作经验与 PICC 置管相关并发症发生存在一定关联。若置管护士因经验不足导致穿刺失败，将增加患儿紧张和焦虑情绪，不利于护患之间和谐关系的建立。应重视对 PICC 置管护士的考核和培训，提高操作技能和熟练程度，以减少置管相关并发症。

第七节　超声在儿童中心静脉置管定位中的优势及局限性

超声心动图导管尖端定位可动态显示，可实时获取信息，能及时发现导管异位并及时纠正，明显降低导管异位率及相关并发症，而且减少 X 线暴露，降低置管风险。但它也有自身的局限性，操作者应根据实际情况选择与使用。

一、超声在儿童中心静脉置管定位中的优势

1. 超声引导下探查拟穿刺的靶向血管，选择最佳置管部位，提高血管穿刺的准确度及成功率。

（1）超声可以清晰地观察靶向血管走行、血管曲直、血管与皮肤的距离及血管壁的厚度、血管内膜是否光滑；探测其血流速度。

（2）测量拟穿刺血管的内径，并根据血管内径选择合适型号的穿刺针和中心静脉导管。

（3）超声下可区别动脉、静脉、神经，防止穿刺误入动脉，损伤神经。

（4）通过超声定位，可以检查预置静脉内有无静脉瓣、栓塞等异常情况。

2. 及时发现置管过程中导管尖端的异位。超声心动图导管尖端定位可及时发现导管异位并及时纠正，明显降低原发性导管异位率，不仅避免导管浪费，而且为儿童中心静脉通道安全输液提供了有力保障。

3. 及时发现导管使用过程中导管尖端的异位。床旁超声心动图尖端定位可以在导管使

用过程中随时床边跟踪定位，获取尖端位置的实时信息，以便及早发现继发性导管异位并及时做出应对措施。

4. 有助于减少导管留置期间相关并发症的发生。床旁超声心动图定位可以减少置管后堵管、静脉炎、静脉血栓、导管滑脱、导管异位等导管相关并发症的发生，非计划拔管率明显降低，为危重症患儿的成功救治开辟了安全、有效、持久的循环通路。

5. 超声定位具有无创性及无放射性损伤等优点。超声定位对患儿无损伤，而且可以减少 X 线暴露次数，无须考虑患儿和医务人员辐射暴露，避免了 X 线摄片的烦琐、耗时的操作。

6. 动态显示，一次性到位。超声心动图可以在床旁直观、动态观察上、下腔静脉及心房内导管尖端的位置，预防尖端位置过深或过浅，有利于提高一次置管到位率，减少退管次数，避免反复调整导管尖端而对血管造成的损伤，减少感染、出血及血栓形成的可能，减轻患儿痛苦，同时可缩短操作耗时，减轻护理人员的工作负担。

二、超声在儿童中心静脉置管定位中的局限性

1. 超声仪器价格昂贵，增加医疗成本。

2. 对患儿配合程度要求高。

3. 要求操作者在掌握专业知识的基础上需具备扎实的超声影像学知识。

4. 超声探头按压拟置管血管时会对操作者穿刺造成一定的影响，探头压力过大使血管受压变扁，穿刺时易穿破血管。

5. 超声引导下中心静脉置管操作耗时较长，人力资源增加。

6. 开展超声引导下深静脉 PICC 置管时可观察血管走行、结构及血流充盈状态，提高血管穿刺的准确度及成功率。但该技术只局限于检查同侧颈内静脉和锁骨下静脉有无导管影，不能观察到 PICC 尖端与心脏及上腔静脉的位置关系，无法发现导管尖端位置是否过深或过浅，也很难发现异位到颈内静脉和锁骨下静脉外的导管，而且血管超声探头查看血管细小的新生儿颈内静脉和锁骨下静脉内导管尖端显影不明显或无显影，因此该技术未能在临床新生儿科开展。

知 识 链 接

床旁超声心动图尖端定位作为儿童中心静脉置管定位的发展新趋势，在很大程度上可以减少 X 线摄片的次数，或将逐步替代操作复杂、辐射性强、非动态性、滞后性的 X 线定位技术。

（许　静）

参 考 文 献

陈晓春，陈赢赢，童燕芬，等，2021. 床旁超声心动图导管尖端定位在减少新生儿 PICC 置管异位中的应用. 中国现代医生，59（7）：123-127.

韩玲，王蓓，王莉莉，等，2017. 上臂不同穿刺部位留置 PICC 导管对置管相关并发症的影响. 护理研究，31（19）：2394-2396.

姜玉新，冉海涛，2016. 医学超声影像学. 2 版. 北京：人民卫生出版社：1-20.

李乐之，2018. 静脉治疗护士临床工作手册. 北京：人民卫生出版社：43-44.

李铁刚，王娜娜，赵敏，2015. 急诊床旁超声引导下中心静脉置管可行性研究. 中华危重病急救医学，27（9）：724-728.

林欢，孙春红，樊婷，等，2015. 品管圈活动降低血液病患者 PICC 并发症. 护理学杂志，30（1）：33-36.

乔爱珍，苏迅，2015. 外周中心静脉导管技术与管理. 2 版. 北京：人民军医出版社：37-47.

唐红兰，冯玉玲，张梅，等，2020. 心电技术精准定位结合超声引导头皮针穿刺技术在极低体重儿 PICC 置管中应用. 护理实践与研究，17（6）：146-148.

王苏兰，2014. Meta 分析法比较国内超声引导下改良 Seldinger 技术 PICC 置管与传统 PICC 置管术的临床效果及并发症. 中南大学，1-47.

王雅萍，赵林芳，陈春华，2015. 上臂 PICC 置管致神经损伤 42 例的原因分析及对策. 护理与康复，14（7）：665-667.

吴丽芬，何娇，刘恋，2018. 儿童静脉治疗安全与管理. 郑州：河南科学技术出版社：105-109.

袁玲，邢红，2019. 中心静脉通路穿刺引导及尖端定位技术. 南京：江苏凤凰科学技术出版社：34-36，41.

Dawson RB，2011. PICC zone insertion method™（ZIM™）：a systematic approach to determine the ideal insertion site for PICCs in the upper arm. JAVA，16（3）：156-165.

Gorski LA，Hadaway L，Hagle ME，et al，2021. Infusion therapy standards of practice. 8th ed. J Infus Nurs，44（Sup 1）：S1-S224.

Oleti T，Jeeva Sankar M，Thukral A，et al，2019. Does ultrasound guidance for peripherally inserted central catheter（PICC）insertion reduce the incidence of tip malposition?-a randomized trial. J Perinatol，39（1）：95-101.

第十四章

特殊技术在儿童静脉通路中的应用

第一节 直型留置针穿刺联合改良塞丁格技术在儿童 PICC 置管中的应用

相较于成人，儿童的静脉更细、短、滑，因此 PICC 穿刺难度大。而直型留置针穿刺配合改良塞丁格技术操作简单，对患儿的血管、组织损伤小，穿刺成功率高，适合应用于儿童 PICC 置管。

一、儿童 PICC 置管中应用直型留置针的优势

1. 提高穿刺成功率。能否成功穿刺血管是儿童成功置入 PICC 的关键。部分患儿由于年龄、疾病等原因，存在血管条件差，血管细小、隐匿、充盈及弹性差等情况，且婴幼儿不能安静配合操作，肢体扭动时穿刺针极易刺破血管造成穿刺失败。选择型号与导引导丝相匹配的直型留置针穿刺置管，由于其针梗相对短小且直径细，更适合婴幼儿及血管条件差的患儿，能有效提高穿刺成功率。

2. 操作简便，穿刺方法与常规使用的留置针一样，穿刺后使用注射器试抽吸回血，推注生理盐水，可检验穿刺是否成功。

3. 操作者穿刺手法更为熟练，手感好，心理压力小。

4. 直型留置针针芯细、短，对患儿血管、皮肤及皮下组织损伤小，穿刺后不易出现血肿。

5. 患儿疼痛感轻，痛苦小，配合意愿较好，穿刺成功率高。

6. PICC 穿刺包自带穿刺针往往只能一次性使用，无备用材料，如遇穿刺失败，直型留置针二次取材非常方便。

二、置管前的评估与准备

（一）置管前的评估

详见第九章第二节。

（二）置管前的准备

1. 操作者准备 详见第九章第二节。

2. 物品准备

（1）一次性使用无菌 PICC 穿刺包（穿刺包内物品详见第九章第二节）。

（2）PICC 套件：三向瓣膜式导管套件 1 套及改良塞丁格套件 1 套（详见第九章第

二节）。

（3）与导引导丝直径相匹配的 22G 或 24G 直型留置针 1 支，选择直型留置针型号时需注意不同厂家塞丁格套件中的导引导丝直径大小有差异。

（4）其他用物：详见第九章第二节。

3. 环境及设备准备　详见第九章第二节。

4. 患儿准备　详见第九章第二节。

三、操 作 步 骤

视频 16

直型留置针穿刺联合改良塞丁格技术行 PICC 置管的操作步骤见表 14-1 和视频 16。

表 14-1　直型留置针穿刺联合改良塞丁格技术行 **PICC** 置管的操作步骤（三向瓣膜式导管）

操作步骤	要点说明
1. 查对患儿身份	核对腕带信息，向家属进行解释
2. 穿刺前评估与准备	详见第九章第二节
3. 按肘横纹测量法测量置管长度	详见第九章第一节
4. 测量双侧臂围	详见第九章第三节
5. 消毒皮肤	详见第九章第三节
6. 建立无菌区	详见第九章第三节，保证无菌屏障最大化
7. 投递用物　助手以无菌方式投递 10ml 注射器 3 支、1ml 注射器 1 支、无针输液接头、三向瓣膜式 PICC 套件、改良塞丁格套件、直型留置针	
8. 预冲导管及套件	用物依次摆放整齐
（1）无菌方式抽取 10ml 生理盐水 2 支、3～5ml 肝素盐水（0～10U/ml）1 支和 2% 盐酸利多卡因注射液 1 支	
（2）打开 PICC 套件，操作者用生理盐水预冲导管，观察导管的完整性	
（3）打开改良塞丁格套件，预冲置管鞘、扩皮刀和无针输液接头	
9. 穿刺	
（1）穿刺血管：操作者扎无菌止血带，嘱患儿握拳。垫无菌纱布于预穿刺血管下方，左手绷紧皮肤，右手持穿刺针以 15°～30° 进针，见回血后降至 5°～10° 再沿血管方向进针 2mm，针芯后撤 2～3mm，将外套管全部送入血管。松开止血带，嘱患儿松拳	
（2）撤针芯：左手示指与中指轻压穿刺点上方血管止血，拇指固定外套管，注意勿滑出血管外，右手撤出针芯	

操作步骤	要点说明
10. 送导引导丝　右手缓慢、匀速送入导引导丝（体外保留至少 10～15cm）。送入成功后退出留置针软管，用无菌纱布按压穿刺点止血	（1）穿刺成功后若发生导丝送入不畅，可用 10ml 注射器试推注生理盐水，确定通畅且局部组织无肿胀，可试着再次送入导丝 （2）注意送导丝的角度与血管走向保持一致
11. 局部麻醉　在穿刺点旁皮下注射 2%盐酸利多卡因注射液 0.2～0.3ml 进行局部浸润麻醉	
12. 确定置入长度　用无菌纸尺量出肘横纹到穿刺点的距离，确定置入长度	在穿刺前测量的置管长度中减去（穿刺点位于肘上时）或加上（穿刺点位于肘下时）肘横纹到穿刺点的距离即为实际置入长度
13. 扩皮　扩皮刀与皮肤垂直，刀刃背离导引导丝扩皮约 0.2cm	
14. 送置管鞘　一手绷紧皮肤，一手沿导引导丝送入置管鞘，鞘进入血管后再往前送入约 2cm	（1）置管前根据患儿年龄和血管情况选择型号合适的塞丁格套件 （2）若发生置管鞘送入困难，可待患儿放松休息片刻，或适当调节手臂的位置及弯曲度后再进行，切勿强行送鞘，防止血管撕裂
15. 撤导引导丝　更换穿刺点下方无菌纱布，一手示指与中指用无菌纱布轻压穿刺点上方止血，大拇指固定可撕裂型带扩张器的置管鞘翼，一手逆时针旋转撤出扩张器和导引导丝	
16. 送入导管 （1）一手拇指和示指轻夹导管，缓慢、匀速经外套管送入导管 （2）导管送至肩部时，助手协助患儿将头转向穿刺侧，下颌紧贴肩部，防止导管误入颈内静脉 （3）送至预定长度，抽回血，用 10ml 生理盐水脉冲式冲管，用无菌纱布轻压穿刺点，退出外套管 （4）无菌纱布轻压穿刺点并撤出导管内支撑导丝。调整导管所需置入长度，保留外露长度 5～7cm（不含减压套筒的 2cm），修剪导管	
17. 冲、封管	详见第九章第三节
18. 固定导管	详见第九章第三节
19. 整理用物、健康教育、记录	
20. X 线检查，确定导管尖端位置	最佳位置：上腔静脉与右心房交界处

四、操 作 流 程

直型留置针穿刺联合改良塞丁格技术行 PICC 置管的操作流程见图 14-1。

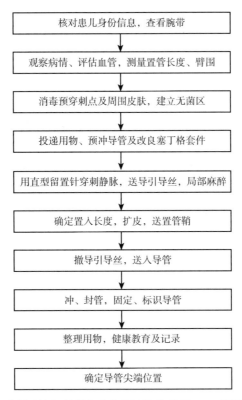

图 14-1 直型留置针穿刺联合改良塞丁格技术行 PICC 置管的操作流程

知 识 链 接

患儿对侵入性操作恐惧感强，配合能力差，PICC 置管比较困难。直型留置针穿刺联合改良塞丁格技术因其在穿刺方面的优势，使儿童 PICC 置管更加顺利，减轻了患儿痛苦，降低了操作者的心理压力。

第二节 超声引导下直型留置针穿刺联合改良塞丁格技术在儿童股静脉 PICC 置管中的应用

无法经颈内静脉或双上肢静脉 PICC 置管时，使用超声引导下改良塞丁格技术经股静脉置管是一种安全可行的置管补充方式。

一、适用范围

本方法适用于上肢静脉血管条件较差、畸形、上肢置管路径有肿瘤占位等情况，经评估无法经上肢置入 PICC，如上腔静脉压迫综合征、双上肢关节僵硬或强直、双上肢中重度凹陷性水肿患儿。

二、优　势

1. 超声可以直观地显示血管解剖，区分动脉与静脉，不易误入动脉、损伤股神经和韧带，提高置管成功率。

2. 具有儿童 PICC 穿刺中应用直型留置针的优势（详见第十四章第一节）。

3. 重症患儿可通过这个血管通路进行药物、营养输送，血液过滤，对治愈患儿的病情有着重要的意义。但股静脉 PICC 置管术仍存在相关的并发症，如导管脱落、感染、血栓等。

三、置管前的评估与准备

（一）置管前的评估

1. 疾病评估　详见第九章第二节。

2. 治疗方案评估　详见第九章第二节。

3. 穿刺部位与穿刺血管评估　详见第十三章第五节。

4. 知情同意评估　详见第九章第二节。

（二）置管前的准备

1. 操作者准备　详见第九章第二节。

2. 物品准备

（1）一次性使用无菌 PICC 穿刺包：详见第十三章第五节。

（2）PICC 套件包括三向瓣膜式导管套件及改良塞丁格套件各 1 套。

（3）血管超声仪。

（4）超声系统专用导针器套件 1 套：内含无菌超声探头保护罩、导针器若干、无菌耦合剂、无菌橡皮筋。

（5）与导引导丝直径相匹配的 22G 或 24G 直型留置针 1 支，选择直型留置针型号时需注意不同厂家塞丁格套件中的导引导丝直径大小有差异。

（6）其他用物：详见第十三章第五节。

3. 环境及设备准备　详见第九章第二节。

4. 患儿准备　置管前清洁患儿全身皮肤，更换清洁的病员服，协助患儿取平卧位置于操作台上，穿刺侧臀下垫小枕，将下肢外展 45°，呈"蛙形"暴露腹股沟区，确定穿刺血管及穿刺点。评估患儿配合度，必要时约束四肢，或者根据医嘱置管前 15min 应用镇静剂，如咪达唑仑、10% 水合氯醛、苯巴比妥钠等。

四、操 作 步 骤

儿童超声引导下直型留置针穿刺联合改良塞丁格技术股静脉 PICC 置管术的操作步骤见表 14-2。

表 14-2　儿童超声引导下直型留置针穿刺联合改良塞丁格技术股静脉 PICC 置管术的操作步骤
（三向瓣膜式导管）

操作步骤	要点说明
1. 查对患儿身份	核对腕带信息，向家属进行解释
2. 穿刺前评估与准备	详见第九章第二节及上文
3. 测量置管长度	测量方法：将下肢外展45°，从穿刺点到脐部再到剑突的长度
4. 测量双侧大腿围	测量方法：腹股沟中点下 5cm 处绕大腿 1 周测量双侧大腿围，松紧以软尺贴紧皮肤但无勒痕为宜，精确到 1mm
5. 消毒皮肤	消毒范围：以穿刺点为中心，上至脐部，下至足踝，消毒整侧肢体。按照顺时针—逆时针—顺时针的顺序消毒 3 遍
6. 建立无菌区　铺无菌巾于患儿臀下并放入无菌止血带，脱手套、洗手，更换无菌手套，穿无菌手术衣，铺无菌大单覆盖患儿全身，铺无菌孔巾，暴露穿刺部位	
7. 投递用物　助手以无菌方式投递 10ml 注射器 3 支、1ml 注射器 1 支、无针输液接头、三向瓣膜式 PICC 套件、改良塞丁格套件、超声系统专用导针器套件、直型留置针	
8. 预冲导管及套件	用物依次摆放整齐
（1）无菌方式抽取 10ml 生理盐水 2 支、3～5ml 肝素盐水（0～10U/ml）1 支和2%盐酸利多卡因注射液 1ml	
（2）打开 PICC 套件，操作者用生理盐水预冲导管，观察导管的完整性。打开改良塞丁格套件，预冲置管鞘、扩皮刀和无针输液接头	
9. 套无菌超声探头保护罩　打开超声系统专用导针器套件，将无菌超声探头保护罩套在涂好耦合剂的超声探头上，并用无菌橡皮筋捆扎固定	
10. 静脉穿刺	（1）当股静脉中段血管条件差，无法成功置管时可选择腹股沟下 2cm 左右进行穿刺置管（此处无须扎压脉带）
（1）垫无菌纱布于预穿刺血管下方，操作者扎无菌止血带，在预穿刺部位涂无菌耦合剂	（2）股静脉中段置管时，往往出现股静脉与股动脉在同一穿刺纵面的情况，容易误穿动脉，增加了置管难度。可通过调整探头和穿刺角度及助手协助拉动局部穿刺组织，人为分离同一穿刺纵面等措施来避免误穿动脉（视频 17）
（2）左手持无菌探头轻贴皮肤探查预穿刺血管，目视超声屏幕，右手持直型留置针，根据超声下血管深度调整进针角度，穿刺针刺入血管中心时，超声屏幕可见针尖亮点进入目标静脉横截面中心，见回血后针芯后撤 2～3mm，再沿血管方向将外套管全部送入血管	視頻 17
（3）左手拇指和示指固定留置针软管，注意勿将软管滑出血管外，右手撤出针芯	

操作步骤	要点说明
11. 送导引导丝　右手缓慢、匀速送入导引导丝（体外保留至少 10~15cm）。送入成功后退出留置针软管，无菌纱布按压穿刺点止血	
12. 局部麻醉　在穿刺点旁皮下注射 2%盐酸利多卡因注射液 0.2~0.3ml 进行局部浸润麻醉	
13. 确定置入长度　用无菌软尺量出穿刺点到脐部再到剑突的距离，确定置入长度	
14. 扩皮　扩皮刀与皮肤垂直，刀刃背离导引导丝扩皮约 0.2cm	
15. 送置管鞘　一手绷紧皮肤，一手沿导引导丝送入置管鞘，管鞘进入血管后再往前送入约 2cm	
16. 撤导引导丝　更换穿刺点下方无菌纱布，一手示指与中指用无菌纱布轻压穿刺点上方止血，大拇指固定可撕裂型带扩张器的置管鞘翼，一手逆时针旋转撤出扩张器和导引导丝	
17. 送入导管	
（1）一手拇指和示指轻夹导管，缓慢、匀速经外套管送入导管	
（2）送至预测长度，用无菌纱布轻压穿刺点，抽回血，用 10ml 生理盐水脉冲式冲洗导管，退出置管鞘	
（3）缓慢、平直、匀速地撤出导管内支撑丝，调整导管所需置入长度，保留外露长度 5~7cm（不含减压套筒的 2cm），修剪导管	
18. 冲、封管	详见第九章第三节
19. 固定导管	详见第九章第三节
	由于腹股沟处皮肤皱褶多，注意无张力性粘贴无菌透明敷料，避免敷料牵拉皮肤造成皮肤损伤及固定不牢
20. 整理用物、健康教育、记录	
21. X 线检查，确定导管尖端位置	最佳位置：下腔静脉与右心房交界处，位于第 9~10 胸椎水平

五、操作流程

超声引导下直型留置针穿刺联合改良塞丁格技术在儿童股静脉行 PICC 置管的操作流程见图 14-2。

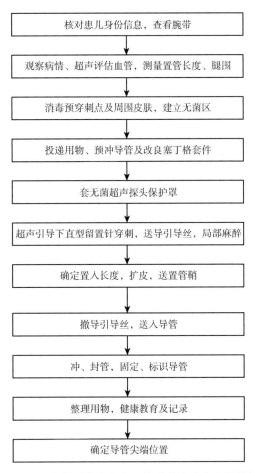

图 14-2 超声引导下直型留置针穿刺联合改良塞丁格技术在儿童股静脉行 PICC 置管的操作流程

知 识 链 接

股静脉直径较宽、静脉瓣少、血流速度快，一次性穿刺成功率大，安全性较高。在患儿上肢静脉条件较差的情况下也可选择经股静脉 PICC 置管。

（许 静）

参 考 文 献

黄妙平，陈瑞玲，2017. 危重幼儿彩超引导下经股静脉行 4Fr PICC 置管术. 中国实用医药，12（8）：104-105.

宋娜，居佳，范菊红，等，2018. 22G 直型留置针在儿科改良赛丁格技术 PICC 中的应用. 医疗装备，31（13）：110-111.

袁玲，邢红，2019. 中心静脉通路穿刺引导及尖端定位技术. 南京：江苏凤凰科学技术出版社：22.

张静，陈昭，2018. 24G 直型安全留置针联合改良塞丁格技术在儿童 PICC 置管术中的应用效果. 临床医学研究与实践，3（20）：169-170.

郑晓燕，门倩倩，郑超，2016. 直式静脉留置针结合改良塞丁格技术在危重婴幼儿 PICC 置管中的应用. 护士进修杂志，31（10）：930-931.

第十五章

儿科门诊静脉输液的临床实践

第一节 儿科门诊静脉输液的应用

静脉输液是儿科护士必须掌握的常规护理操作，也是门诊治疗中常见的给药方式。儿科门诊静脉输液的对象一般是 14 岁以内的患儿，它是一项难度大、穿刺技术要求高、需要耐心且细致的工作。它不仅要求护士有娴熟的穿刺技术、良好的心理素质、丰富的临床经验，还要在整个输液过程中对患儿进行心理、精神和疾病防治为一体的人文护理。

一、儿科门诊输液室环境和布局

儿科门诊是一个流动性很大的场所，儿童活泼、好动，爱哭闹是他们的天性，加上疾病造成的不适、注射后的疼痛，以及来到医院这个陌生环境所带来的恐惧，使患儿更加烦躁不安。输液环境的设施和布局应舒适、温馨，符合儿童心理特点。

（一）环境要求

1. 儿科门诊输液区面积应根据日均输液总人数来确定，另外，需为应对季节性流行病、突发公共卫生事件时急剧增加的输液量设置一定的扩展空间。

2. 环境要求。室内要保持清洁，定时通风换气，每日至少 2 次，每次不少于 30min，湿度以 50%～60% 为宜，每日消毒输液观察室。房间色调以鲜艳活泼为宜，配合以图片、墙画。

3. 护理人员在执行护理技术操作过程中，应尽量减少和避免声响。叫号采用低音广播，避免噪声刺激。

（二）分区

儿科门诊输液室一般分为接诊区、配药室、穿刺区、输液区、观察区、抢救室 6 个区域，各区设置醒目的标志和路牌。

（1）接诊区：输液室入口设置接诊区，备适量候诊椅。安装电子屏幕，显示候诊患儿的姓名等信息。

（2）配药室：设生物安全柜、药柜、冰箱等，墙上挂药物配伍禁忌表及工作制度等，方便护士规范配制药物。配药室与输液室严格分开，规范管理配药室，以保证无菌操作，减少药物不良反应的发生。

（3）穿刺区：用于进行有创性操作，可安装电子屏幕，显示排队输液患儿的姓名等身份信息。穿刺台上放置各类穿刺所需物品。

（4）输液区：分为大厅和病室两种类型。

1）根据患儿的病种、数量对输液区进行设定，即发热区、非发热区和单间，使用玻璃墙增加透明度。

2）输液大厅宽敞明亮，空气清新，可布置颜色温馨和可爱的墙面。大厅内可配备一定数量的输液椅，其设置符合儿童需要，座位的高低要适度。

3）配备一定数量的床单位并加装床栏，以满足体弱或病情较重患儿的需求。

（5）观察区：输液区另设置多间观察室，放置适量病床，供患儿卧床输液或观察。

（6）抢救室：应与输液室及医护办公室相邻，以便病重患儿发生病情变化或发生输液反应时可以立即进行救治。抢救室内备抢救车、心电监护、吸氧吸痰装置，并备平车、氧气袋等抢救及转运所需物品，墙面可以悬挂儿童过敏性休克、心肺复苏抢救流程图等。

（三）营造人文氛围

1. 为缓解患儿的紧张情绪，输液室墙面宜粘贴卡通人物等温馨的照片。

2. 输液室内可根据患儿的性格特点，滚动播放患儿喜欢的儿歌、音乐故事、幼儿教育片或儿童喜欢的动画片等。

3. 输液室内设置儿童活动场地及儿童图书柜，为学龄患儿设置学习型输液室，并根据条件安排社工或志愿者为患儿进行志愿服务，缓解患儿的恐惧感。

4. 输液大厅展架上放置健康教育手册、宣传单等供家属阅读；安装大屏幕循环播放健康教育节目。

5. 为保护患儿隐私，每病床间用隔帘隔开。

6. 儿科门诊输液室应设置饮水设备和卫生间；设置母婴输液区，采用适当的遮挡物，方便母亲进行哺乳。

二、人文关怀在儿科门诊静脉输液中的应用

（一）人文关怀在儿科门诊静脉输液前的应用

1. 患儿来到治疗室时要笑脸相迎，说话和气、轻柔、委婉，体现出对患儿及家属的尊重和关心，为其做好必要的心理安慰和输液准备。

2. 护士核对医嘱要专心、细心，有疑问及时跟医生沟通。

3. 输液前温馨提醒患儿及家长做好必要的准备工作。询问是否饮水、是否大小便、衣物是否舒适等；帮助患儿取舒适体位；为患儿准备合适的手托板，让患儿挑选自己喜欢的花色，并给予鼓励和信心。

4. 查阅患儿病例资料，了解患儿的病情，指导患儿家属如何进行家庭护理。

（二）人文关怀在儿科门诊静脉输液中的应用

1. 减少患儿静脉穿刺的痛苦是人文关怀最基本的内涵。穿刺时，护士动作要轻柔，技术要娴熟，力争一次成功。如果穿刺不成功，护士要主动向患儿及家属道歉，并征得患儿或家属同意后再进行第二次穿刺或换人操作。

2. 选择合适的血管，尽量减少对血管的破坏，从远端开始，有计划地使用血管；注意

保护静脉血管，发生静脉炎者，及时给予治疗指导。

3. 根据患儿的病情、年龄及血管情况选择合适穿刺部位，同时选用相应型号的头皮针或留置针。

（三）人文关怀在儿科门诊静脉输液后的应用

1. 穿刺成功后，为患儿选择合适的手托板，并合理固定，手托板的长度应超过穿刺部位的上下两个关节，固定胶布的松紧度要适宜，且穿刺针体外的软管不要在穿刺静脉的上方跨过，以减轻疼痛感，并保证输液通畅。

2. 对于婴幼儿要教会家属正确的看护方法，以防止静脉输液时液体渗漏。

3. 为患儿调好滴速，告知滴速过快或过慢的危害。

4. 输液过程中，护士要经常巡视，巡视时避免只看液体不观察病情，应重视患儿的输液感受，观察有无药物的不良反应、液体有无渗漏等。对于年龄较小的患儿，护理人员应帮助家属进行喂奶、更换尿片等。

5. 输液完毕，护士告知家属按压针眼的方法、时间及输液后的注意事项，并征求患儿及家长的意见和建议。

知 识 链 接

儿科门诊静脉输液的患儿年龄较小，生理、心理发育均尚未成熟，情绪控制能力较差，且患病后因病痛折磨，在接受治疗期间往往会精神高度紧张，产生抗拒、哭闹等不配合表现。因此，既要为患儿诊疗创造更好的条件，也要将人文关怀融入其中，有效缓解患儿不良情绪，这有助于提高护理、治疗效果。

第二节　儿科门诊静脉留置针的应用

外周静脉留置针又称套管针，属于外周静脉短导管，也是目前国内外重要的外周浅静脉输液治疗工具。它是一次性静脉输液钢针的替代产品，20 世纪 60 年代初开始出现由生物原材料制成的套管针（留置针），1964 年应用于临床。20 世纪 80 年代，我国开始使用留置针，主要用于采血、输液及输血时。留置针具有操作简便，套管材质柔软，不易对血管造成伤害，减少静脉穿刺次数，保护患儿血管和减轻痛苦；同时还能减轻护士的工作量，提高护士工作效率，保证用药安全等优点。患儿由于自控力差、好动且易哭闹，无法在输液治疗时有效配合，适宜选择外周静脉留置针进行输液治疗。

一、儿童输液途径的演变

近年来，伴随着医疗新技术的发展和儿童疾病谱的变化，静脉输液工具也在不断演变，从最初的一次性钢针的使用到后来的外周静脉留置针的运用、中心静脉留置导管在临床上的广泛应用，越来越多的患儿选择了痛苦少、减少重复穿刺的静脉留置针。对于儿童而言，由于其好动，配合度低等特点，临床工作中根据患儿年龄、病情、皮肤及血管状况、药物性质、输液疗程等选择合适的输液工具，可以较大程度地减少输液不良反应的发生，提高患儿及家属的满意度，和谐医患关系，提高医院的技术水平及管理水平。

二、儿童静脉输液的主要特征

静脉输液具有起效快、可持续维持疗效所需恒定浓度等优点，但同时也存在药物过量或者滴速过快导致局部或全身症状。儿童因其自身生理特点的特殊性，又具有如下不同。

1. 儿童依从性低，血管细小脆弱，输液过程中极易受到损伤。

2. 血管细小，穿刺难度大，技术要求高。

3. 血管细小，导管堵塞风险增高。

三、儿童对留置针产品的临床需求

1. 产品材质安全性高，需无毒无塑料，对健康无碍。

2. 产品材质柔软，避免因儿童好动造成血管机械性损伤。

3. 产品设计功能更具针对性，根据不同年龄、不同体型、不同穿刺部位选择不同型号，确保穿刺成功率，避免反复穿刺。

4. 产品流速快，保持导管通畅，减少血栓形成。

四、静脉留置针在儿科门诊的应用

一次性输液钢针只能用于单剂量非腐蚀性药物输注，该装置不可在血管内长期留置，因其容易将血管刺穿，且输注过程中必须严格制动。而儿童，特别是生病后的儿童心理及疼痛承受能力差，急躁，易哭闹，且患儿血管较细、不明显，操作中又无法积极配合，患儿家长对护理人员的静脉穿刺成功期望值又很高，从而导致护士心理压力大，易受外界影响而产生紧张、焦躁的情绪，容易导致穿刺失败。因此，越来越多的儿科门诊已逐步采用静脉留置针，实施"钢针零容忍"，其优势主要有以下两个方面。

1. 提升患儿及家属满意度。儿童好动，且穿刺输液时配合度差，导致使用头皮钢针输液过程中很容易将血管刺破，造成液体外渗肿胀，进而需要多次穿刺。而留置针的套管有一定的软化能力，可以在血管中呈漂浮状态，在患儿活动时可以有效避免损伤血管，从而减少穿刺次数，保护儿童血管，减少重复穿刺的痛苦。并且输液期间患儿无须限制活动，可以适当地运动，如画画、玩积木、吃饭等，从而分散注意力，增加配合度，提高家属满意度。

2. 提高医护人员工作效率，降低针刺伤发生率，减少重复穿刺给护理人员带来的工作量，提高工作效率。避免因反复穿刺带来的医患矛盾，提高护患满意度，以及降低护士针刺伤的危害发生率。

知 识 链 接

静脉留置针具有操作简便、有效减少患儿的痛苦、保护患儿血管、增加留置时间等优点，既能降低护理人员的工作强度，又能提高患儿及家属的满意度，在儿科门诊静脉输液中逐渐得到广泛应用。

第三节　儿科门诊静脉输液的安全管理

儿科门诊静脉输液具有患儿多、病情变化快、症状不典型、护理操作难度大、患儿表达能力差及患儿家属多有紧张焦虑心理等特点；尤其婴幼儿具有年龄小、认知差、不配合，且静脉穿刺难度大，精细度高，实施静脉输液技术操作工作均在家长的注视下进行，静脉输液治疗风险大等特点。针对这些特点，通过改善科室环境、规范输液流程、加强巡视、健康宣教、提高专科知识技能、加强消毒隔离及合理人员配备等措施来确保儿科门诊静脉输液的安全。

一、环 境 管 理

1. 创造良好的就医环境　完善服务设施，保持病室的清洁整齐，温湿度适宜，有较好的采光及通风。

2. 加强消毒隔离

（1）严格遵守无菌技术操作规范，实行一人、一针、一止血带，操作前后常规进行手消毒。

（2）输液室采用循环风空气消毒机进行空气消毒，人员较多时持续开机消毒，并加强开窗通风。

（3）减少陪护人员，对同类疾病做到相对集中输液，减少交叉感染的机会。并建立隔离输液室，备专用治疗用物和消毒隔离设施。

3. 加强安保隔离　儿科门诊需要安保人员全天驻守，为患儿及家属财物安全提供保障，同时维持就医秩序和维护医务人员人身安全。

二、制 度 管 理

1. 完善输液室的工作制度、各班次岗位职责及各环节操作流程；完善实习护士带教制度、进修护士管理制度。将各项制度装订成册，分发到个人，组织学习。定期进行抽查、量化考核，存在问题及时反馈到个人，并追溯改正效果。

2. 认真贯彻执行护理核心工作制度，如护理查对制度、交接班值班制度。进一步细化查对制度，明确各环节查对内容和查对方法。护士在登记、配置、穿刺、巡回等各个环节认真查对，对可疑医嘱及时与医生联系。对首诊患儿要认真询问有无过敏史，仔细观察皮试结果，详细告知输液治疗过程中的注意事项。要有条不紊地进行操作，防止忙中出错，对有同姓名的医嘱更要反复查对以防差错发生。

三、流程管理

1. 登录输液信息系统　接诊护士凭患儿诊疗卡读取配药信息，根据输液执行单，将药物分组及确认药物剂量，打印患儿信息条码标签和输液袋药品条码标签。

2. 发放输液号　严格执行查对制度，患儿身份至少两种标识认定（输液编号及姓名）。护士将 2 张相同的粘贴号码，一张贴于输液袋，随药物流动；另一张交患儿家长保存，便于核对。确保以输液编号及姓名 2 种方式正确识别患儿身份。护士根据号码先后顺序执行输液。

3. 严格落实查对制度

（1）核对患儿身份信息、药物情况，粘贴标签：双人核对患儿身份信息；核对药物名称、质量、剂量、配伍禁忌、有效期、总量、输液单执行日期及输液总天数；标明总袋数及输液先后顺序；打印输液执行单及粘贴标签。

（2）配药护士核对标签，检查配液及药品的质量和一次性无菌用品的包装及有效期，严格执行查对制度，严格遵守无菌原则，遵输液执行单配药并签名，再经第二人核对无误后签名。

（3）穿刺护士以输液编号及姓名 2 种方式核对患儿身份，回收输液编号。再次查对输液执行单及检查各袋药液质量。评估及穿刺血管，连接输液装置，调整输液速度，并在输液执行单上标注输液时间、输液速度及穿刺者姓名。穿刺结束将患儿带到输液室，安排好座位。

（4）巡回护士观察液体滴速、患儿精神状态、穿刺部位的情况。按输液先后顺序更换输液，并在输液执行单上签名。在输液的过程中，密切观察患儿的病情变化，早期识别危重患儿，发现输液反应和病情变化时及时通知医生并处理；静脉输注高渗性液体的患儿、哭闹婴幼儿应至少每小时巡视一次，及时发现不典型渗漏。拔针后签写输液结束时间，输液单按要求存放及保存，以备查询。

4. 加强健康宣教　告知家长患儿的病情、所用药物名称、药物作用、不良反应及输液中的注意事项。输液过程中，患儿不能随意离开输液区域，不要随意调节输液速度，输液管不要受压，墨菲管不可倒置以免空气进入，指导家长密切观察患儿穿刺部位，防止发生肿胀，对不合作的患儿可进行安抚和适当的保护性约束，确保输液顺利完成。

四、培 训 管 理

（一）加强专业理论知识培训

了解儿科常见疾病的症状、治疗方案、护理措施。护士在护理操作过程中，根据患儿精神状况、面色、皮肤弹性、哭声、呼吸、咳嗽等判断病情轻重，发现问题，及时救治。对儿科的业务知识要全面掌握，要有丰富的护理知识，掌握儿科疾病的护理常规，能解答各种护理咨询，提供各种护理服务。

（二）加强静脉穿刺能力培训

1. 选择合适的穿刺部位　对于患儿穿刺部位的选择，可考虑选择手部、前臂及腋窝以下的上臂部位的静脉，避免失败率较高的肘前区域；对于婴幼儿还可考虑头皮的静脉，如果婴幼儿尚未学会走路，也可选择下肢静脉。

2. 加强护理人员静脉穿刺及沟通技巧培训　穿刺前给予婴幼儿安抚、鼓励，转移其注意力。可热敷、扎双止血带、使用可视化设备等方法提高穿刺成功率。

3. 定期规范化培训　培训静脉导管固定技巧，注意无张力粘贴，若有潮湿、卷边立即更换，尤其出汗多、好动不配合的婴幼儿，可使用弹力绷带进行保护固定（松紧适宜），但要充分暴露静脉穿刺部位，以便观察有无出血或外渗。也可利用自制纸板固定静脉输液手臂，以防止非计划性拔管发生。

（三）加强相关知识培训

1. 对常用药物剂量、用法、给药途径进行整理，并组织学习。收集药物说明书，对使用注意事项、不良反应进行分类整理成册，便于护士随时查询。尤其关于新药知识，要尽快组织全科人员学习，使其能够迅速掌握新药的使用方法及配伍禁忌。

2. 了解患儿及家属的心理，提高护士的沟通技巧。多组织护士参与沟通技巧的理论学习。良好的护患沟通是做好一切护理工作的基础，变被动为主动，将医疗、护患纠纷消灭在萌芽状态。

3. 学习法律知识，提高安全意识，增强责任心，改善服务态度，学会换位思考，理解关心患儿，及时实施治疗护理，确保治疗及时到位，缩短患儿等待时间，减少投诉纠纷。

五、人 员 管 理

1. 科学排班

（1）护士长根据护士的层级、工作能力等进行排班，形成以老带新的梯队组合，输液高峰期间，实行弹性排班。

（2）接单护士相对固定，便于熟悉药物剂量、给药途径等，以提高核对医生处方及药物的准确率。

（3）选择沟通技巧、穿刺技能好的护士作为主要穿刺手。因婴幼儿血管细，穿刺难度大，活泼好动，治疗依从性及耐受性较差，且多为独生子女，生病后家长非常焦急，期望值非常高，选择沟通技巧及静脉穿刺技术高的护士进行穿刺，能更好地得到患儿及家长的理解和配合，提高满意度。

2. 加强轮转护士、进修护士、实习护生带教，规避静脉治疗安全隐患。由于儿童，尤其婴幼儿血管细小，静脉穿刺技术要求高，给静脉输液临床带教带来一定的困扰，甚至带来安全隐患。因此，应加强入科培训，包括护理查对制度、无菌技术操作规程、规范的输液流程与输液观察内容等，强化护生及进修护士的安全防范意识，实行一对一带教管理，逐步提高其独立操作、观察、分析及判断能力，提高儿童静脉输液安全性。

知 识 链 接

婴幼儿血管细小，静脉一次性穿刺成功率低，给儿科门诊静脉输液带来很大的挑战。应严格遵守静脉输液治疗规范，遵守 2 次穿刺失败需换人，4 针穿刺失败考虑更换静脉输液工具，同时请静脉输液治疗团队协助的原则。

（肖咏蓓　田继东）

参 考 文 献

吴丽芬，何娇，刘恋，2018. 儿童静脉治疗安全与管理. 郑州：河南科学技术出版社：194.

吴玉芬，杨巧芳，夏琪，2021. 静脉输液治疗专科护士培训教材. 2 版. 北京：人民卫生出版社：507-510.

张雁，王保侠，2021. 基于人文关怀儿科护理对门诊患儿输液疼痛、家属心理状态及满意度的影响. 临床医学研究与实践，6（7）：171-173.

张英，2018. 儿科门诊输液服务需求调查及其护理干预效果评价分析. 中国继续医学教育，10（36）：165-167.

第十六章

儿童静脉营养的临床实践

第一节　儿童静脉营养概述

静脉营养又称肠外营养（parenteral nutrition，PN），是指通过静脉输入营养制剂给予机体所需要的营养物质，适用于机体无法经胃肠道摄取营养或摄取的营养不能满足自身需要的情况。根据患儿对静脉营养的需求程度，分为全肠外营养（total parenteral nutrition，TPN）、部分肠外营养（partial parenteral nutrition，PPN）两类。

一、静脉营养液的成分

肠外营养液基本成分包括氨基酸、脂肪乳、葡萄糖、电解质、维生素及微量元素。应根据患儿日（年）龄、体重、所患疾病、所处环境来计算每天所需液体及热量。能量的供给应遵循逐渐增加的原则。由于 TPN 时营养素直接输入静脉，不经过胃肠道消化吸收，在计算营养液配方时应注意避免"高营养"。

（一）氨基酸

人体蛋白质由 20 种不同的氨基酸组成，其中 12 种可由人体合成，为人体非必需氨基酸，8 种为人体必需氨基酸，必须由外界提供。对于不同的人群、不同的疾病，必需氨基酸的含义不完全一样，新生儿摄入的蛋白质须包含 8 种必需氨基酸及 3～4 种半必需氨基酸（半胱氨酸、牛磺酸和酪氨酸），早产儿需额外补充脯氨酸；肝衰竭患儿酪氨酸和半胱氨酸合成减少；尿毒症患儿需要组氨酸。

（二）脂肪乳剂

脂肪乳剂包括长链脂肪乳（LCT）、中链脂肪乳（MCT）及结构脂肪乳（STG）等。LCT提供必需脂肪酸，但吸收速度慢，进入线粒体转运，氧化代谢速度慢，且长期应用易蓄积于网状内皮细胞，对机体产生一定的免疫抑制作用。

脂肪乳剂具有高能、低容、等渗的特点，由于油剂的致炎特性，脂肪乳自外周静脉输入容易致静脉炎及渗漏综合征，且不同种类的脂肪乳剂对血管的影响不同，其中大豆油对血管的致炎作用最强，鱼油最轻。因此，最好通过中心静脉置管途径输入。

（三）葡萄糖

葡萄糖是静脉营养中非蛋白质热能的主要来源，可节省氮的消耗，但不能作为唯一能量来源。原因如下：易致高血糖；葡萄糖供应量超过机体三羧酸循环所能氧化的最大量时，过多的葡萄糖被转化成脂肪酸，可导致肝大；长期输注葡萄糖可导致必需脂肪酸的缺乏。

葡萄糖输注的浓度视患儿情况和输入途径而定。经周围静脉输注浓度一般为 5%～10%，浓度超过 10%～12.5%即能引起静脉炎、外漏甚至出现皮肤坏死。经中心静脉输注可用较高浓度，自 10%～15%开始，可逐步增加达 30%～35%。新生儿，尤其早产儿，对输入葡萄糖的耐受性差，输入速率应从小剂量开始，逐渐增加。输注过程中应监测血糖，当血糖>8.4mmol/L（150mg/dl）时可导致血渗透压升高、脱水甚至颅内出血。

（四）维生素

维生素是人体代谢过程中的重要辅酶，参与蛋白质、脂肪和糖代谢调节。全肠外营养时由于不能由肠内得到维生素，必须在每天的静脉营养液中供给；根据我国营养学会及美国医学会营养指导组推荐，静脉营养时需补充的维生素包括 4 种复合脂溶性维生素（维生素 A、维生素 D、维生素 E、维生素 K）和 9 种复合水溶性维生素（维生素 B_1、维生素 B_2、维生素 B_6、维生素 B_{12}、维生素 C、烟酸、叶酸、泛酸和生物素）。维生素制剂有维他利匹特（脂溶性维生素）、水乐维他（水溶性维生素），小儿 1ml/（kg·d）可满足每天所需要的维生素需要量。

（五）微量元素及电解质

微量元素对于正常代谢及功能活动是必需的。在疾病状态下，往往有微量元素的过度丢失、摄入减少。因此，在静脉营养液中补充适量的微量元素应视为常规。电解质（Na^+、K^+、Cl^-、Ca^{2+}、P、Mg^{2+}）按相应推荐摄入量可满足生理需要，同时应定期监测其水平，合理补充。

小儿微量元素的补充可选用儿科专用的多种微量元素电解质混合制剂。建议临床医师在实际工作中应注意患儿是否有微量元素缺乏的表现，及时监测，个体化补充。

（六）水

人体水占 60%，水对维持机体内环境稳定和正常代谢起重要作用，正常情况下婴幼儿需水量是成人的 2～5 倍。

二、途径选择

（一）经外周静脉置管

经外周静脉置管适用于无法行中心静脉置管，仅需补充部分营养，短期肠外营养者。经外周静脉输入的肠外营养液渗透压不宜超过 900mOsm/L，葡萄糖浓度应<12.5%，氨基酸浓度应<3.5%。并发症为静脉炎。

（二）经中心静脉置管

经中心静脉置管适用于需长期输入较高渗透压肠外营养液者。可选择 PICC、CVC 等，出生后早期新生儿还可选择经脐静脉置管。PICC 以其独特的优势（留置时间长、减少穿刺次数、并发症发生率较低等）在儿科临床，尤其新生儿科应用广泛。

三、静脉营养指征

长期不能耐受肠道内营养的小儿都是肠道外营养的指征。临床上常见的疾病如下：

1. 早产儿和低出生体重儿，宫外生长迟缓等。

2. 危重患儿如严重感染、烧伤、多器官功能衰竭等。

3. 3～5d 经胃肠道提供营养少于机体营养需要量的 80%，或每日经胃肠道提供营养少于机体营养需要量的 60%，持续 1 个月以上者。

4. 消化系统疾病如肠梗阻、急性消化道出血、食管瘘、肠瘘、气管食管瘘、胃肠道畸形、急性腹腔感染、腹腔大出血等。

5. 恶性肿瘤患儿在放化疗期间有明显胃肠反应者。

6. 术前准备时营养不良，需进行胸、腹部大手术的患儿。

四、静脉营养支持禁忌证

1. 心血管功能紊乱，休克等血流动力学尚未稳定。

2. 严重代谢紊乱、高血糖及水电解质与酸碱失衡。

3. 高胆红素血症、严重肝衰竭、肝性脑病。

4. 急性肾衰竭存在严重氮质血症。

5. 肠外营养并发症的危险性大于益处者。

6. 原发病需急诊手术者。

7. 胃肠功能正常，适合肠内营养或 5d 内可恢复胃肠功能者。

五、静脉营养输注方式

（一）全合一

所有肠外营养成分在无菌条件下混合在一个容器中进行输注。配置好的全合一营养液现配现用，或避光置于 4℃冰箱保存。营养液用输液泵或输液调节器保证输液速度，且应在 16～24h 均匀输入。肠外营养液中避免加入其他药物。

（二）多瓶输液

各种营养素（氨基酸、脂肪乳、葡萄糖及其他营养素）分别储存，单瓶平行或先后输注。适用于不具备无菌配制条件的单位。具有工作量相对大，易出现血糖、电解质紊乱，不利于营养素充分利用等缺点。

六、静脉营养并发症

（一）导管相关性并发症

导管相关性并发症主要指中心静脉置管及维护造成的血管、心包及胸膜损伤、空气栓塞、静脉栓塞、静脉炎及导管的脱出、断裂、导管堵塞等。

1. 导管堵塞　是置管后最常见的并发症之一。临床表现为静脉输注营养液时出现输液速度减慢，严重者出现导管完全堵塞。预防堵管的方法：在静脉输注营养液过程中每间隔4～6h及输注结束后使用0.9%氯化钠溶液5～10ml脉冲式冲管；输液结束后使用0～10U/ml肝素盐水3～5ml正压封管。

2. 空气栓塞　输液过程中加强巡视，液体输完及时补充，导管维护及加液时防止空气经导管进入血液循环。拔管时嘱患儿屏气，速度不宜过快，拔管后观察患儿反应30min。

（二）感染性并发症

1. 静脉炎　多发生于经外周静脉输注营养液时，主要原因是输液的血管腔小，高渗营养液刺激、损伤血管内皮，或导管与静脉壁接触，致静脉发生机械性损伤。输液部位可见静脉呈条索状、红肿、触痛等现象，一般经外敷、更换穿刺部位或外涂消炎软膏可以逐步消退（详见第十七章第一节）。

2. 导管相关性血流感染　是静脉营养治疗常见的严重并发症。常见的病原菌是革兰氏阳性菌，其次是革兰氏阴性菌和真菌。一旦出现导管相关性血流感染应拔除中心静脉导管改为周围静脉营养治疗，并做导管尖端细菌培养，同时予以抗生素治疗，血培养阴性至少72h才能重新置管。预防措施：在静脉导管置入、营养液配制及输入过程中都可能发生污染，每个环节必须严格遵守无菌技术操作规范。在超净工作台规范配制营养液；配制好的营养液需在24h内输注完毕；静脉置管、维护及导管使用各环节严格执行无菌技术；采用全封闭式输液系统等。

（三）代谢性并发症

这类并发症多与对患儿的治疗方案选择不当、病情动态监测不够或未及时调整治疗方案有关，加强监测并及时调整治疗方案可以预防。

1. 高血糖症　肠外营养液中输入的葡萄糖要适量，葡萄糖浓度不要太高，输注速度不可太快，否则会产生高血糖、高渗性利尿，甚至高血糖性昏迷。一旦发生，应停止肠外营养或静脉滴注低剂量胰岛素治疗高血糖。

2. 低血糖症　由于持续快速输入高浓度葡萄糖，刺激胰岛细胞增加胰岛素分泌，使血中有较高的胰岛素水平，肠外营养液快速输完后则可能发生低血糖反应，甚至低血糖性昏迷，严重者危及生命。建议严格控制高浓度葡萄糖溶液的速度和总量，或者在高糖液体输入完毕后，以5%葡萄糖溶液维持数小时过渡，则可以避免诱发低血糖。

3. 高脂血症　脂肪乳剂用量过大或输注速度过快时可引起高脂血症，进而出现脂肪超负荷综合征。故使用脂肪乳剂应从小剂量开始逐渐增加。静脉营养支持期间应注意监测血脂水平，每周测定血清甘油三酯浓度 1～2 次，根据耐受性调节脂肪乳剂量。

4. 高氨血症 在静脉营养液中氨基酸量偏大或氨基酸配方不合理时可产生高氨血症，给肝脏和脑的发育带来损害。为了保证静脉输注的氨基酸得到充分的利用，必须同时静脉输注糖类及乳化脂肪以满足热能的需要，避免热量供应不足，导致氨基酸作为能源而分解产生氮质血症。

5. 肝功能损害、胆汁淤积症 多见于早产儿，体重越低，使用 TPN 的时间越长，该并发症的发生率越高，多见于 TPN 治疗 4 周后。常见的高危因素还有感染、能量过高、氨基酸配方不合理等。其临床表现包括黄疸、肝大、直接胆红素升高、碱性磷酸酶升高、ALT升高。一旦发生胆汁淤积症应尽量减少肠外营养，逐步过渡到肠内营养；积极预防和治疗肠道感染等。

6. 电解质紊乱 主要与肠外营养时电解质的补充不适当有关。如果机体丢失电解质的原因未消除或补充电解质不足、过量都可造成电解质紊乱。TPN 时往往忽略补磷，因而低磷血症较为常见，表现为口周和末梢感觉异常，嗜睡，发音困难，软弱无力，呼吸不正常。及时补充磷制剂如甘油磷酸钠可纠正低磷血症。为防止电解质紊乱，应每周监测电解质 2～3 次，包括血清钾、钠、氯、钙等，其他电解质可每周测定 1 次。

知识链接

"全合一"营养液具有利用效率高、减少工作量、减轻输液反应、减少代谢性并发症及利于营养物质更好利用和吸收等优点，目前临床使用已越来越广泛。

第二节　儿童静脉营养液的配制

静脉营养液由氨基酸、葡萄糖、脂肪乳剂、电解质、矿物质及维生素等组成，以维持患儿良好的营养状况。每日根据患儿实际情况，先将所需能量、营养素和液体计算好，然后在严格的无菌条件下配制成混合液使用。近年来，随着医疗技术的提高，将氨基酸、脂肪乳、葡萄糖、微量元素、电解质、维生素等全部混合在一个包装内，同时输入的"静脉营养液"称为"全合一"营养液（由医院配制室调配的也称为"三升袋"），该营养液的配制及输注方式得到了很大的发展，使得其治疗更为科学合理，也减少了可能存在的污染环节。静脉营养液涉及十余种药物，总体成分可高达 50 种以上，混合后营养液的安全性和稳定性就尤其重要。

一、静脉营养制剂的质量要求和特征

1. pH 一般要求 pH 为 5.5 左右，低温保存。静脉营养液的配制一方面应考虑药液维持本身稳定性的需要，另一方面需注意被调整药液的 pH 在血液缓冲能力范围以内。pH 升高或温度升高时，葡萄糖与氨基酸混合会发生褐色改变；当 pH 降至 5.0 以下时，脂肪乳剂即丧失其稳定性。葡萄糖为酸性液体，故不能直接与脂肪乳剂混合。

2. 渗透压 血浆渗透压一般为 280～320mOsm/L。渗透压过高对血管刺激较大，尤其是经外周静脉输注静脉营养液时，可以引起静脉炎，静脉栓塞等。

3. 其他 要求无菌、无热源、无毒性，不能含有引起过敏反应的异性蛋白，微粒异物不超过药典中规定的最大值 10μm。

二、静脉营养液配制操作规程

1. 环境及人员要求。静脉营养液的配制应由经过培训的专业人员根据医嘱在层流室或配制室超净化工作台内严格遵守无菌技术操作规程下进行配制。

（1）环境要求：营养液的配制环境达到一定要求使微生物污染的机会降到最低。配制室要求为万级净化室，配备 100 级净化操作台；配制前后地板和工作台表面应用消毒湿巾擦拭；紫外线消毒房间 30min（房间无层流净化设备时）；每月进行空气微粒数检测 2 次。近年来很多医院成立静脉药物配制中心，营养液集中进行配制也获得了较成功的经验。

（2）配制人员要求：操作者洗手，戴帽子、口罩，穿无菌手术衣，戴无菌手套。

2. 核查医嘱单，药物的名称、剂量、质量、有效期等。检查一次性静脉营养输液袋质量、包装是否密封完整及是否在有效期内。

3. 将不含磷酸盐的电解质和微量元素加入到复方氨基酸或葡萄糖溶液中，充分振荡混匀。将磷酸盐加入到其他葡萄糖溶液或氨基酸中，充分振荡混匀。

4. 将氨基酸溶液加入到葡萄糖溶液中。翻转静脉营养输液袋，使两种溶液充分混匀。肉眼检查，确认袋内无沉淀生成。

5. 将水溶性的维生素溶解到脂溶性的维生素中，充分混匀，然后将混合液加入到脂肪乳剂中，混匀。

6. 将含有维生素的脂肪乳剂加入到静脉营养输液袋中。

7. 轻轻摇动静脉营养输液袋，使内容物充分溶解后，将静脉营养输液袋口朝上竖起，将袋子中多余的空气排出。挤压已配制好的静脉营养输液袋，观察是否有液体渗出，如有液体渗出丢弃另配。

8. 再次核对信息，无误后将静脉营养液配制单粘贴在静脉营养输液袋上，并签名。

三、静脉营养液配制操作过程中注意事项

1. 为确保配制环境的无菌，洁净台启动 20min 后使用。

2. 按照正确的混合顺序配制液体。先将电解质、水溶性维生素、微量元素加入到复方氨基酸或葡萄糖溶液中，再将上液加入到脂肪乳剂中，以免破坏其稳定性。

3. 氨基酸液对脂肪乳剂的稳定性有保护作用，故配制 TPN 液中应有足量的氨基酸液，且不能加入其他药物，一般氨基酸浓度不低于 2.5%。

4. TPN 液中葡萄糖最终浓度为 10%～23%，有利于混合液的稳定。

5. 电解质浓度应有限制。一般控制一价阳离子（钠、钾）、二价阳离子（镁、钙）总浓度分别小于 150mmol/L 和 5～8mmol/L，以免引起阳离子中和脂肪颗粒上磷脂酸负电荷，最终导致水油分层。

6. 注意配伍禁忌。硫酸镁不能与氯化钙配伍，但能与葡萄糖酸钙配伍；抗生素、血液制品、白蛋白等不能加入，应单独输注；钙剂与磷酸盐应分别加入不同的溶液内稀释，以免发生磷酸钙沉淀。微量元素不能和维生素直接混合配制，应分别加入氨基酸和葡萄糖溶液中。

7. 现配现用。如配制后暂不使用应置于 4℃冰箱内保存，且不能超过 24h。

知 识 链 接

营养液的配制质量是患儿用药安全的重要问题，配制顺序及合理用药是配制工作中应认真对待的问题，所以药师认真审方、护理人员严格按照配制顺序、配制规程调配，保证用药安全。

第三节　儿童静脉营养液的安全输注及使用注意事项

一、静脉营养安全输注方法

1. 循环输注法　指输注时间在 12～18h 的静脉营养输注方式，适用于已稳定地接受持续全静脉营养并需继续长期应用的患儿。因输注期间循环负荷量大，因此不适合心功能差的患儿。

2. 持续输注法　指 24h 内均匀输入静脉营养液的输注方式。其优点为各种营养物质的供应处于持续均匀状态。缺点为脂肪和糖原合成均增加，血清胰岛素持续处于高水平状态，易导致肝功能异常、脂肪肝。

二、静脉营养液安全输注的注意事项

（一）签署知情同意书

中心静脉置管前及 TPN 治疗前，加强医患沟通，家长需签署知情同意书。

（二）TPN 配制管理

1. TPN 需由经过培训的专业人员在净化台内配制。操作者洗手，戴帽子、口罩，穿无菌手术衣，戴无菌手套。

2. 配制前要求紫外线照射消毒房间 30min（房间无层流净化设施时），配制前后室内需做清洁消毒工作。

3. 营养液混合配制顺序为生理盐水→葡萄糖→电解质→氨基酸→脂肪乳剂（含有维生素），营养液中不能加入其他药物，以保证 TPN 液的稳定性。

4. 配制好的营养液不能及时输注时，要求保存在 4℃的冰箱内，保存时间不超过 24h。

5. 严格控制输液速度最好采用输液泵 24h 内匀速输入。

6. 预防感染，在营养液的配制和输注过程中严格执行无菌技术原则，防止营养液被污染。

7. 加强中心静脉置管的管理

（1）置管部位的敷料应保持清洁、干燥。患儿沐浴时，应慎防置管部位的浸湿，并勿做剧烈的运动。

（2）妥善固定导管，防止管道脱出、受压和扭曲，保持管道通畅。

（3）护理人员应每日观察置管部位及全身情况，评估导管留置的必要性。

（4）预防堵管，在静脉输注营养液过程中每间隔 4～6h 及输注结束后使用 0.9%氯化钠注射液 5～10ml 脉冲式冲管；输液结束后使用 0～10U/ml 肝素盐水 3～5ml 正压封管。

（5）中心静脉置管、维护及导管使用各环节严格执行无菌技术，防止导管相关性感染的发生。

8. 加强监测，密切观察患儿的临床表现，注意有无静脉营养支持并发症的发生。

（1）每日监测患儿体温、脉搏、呼吸、血压、体重、身高、头围、皮肤（黄疸及出血点），记录 24h 尿量或总出入量。

（2）静脉营养开始阶段，每 12h 监测血糖，每日测钾、钠、氯、钙、胆红素、尿素氮，情况稳定后每周测 1～2 次。

（3）磷、镁、碱性磷酸酶、白蛋白、氨基转移酶、胆固醇、甘油三酯、血肌酐、尿素氮、氨基酸、微量元素、血常规、血小板、血清总胆红素、结合胆红素等至少每周监测 1 次。

（4）每周测量上臂围及皮下脂肪行营养评估 1 次。

9. 停用胃肠外营养时应提前 2～3d 逐渐减量。

知 识 链 接

长期 TPN 可引起胃肠道功能衰退。需逐渐增加肠内量而降低肠外量，直至肠内营养能满足代谢需求时才能完全停止 TPN。停用标准：如经肠道喂养量大于 50ml/（kg·d）或 1/3 的必需热量可经口摄取时，可停用 TPN。

（肖咏蓓　田继东）

参 考 文 献

常立文，容志惠，2016. 静脉用脂肪乳剂在早产儿应用的相关问题. 中国儿童保健杂志，24（2）：116-118，126.

邵肖梅，叶鸿瑁，丘小汕，2019. 实用新生儿学. 5 版. 北京：人民卫生出版社：368.

吴丽芬，何娇，刘恋，2018. 儿童静脉治疗安全与管理. 郑州：河南科学技术出版社：175-189.

吴玉芬，杨巧芳，夏琪，2021. 静脉输液治疗专科护士培训教材. 2 版. 北京：人民卫生出版社：138-145，243.

第十七章

儿童静脉输液治疗并发症
预防及处理

在临床诊疗工作中，静脉输液是一项很常见的治疗手段，但静脉输液在发挥治疗作用的同时，与其相关的各种并发症也越来越常见，对患儿安全带来不可忽视的风险。儿科患者病情变化快，血管细小，护士穿刺难度大，儿童对穿刺存在恐惧心理，其自控、配合、表达、沟通能力均差，输液导致各种并发症的风险较大。

第一节　静　脉　炎

静脉炎（phlebitis）是由于静脉输液导致的静脉壁内膜发生炎症反应，临床表现为沿静脉走向出现条索状红线，局部组织出现红斑、肿胀、灼热、疼痛、硬化、化脓，有时伴有发热等全身症状。静脉炎是一种临床常见的静脉输液治疗并发症，其发生率为 3.0%～59.1%。临床上根据静脉炎的发生机制分为机械性静脉炎、感染性静脉炎、化学性静脉炎、血栓性静脉炎和输注后静脉炎五种类型。

一、原　　因

1. 患儿因素　患儿自身疾病影响，血管条件差。儿科患者尤其是新生儿，外周静脉短、血管细小、血管壁薄、通透性高，抵抗力和免疫力均较差，发生静脉炎的风险较高。

2. 操作因素　穿刺部位的选择及固定方式，医护人员的穿刺技术，冲、封管方法等。输液过程中未严格执行无菌操作，导致局部静脉感染。儿童好动不配合，给护士操作造成困难的同时，易导致静脉炎的发生。

3. 药物因素　输注药物的性质、输注频率、输注量、输注时间等。长时间输注高浓度、刺激性较强的药液易引起局部静脉壁发生化学反应。

4. 输液工具　导管的型号及材质。导管型号过大、材质过硬、与人体血管组织相容性差，刺激血管内皮细胞发生炎症反应。

二、类　　型

根据静脉炎发生的原因可分为以下五种类型：

1. 机械性静脉炎　选择的输液工具材质和型号不合适，留置时间过长，穿刺侧肢体活动过度，血管内壁受到导管过度刺激，护理人员技术不过关，反复穿刺血管造成血管内壁损伤易引发机械性静脉炎。儿童特别是新生儿血管细、静脉充盈度差，静脉穿刺和置管过程中易对静脉内膜、静脉瓣造成物理性损伤，选择的导管型号过大，置管过程不顺利而反复刺激血管壁，易导致机械性静脉炎的发生。

2. 感染性静脉炎 药物配制过程中的微粒污染，护理人员不遵守无菌原则，穿刺局部消毒不彻底，细菌沿导管移行进入血液，导管污染等导致血管内膜受损引发感染性静脉炎。

3. 化学性静脉炎 输液速度过快，输液时间过长，输注高刺激性、高渗透压液体，液体 pH 与血液 pH 差别过高，损伤血管内膜上皮细胞，导致化学性静脉炎。

4. 血栓性静脉炎 导管型号过大、材质过硬，输注刺激性药物，液体输注速度过快，液体中的难溶性微粒、大分子物质、橡皮或玻璃碎屑等造成血管损伤，引发静脉炎症，形成静脉血栓刺激血管壁甚至堵塞微小血管，引起血栓性静脉炎。

5. 输注后静脉炎 由于拔针技术不熟练或拔针后局部感染，主要发生于外周静脉导管，多发生于移除静脉导管后48h内。

三、临床表现

发生静脉炎后常见的临床表现为液体输注速度减慢，穿刺部位出现疼痛/压痛、红肿、皮温升高，可触及条索状硬化或串珠样结节，血管失去弹性，伴或不伴有发热等全身症状。根据美国 INS《输液治疗实践标准》（2021版），将静脉炎分为五级：

0级：无症状。
1级：穿刺部位发红，伴或不伴有疼痛。
2级：穿刺部位疼痛伴有发红和（或）水肿。
3级：穿刺部位疼痛伴有发红，条索状物形成，可触摸到条索样静脉。
4级：输液部位疼痛伴有发红，条索状物形成，可摸到条索样物>2.5cm，有脓液流出。

四、处理

静脉输液治疗过程中，护士应随时观察、评估患儿输液部位，及时发现异常情况，当出现静脉炎时，采取积极措施，及时处理，减轻对血管的损害。

（一）外周静脉输液引发静脉炎

1. 立即停止输液，拔除留置针等外周静脉输液装置。

2. 抬高患肢、制动。

3. 50%硫酸镁湿敷。硫酸镁湿敷可舒张血管，促使细胞的蛋白激酶、ATP 酶激活，抑制血小板聚集，可有效保护血管内皮细胞功能和血管完整性，改善微循环。

4. 多磺酸黏多糖乳膏或七叶皂苷钠凝胶外涂。多磺酸黏多糖乳膏活性成分是多磺酸基黏多糖，可抑制透明质酸酶的活性及组织中的蛋白质分解，有抗炎、抗渗出、促进渗出液的吸收、促进局部血液循环、刺激受损组织再生的功能，阻止局部炎症的发展，对静脉炎有较好的治疗效果。七叶皂苷钠有抗组织水肿，促进血液循环，减少血管通透性，防止组织内水分存积和消除局部水肿引起的沉重感和压力等作用，具有抗炎、镇痛的功效，从而被临床静脉炎患者广泛使用。

5. 微波理疗。微波促使局部组织温度升高，扩张毛细血管，促进血液循环、细胞新陈代谢及炎症因子的吸收，起到消炎消肿的作用。

6. 中药外敷。有研究报道使用如意金黄散、紫草膏等中药外敷可减轻静脉炎。

7. 使用水胶体敷料。据研究显示使用水胶体敷料在防治新生儿外周静脉留置针导致静脉炎的发生具有显著疗效。其原理是水胶体敷料覆盖发生静脉炎区域，可形成低氧张力，刺激白细胞介素及巨噬细胞的释放，促进局部血液循环，提高机体的自溶清创能力，加速炎症消退。

8. 观察静脉炎改善情况。

9. 分析确定静脉炎的原因及类型，根据治疗需要予以中心静脉置管。

（二）PICC 置管所致静脉炎

1. 暂停输液。

2. 抬高患肢、制动。

3. 按常规进行导管维护，避开敷贴覆盖部位进行局部湿热敷、外涂多磺酸黏多糖乳膏、微波理疗。

4. 分析确定静脉炎的类型，与 PICC 有关的静脉炎主要有机械性静脉炎、细菌性静脉炎、血栓性静脉炎。置管早期出现的静脉炎多为穿刺时机械性损伤导致的机械性静脉炎，后期出现的静脉炎通常与化学刺激及患儿的特殊体质有关。

（1）机械性静脉炎：暂停输液，定时封管，待静脉炎消除后可继续使用 PICC 输液。

（2）细菌性静脉炎：导管处抽血进行培养，根据严重程度考虑拔管，留取导管尖端进行培养，如有脓性分泌物，取分泌物进行培养，遵医嘱予以抗生素治疗。

（3）血栓性静脉炎：血管超声评估是否有静脉血栓形成，若有血栓形成，抗凝治疗后复查血管超声，评估导管留置与否。

5. 每班观察评估静脉炎改善情况，评估导管留置与否，必要时更换部位重新置管。

五、预　　防

静脉炎的发生受多方面因素的影响，有可干预因素及不可干预因素。其中，不可干预因素有药物的刺激性和患儿的机体因素；可干预因素包括输液工具的选择（包括导管的材质和型号）、穿刺部位、穿刺技术、留置维护技术、固定方式、输注液体的量、速度、pH 和渗透压等。临床工作中针对可干预因素采取积极预防措施可有效减少静脉炎的发生。

1. 严格遵守操作规范和无菌操作原则　外周静脉穿刺采用"非接触式技术"，即在皮肤消毒后，不能碰触穿刺部位。穿刺部位有效消毒，消毒剂应完全自然待干。

2. 评估治疗方案　一般静脉用药疗程在 1 周内选择外周静脉输液，疗程 1 周以上宜选择中心静脉导管。

3. 评估药物性质　美国 INS《输液治疗实践标准》（2021 版）指出，需要长期（＞15d）

静脉输液治疗或输注腐蚀性药物时优先选择 CVAD，如 PICC、Port 等。

4. 选择合适的穿刺工具　根据血管粗细选择能够满足静脉输液治疗需要的最小规格的导管，在满足治疗前提下选择管径最细、管腔最少、创伤性最小的导管装置；置入导管直径/血管直径小于或等于 45%；使用最安全可用的置管技术，如塞丁格、改良塞丁格技术等。选择柔软、生物相容性好、对血管壁刺激性小的导管材质，有报道硅胶材质的 PICC 引起机械性静脉炎的发生率低于聚氨酯材质的 PICC。

5. 选择适宜的穿刺部位　评估患儿活动度，避开关节、瘢痕、受伤、感染部位的静脉，避免在活动受限的肢体进行静脉置管。

6. 提高穿刺技术　操作熟练，提高一次性穿刺成功率，避免同一部位反复多次穿刺，有计划地保护和合理使用静脉。PICC 置管时送管动作轻柔。

（1）对于穿刺困难的患儿，需仔细评估，与合作团队共同讨论导管的最佳选择，每个操作者血管穿刺的次数不应超过 2 次，总尝试次数不得超过 4 次。

（2）输液前后严格按照规范进行冲、封管，减少药物在血管壁的沉积。抬高输液肢体，注意保暖，对输液肢体进行热敷可以刺激血管扩张，改善血液循环，加快静脉回流同时还能促进患儿的舒适。

（3）输入刺激性药物的患儿在输液前使用水胶体敷料可预防及减少静脉炎的发生。

7. 妥善固定　导管置入后妥善固定，儿童患儿好动、不合作，可使用夹板固定。

8. 每日评估静脉穿刺局部皮肤及导管留置情况　输液时加强巡视，控制输液速度，观察、触压穿刺部位和周围皮肤，出现异常情况及时处理，视情况停止输液，及时更换输注部位。合理评估留置针留置时间，患儿静脉留置针可以留置到静脉治疗结束，除非并发症出现，当疗程结束时及时拔针。

9. 合理使用附加装置　使用过滤装置或终端过滤器，严格控制各种微粒通过输液管路进入血液循环。输注脂肪乳剂、化疗药物及中药制剂时宜使用精密过滤输液器。

10. 健康宣教　采用通俗易懂的语言向患儿家属及有一定理解力的患儿介绍静脉炎相关知识，详细讲解静脉炎发生原因、预防方法及危害，提高其临床配合度。

知识链接

对于血管条件差的患儿，在静脉置管前对穿刺部位进行热敷，促使血管充盈，可使血管显露更明显，将皮肤消毒液适当加温后再消毒皮肤可预防消毒后肢体温度下降导致血管收缩，提高一次性穿刺成功率。

第二节　儿童静脉导管相关性血流感染

静脉导管相关性血流感染（CRBSI）是指带有血管内导管或者拔除血管内导管 48h 内的患儿出现菌血症或真菌血症，并伴有发热（T>38℃）、寒战、低血压等感染表现，除血管导管外没有其他明确的感染源，实验室微生物学检查结果显示，外周静脉血培养细菌或真菌阳性，或者从导管尖端和外周血培养出相同种类、相同药敏结果的致病菌。CRBSI 是一种院内获得性感染，其国外发生率为 0.35～1.7/1000 导管日，亚洲约为 6.8/1000 导管日。儿童患儿免疫力低，血管细小、管壁薄，CRBSI 发生风险高。

一、原　　因

引起 CRBSI 的因素很多，其发生与患儿因素、操作因素、导管材质及类型、置管部位、留置时间及微生物因素等相关，有时可能几种因素同时存在。美国 INS《输液治疗实践标准》（2021 版）指出，CRBSI 发生有以下 4 个主要原因：①在置管时或导管留置期间，微生物沿导管通道迁移。②在常规的给药或导管端口操作时，通过导管端口进入管腔。③血液内的内源性微生物。④输入受污染的液体。CABSI 微生物来源：皮肤占 65%，导管接头污染占 30%，其他途径占 5%。

（一）患儿因素

CABSI 与患儿的病情、年龄、体质有关。伴有严重的基础疾病及免疫力低下的危重患者，CRBSI 的发生率高。儿童患儿免疫能力低下，皮肤屏障功能薄弱，血管管腔小、血管内膜容易受到持续刺激等，这些都是 CRBSI 发生的相关因素。其中早产儿、儿童输注血液制品、全胃肠外营养、病情危重、继发感染、肿瘤化疗、中性粒细胞减少症、糖尿病等是发生 CRBSI 的高风险因素，因其细胞免疫和体液免疫功能低下，不能及时清除导管表面侵入的细菌，有导管存在时更容易发生 CRBSI。

（二）操作因素

护理人员未严格遵守操作流程和无菌原则，静脉置管操作不规范，没有严格执行手卫生，在静脉穿刺前皮肤消毒不彻底、消毒范围不够，穿刺技术不熟练、反复多次穿刺，导管维护不当，敷料选择不当，穿刺部位污染，输液接口污染，输入液体污染等都可能导致 CRBSI。

（三）导管的材质及类型

双腔和三腔导管比单腔导管更易引起 CRBSI。聚氯乙烯、聚乙烯导管抵抗细菌附着的能力比聚四氟乙烯、硅胶导管低。

（四）置管部位

置管位置与 CRBSI 的发生密切相关，外周静脉置管时下肢血管发生感染的危险高于上肢血管，深静脉置管感染的危险性由高到低依次为股静脉、颈内静脉、锁骨下静脉。股静脉靠近会阴部，易被污染，颈部皮肤皱褶多，细菌密度较高，感染的风险较高。

（五）留置时间

导管留置时间越长，感染发生率越高。因导管长时间留置，使细菌在穿刺部位和导管表面充分生长繁殖，逐渐沿导管表面向体内迁移，经导管内腔血行感染的机会增高。

（六）微生物定植

穿刺部位周围皮肤表面及导管接头微生物定植是 CRBSI 病原体的主要来源。

1. 静脉穿刺操作时，皮肤消毒并不能清除皮肤上的全部微生物，患儿皮肤的屏障功能受到破坏，使微生物能够经过皮肤进入患儿的血液，因此导管腔成为残留微生物的寄居场所。

2. 皮肤消毒不完全、消毒液选择不正确、穿刺点周围的皮肤被污染，皮肤定植的微生物从穿刺点沿导管移行并定植于导管尖端。

3. 导管接头、延长管、导管表面被微生物污染，导管接口部位处理不当或消毒不充分，微生物通过污染的管路入口和连接口进入血液，产生血流感染。

二、临 床 表 现

（一）局部表现

穿刺点周围出现红肿、红斑、水疱、硬结、压痛或穿刺点有脓性分泌物渗出，沿导管的皮下走行部位可出现硬结、疼痛、条索状红线、弥散性红斑。

（二）全身表现

1. 突发高热、寒战、低血压、休克，除导管外无其他明显感染源。
2. 出现医院获得性心内膜炎、骨髓炎、败血症及其他感染的相关症状。

三、处 理

（一）评估

当患儿疑似发生静脉输液相关导管感染时，通过患儿的症状和体征、疾病史、特殊用药史，结合实验室检查（血常规、血培养、分泌物培养、导管尖端培养等）进行综合评估，判断 CRBSI 的血培养标准见表 17-1。《儿童静脉输液治疗临床实践循证指南》（2021 版）推荐，判断是否 CRBSI，需同时满足以下 3 项。

1. 中心静脉血管通路装置（CVAD）和外周静脉抽血培养获得≥1 种阳性结果，并有感染的临床表现如发热、寒战和（或）低血压。

2. 除 CVAD 外没有明显的血流感染源。

3. 实验室检查支持半定量（每导管段或皿 15cfu）或定量（每导管段 10cfu/ml）导管培养阳性，即从导管段和外周血培养中分离出相同种类的菌群；同时定量培养血液，导管与外周血比值>5∶1（cfu/ml）；或报告血培养阳性的时间不同（通过 CVAD 的血液培养阳性比同时抽取的外周血培养早 2h）。

表 17-1　判断 CRBSI 的血培养标准

导管血培养	外周血培养	条件	结果判断
+	+		CRBSI 可能
+	+	导管血培养阳性出现时间比外周至少早 2h 或导管细菌浓度较外周血高 5 倍	提示 CRBSI
+	−		不能确定
−	−		非 CRBSI

（二）处理措施

1. 密切观察患儿的生命体征、临床表现、各项检查结果及静脉导管的情况，及时与医生沟通。

2. 周围静脉导管。如果怀疑周围静脉导管相关感染，应立即拔除导管，同时留取导管尖端进行培养及采集外周血标本培养（最好在应用抗生素药物之前）。如果穿刺部位有局部感染表现，应同时留取局部分泌物做病原学培养。

3. 中心静脉导管

（1）可疑中心静脉 CRBSI：立即停止输液，暂时保留 PICC、CVC、Port，排除其他感染源，进行相关实验室检查。

（2）如果怀疑药物污染，需做药物细菌培养。

（3）遵医嘱抽取血培养：同时送检导管内血与周围静脉血两份标本进行培养，两个来源的血培养标本采血时间≤5min（在患儿发热时或寒战发作时采血，在使用抗生素前采血，如已使用抗生素，在下一次用药前采血）。儿童采血量一般为 1～3ml，在 1h 之内尽快送检。

（4）一旦确诊 CRBSI，原则上应拔除导管。因导管是持续感染的源头，故拔除导管被认为是 CRBSI 的标准化处理，但关于拔除导管的决定应慎重，应根据治疗的需要综合考虑患儿的特定情况，是否存在仍须维持生命治疗的通路及缺乏新的置入部位的问题，以及细菌感染的复杂程度等，与医生共同商讨决定暂时保留还是拔除导管。

（5）对于需要拔除导管的患儿，在无菌操作下拔出导管，剪下导管尖端 5cm，进行细菌定量培养，同时采集外周静脉血培养。

（6）如需要更换置管部位重新置管时，采用外周静脉输液进行过渡，直至重复血培养为阴性，如果条件不允许，则应在接受系统抗感染治疗的情况下进行重新置管。

4. 抗感染治疗。一旦怀疑 CRBSI，无论是否拔除导管，均应进行抗感染治疗。

（1）穿刺点感染：对局部脓性分泌物进行培养。避开穿刺点，局部可以喷百格斯（创面修复抗菌敷料）或涂抹抗菌药膏（莫匹罗星软膏），热敷，理疗，抗感染治疗。

（2）输液港囊袋或隧道感染：通知医生查看患儿，考虑拔除导管、行静脉抗感染治疗。

（3）抗菌药物的选择：结合患儿的感染情况、当地的流行病学及抗菌谱、药敏实验结果等选择抗生素。抗感染治疗无效时，拔除导管。

（三）原因分析，上报不良事件

1. 客观真实地做好护理记录，详细记录患儿生命体征、感染指征的观察和评估情况，以及遵医嘱采取的治疗护理措施和效果。

2. 追踪实验室检查结果，与医生共同分析、讨论导致 CRBSI 的原因和潜在危险因素，总结经验教训。

3. 完成不良事件或预警事件的上报。

四、预　　防

通过危险因素分析可以预防和有效控制 CRBSI，有效的预防是降低 CRBSI 发生的关键。

（一）管理和培训教育

1. 完善管理制度　制定并落实预防与控制 CRBSI 的工作规范和操作规程，建立 CRBSI 的主动监测和报告体系，开展 CRBSI 的监测，定期进行分析反馈，持续质量改进。

2. 加强培训

（1）护士：定期接受静脉治疗规范化培训，掌握正确的置管、维护、使用方法和 CRBSI 预防与控制措施。PICC 置管由经过培训、取得置管资质的静脉治疗专科护士完成。静脉治疗专科护士经过多次的抗感染知识和技能的培训，其操作能力和无菌观念更强，对降低 CRBSI 具有不可忽视的作用。

（2）患儿及家属：培训手卫生、导管日常维护的知识，做好相关配合工作。

（二）选择合适的穿刺部位和血管通路装置

评估静脉导管置入的指征，根据治疗方案选择合适的血管通路装置。股静脉由于靠近会阴部，容易被污染，感染风险增加，应尽量避免在此留置导管。近年来，临床上针对特殊儿童患儿，尝试使用隧道式 PICC，使用期间未发生相应的并发症，隧道式 PICC 能有效减少 CRBSI 的发生。

（三）严格遵守无菌技术操作原则

在药物配制、静脉穿刺、静脉给药、导管维护时，严格遵守无菌技术操作原则。进行任何与静脉输液相关的操作之前都要进行手卫生消毒，在接触导管及穿刺点前后要严格遵循相关规定，采用"非接触式"技术，即在皮肤消毒后，不能碰触穿刺部位。《血管导管相关感染预防与控制指南》（2021 版）规定，置入中心静脉导管、PICC、中线导管、输液港时，需提供最大的无菌屏障，操作者及其助手戴圆帽、口罩、无菌手套，穿无菌手术衣，用无菌巾覆盖患儿全身；中心导管置管环境应符合《医院消毒卫生标准》中医疗机构 II 类环境，输液港的置入与取出应在手术室进行。超声引导下置管时，超声探头及导管线应用无菌保护套包裹。

（四）严格遵守操作流程

1. 操作前用物准备齐全，中心静脉置管建立置管清单，用物一次备齐。

2. 皮肤有效消毒

（1）预置入血管通路装置（VAD）部位皮肤的清洁及备皮，美国 INS《输液治疗实践标准》（2021 版）推荐如下：

1）预置入部位如果有可见污染物，则在皮肤消毒之前用肥皂和水清洁预穿刺部位。因导管相关性血流感染病原体的主要来源是导管接头及穿刺部位周围皮肤表面微生物定植。

2）如果需要备皮，将预置入部位多余的毛发使用一次性剪刀或一次性手术剪刀剪掉，以便于使用 VAD 敷料；请勿刮除，因为这可能会增加感染风险。

（2）周围静脉穿刺前皮肤消毒采用有效碘浓度≥0.5%碘伏或 2%葡萄糖酸氯己定+75%酒精。

（3）中心静脉置管和更换敷料皮肤消毒宜用 2%葡萄糖酸氯己定。若患儿对 2%葡萄糖酸氯己定有禁忌（2 月龄以下儿童不推荐使用），则选用有效碘浓度≥0.5%碘伏+75%酒精。新生儿 PICC 置管推荐使用有效碘浓度≥0.5%碘伏皮肤消毒且待干后，用无菌 0.9%氯化钠溶液清洗碘伏残留物以减少碘吸收；避免使用碘酊，因为对新生儿甲状腺具有潜在的不利影响；不推荐使用葡萄糖酸氯己定或酒精消毒皮肤，葡萄糖酸氯己定在新生儿中应用的安全性尚无定论，可导致皮肤刺激反应，含酒精成分的消毒剂可能导致新生儿皮肤灼伤。

（4）置管及维护时使用的无菌消毒溶液瓶为一次性使用，而非多次使用的产品。

（5）待皮肤表面的消毒剂自然干，再进行置管操作，不要擦拭、扇动或吹干皮肤。

（6）以穿刺点为中心，由内向外顺时针—逆时针—顺时针交替、螺旋、用力摩擦消毒至少 30 秒/次，至少消毒 2 次，皮肤消毒范围见表 17-2。

表 17-2 皮肤消毒范围

输液工具	消毒范围
一次性静脉输液钢针穿刺	直径≥5cm
外周静脉留置针置管	直径≥8cm
脐动、静脉置管	以脐带为中心，消毒脐残端和周围皮肤，上界平剑突，下界平耻骨联合，左右平腋中线
新生儿 PICC 置管	上下肢置管消毒整个肢体，其他部位≥20cm
MC、CVC、PICC 置管	直径≥20cm
MC、CVC、PICC、Port 维护	直径≥15cm（以穿刺点为中心，大于敷贴的面积）

（五）采用无菌非接触技术

美国 INS《输液治疗实践标准》（2021 版）推荐，选择标准无菌非接触技术（ANTT）或外科 ANTT，应遵循以下规则：①涉及数量少或者很小的关键部件的简单、持续时间短（<20min）的操作，采用标准 ANTT，如药物输注、采血、PIVC 置入，如果需要戴手套，可使用非无菌手套，如果需要接触关键部位和关键部件，戴无菌手套。②涉及多个或者较大尺寸部件的复杂和持续时间长（>20min）的操作，采用外科 ANTT，如 CVAD 置入，同时需要采用最大无菌屏障技术等。

（六）导管选择

尽可能选择四氟乙烯、硅胶、聚氨基甲酸乙酯材质导管，其抵抗细菌附着的能力相对于聚乙烯导管强。选择能够满足治疗需要的管腔最少、管径最小的导管。

（七）敷料选择

选择无菌透明、透气性好的敷料覆盖穿刺点，如患儿高热、出汗多、穿刺点出血、渗出，可使用无菌纱布覆盖。纱布敷料更换时间不超过48h，透明敷料至少每7天更换1次，敷料出现潮湿、松动、可见污染时及时更换。

（八）抗菌药物使用

避免在置管前或留置导管期间常规使用全身抗菌药物预防导管内细菌定植。不应在穿刺点局部涂抹抗菌药膏预防感染。对于有多次CRBSI史的长期置管患儿，可使用抗菌药物溶液封管。

（九）导管维护

1. 每班检查敷料完整与清洁性。每日评估导管保留必要性，当不需要治疗时尽早拔管。对于CVC、PICC，在治疗间歇期至少每周维护一次。定时规范地冲、封管。美国INS建议，评估频率取决于患儿的情况，如年龄、病情和认知、输液的类型/频率及医疗护理机构（表17-3），每日评估的内容具体如下：

（1）是否需要继续使用VAD。

（2）导管的通畅性。

（3）置管部位和周围区域情况：皮肤、敷料、固定装置、输液装置。

（4）有无并发症迹象：红肿、压痛、肿胀、硬结、体温过高、渗液、CVAD外部长度、肢体周长等。

表 17-3　VAD 评估频率

医疗护理机构	类型	患儿情况	频次
住院患儿和居住在护理机构的患儿	CVAD		每次输液都要评估
	PIVC	常规患儿	至少每4h评估一次
		危重/镇静或认知有障碍的患儿	每1～2h评估一次
		新生儿和儿童	每小时评估一次
		输注发泡药物的患儿	应更加频繁地评估
门诊患儿或家庭环境中患儿	VAD		每次就诊时评估VAD，并告知患儿或照护者在每次输液时检查一次，或每天检查一次
		持续性PIVC输液的患儿	在清醒时每4h检查一次，发现异常立即报告

2. 在进行静脉输液治疗和导管维护过程中严格遵守操作规程及无菌原则，确保输注液体的无菌。

3. 导管在使用过程中，需保持系统密闭性，使用口径一致的管路设备，观察无针输液接头有无松动、脱落。

4.《血管导管相关感染预防与控制指南》（2021 版）建议，输液 1d 或者停止输液后，应当及时更换输液管路。输血时，应在完成每个单位输血或每隔 4h 时更换给药装置和过滤器；单独输注静脉内脂肪乳剂时应每隔 12h 更换输液装置。尽量减少三通等附加装置的使用。

5. 连接无针输液接头前充分消毒，用力摩擦消毒至少 15s。任何原因取下无针输液接头后都必须更换接头。无针输液接头、肝素帽、输液器、附加装置有可见血液或血凝块时，随时更换。

6. 使用免缝合装置固定导管。

7. 对患儿及家属进行健康教育，提高其依从性和配合度。

知 识 链 接

集束化干预措施（central line bundle，CLB）是一系列有循证基础的治疗及护理措施的集合，施行 CLB 能有效降低 CRBSI 的发生，包括手卫生、最大无菌屏障、皮肤消毒、理想的置管部位选择及每日评估是否保留导管等。

第三节 儿童静脉输液药物渗出与外渗

静脉输液药物渗漏是最常见的外周静脉治疗并发症，不仅造成药物治疗失败，增加患儿痛苦，还可能引起局部皮肤组织坏死等严重并发症。临床上根据药物性质将输液药物渗漏分为药物渗出（infiltration of drug）和药物外渗（extravasation of drug）。据报道，一次性钢针输注液体渗漏率高达 30%，外周留置针输注液体渗漏率为 6%。儿科患儿因年龄小，不能按要求制动，血管细小，药物渗出/外渗的发生率较高。

一、定 义

1. 药物渗出 是指在静脉输液过程中，由于多种原因致使输入的非腐蚀性药物或溶液渗出到静脉管腔以外的周围组织，轻者出现肿胀、疼痛等刺激症状，严重者可引起组织坏死。

2. 药物外渗 在静脉输液过程中，由于多种原因致使输入的腐蚀性药物或溶液进入静脉管腔以外的周围组织，主要表现为局部红肿、疼痛、灼热或发凉，重者出现局部缺血、缺氧、皮肤苍白甚至坏死。

3. 腐蚀性药物 指具有强酸性（pH＜5.0）、强碱性（pH＞9.0）、高渗透压（渗透压＞600mmol/L）或发泡性药物，其外渗到血管外，对皮下组织造成损害，出现皮肤和皮下组织变性、水疱、发黑甚至坏死等。常用腐蚀性药物有抗肿瘤药物、血管活性药物、对比剂、高渗透压电解质等。

正常血液 pH 为 7.35～7.45，液体 pH 在 6～8 时对静脉影响较小，pH 超过此范围的药物均可能损伤静脉内膜上皮细胞，引起化学性静脉炎。正常血液渗透压为 280～310mmol/L，药物渗透压＞600mmol/L 时，可造成化学性静脉炎。

二、原　　因

药物渗出与外渗的危险因素主要包括以下五类：

1. 药物因素　是最常见的因素。

（1）药物的浓度、渗透压、酸碱度能够改变血浆渗透压、pH，或者因其本身具有的细胞毒性，破坏血管内膜的正常代谢及功能，产生炎性反应，血管通透性增加，造成药物渗出/外渗。

（2）强酸、强碱性、高渗性溶液、血管刺激性药液或发疱性药物破坏血管内皮细胞，导致周围组织炎症及水肿；血管收缩药物可使局部血管强烈收缩，缺血坏死，导致药物渗出/外渗。

2. 物理因素　药液温度、环境温度、药液中微粒污染、输液速度、长时间输液、大量输液、高压力输注等均与药物渗出/外渗有关。

（1）在寒冷环境中血管会收缩，快速、大量、长期输液可使局部血液长期被稀释甚至血管内血液可能为液体代替，静脉壁发生痉挛、缺血、渗透性增加，易导致药物渗出/外渗。

（2）在远端小静脉用力推注药物、经常较慢注射或采集血标本，导致血管的脆性增加，弹性降低，血管硬化且管腔变细，在注射药物浓度升高时会加大管腔内的压力，血管难以承受而引起药物渗出/外渗。

3. 操作因素　护士对药物特性及使用方法不了解，穿刺技术差，输液工具、穿刺部位和血管选择不当，操作不规范，针头固定不妥当，巡视宣教不到位，未及时发现不典型药物渗出/外渗。

（1）血管穿刺困难或多次反复同一部位穿刺造成血管内膜受损，导管型号过大，引起机械性静脉炎，血管收缩，通透性增加。

（2）输液中针头发生移位或脱出、针尖与血管壁发生触碰，针尖及针眼涌出的高浓度药物长时间刺激局部，造成血管痉挛、充血、水肿，导致药物渗出/外渗。

4. 患儿因素

（1）儿童血管条件差，穿刺困难，加上婴幼儿比较好动，不合作、哭闹、过度活动，在固定之后很容易脱出。

（2）肥胖、多次静脉穿刺史和长期接受静脉用药的患儿血管看不清、弹性差，穿刺难度大。

（3）家属提出的要求过高，不信任护士，使护士承受过大的心理压力，很可能造成穿刺失败而引起药物渗出/外渗。

5. 疾病因素　患儿血管的舒缩状态、通透性有无加大、静脉管壁有无痉挛发生等，都和药物渗出/外渗有一定的关系。

（1）静脉穿刺及留置导管之前就存在病变或之后突发血管急性情况，破坏了静脉壁的完整性，也可继发于血栓性静脉炎及导管相关性感染。

（2）对于糖尿病、淋巴水肿、系统性红斑狼疮、外周血管疾病、化疗、严重脱水、休克的患者，因血液循环受损、血管通透性加大，容易出现药物渗出/外渗。

三、临床表现

1. 临床症状 输液时出现液体输入不畅，回抽输液管路无回血。穿刺点局部肿胀、灼痛、刺痛、发红或发白、皮肤水疱形成、局部皮温增高或降低，重者皮肤青紫、局部变硬，之后皮下组织溃疡、坏死，若没有及时有效处理，可造成瘢痕挛缩、关节强直、功能障碍。

2. 临床判断分级 临床上将药物渗出/外渗分为五级（表 17-4），药物外渗损伤分为三期（表 17-5）。

表 17-4 药物渗出/外渗分级

级别	临床标准
0	无症状
1	皮肤发白，水肿范围最大处直径<2.5cm，皮肤发冷，伴或不伴有疼痛
2	皮肤发白，水肿范围的最大处直径在 2.5~15cm，皮肤发冷，伴或不伴有疼痛
3	皮肤发白，半透明状，水肿范围最小处直径>15cm，皮肤发冷，轻度至中等程度疼痛，可能有麻木感
4	皮肤发白，半透明状，皮肤紧绷，有渗出，可有凹性水肿，皮肤变色，有瘀斑、肿胀，范围最小处直径>15cm，循环障碍，中度至重度疼痛

表 17-5 药物外渗损伤分期

分期	临床表现
Ⅰ期（局部组织炎性期）	局部皮肤发红、肿胀、发热、刺痛，无水疱和坏死
Ⅱ期（静脉炎性期）	局部皮下组织出血或皮肤水疱形成，皮肤水疱破溃，组织苍白形成浅表溃疡
Ⅲ期（组织坏死期）	局部皮肤变性坏死、深部溃疡，肌腱、血管、神经外露或伴感染

四、处 理

一旦发生药物渗出或外渗，应及时积极进行处理，将损伤降到最低。

1. 紧急处理。立即停止输液，暂保留针头，在拔除导管前接注射器尽量回抽已外渗的药物，然后拔出导管，轻轻按压穿刺点，防止出血和进一步组织损伤。输液港应在手术室取出。

2. 抬高患肢使患肢高于心脏平面，以利于静脉回流，同时避免剧烈活动。

3. 评估外渗药物的性质、量、局部症状，测量并记录外渗范围，测量肢体肿胀的面积，肢体的周径，并与对侧肢体比较。必要时拍照并记录，方便前后对比组织损伤的进展和恢复情况。

4. 制订处理方案。根据外渗药物性质、量、外渗部位、面积、皮肤颜色、皮温、疼痛性质，与医生商讨决定处理方案。

（1）首选冷敷或热敷：根据外渗药物性质对药物渗出部位进行冷、热敷能减轻组织肿胀，降低受损组织的代谢水平，减轻组织损伤。一般冷敷须在液体外渗6h内进行，24h后改用热敷，但对长春新碱和血管收缩药物则应早期采取保温、热敷等措施。

1）方法：将药物（50%硫酸镁、酚妥拉明等）浸湿无菌纱布湿敷于患处。

2）冷、热敷水温：热敷，成人不超过50～60℃，婴幼儿不宜超过42℃，防止烫伤；冷敷，成人0～4℃，婴幼儿4～6℃，防止冻伤。

3）以下药物外渗建议热敷：如血管活性药物、生物碱类药物、利铂类药物。

4）以下药物外渗建议冷敷：电解质、抗生素、对比剂、静脉营养液、抗代谢类抗肿瘤药、烷化类抗肿瘤药、蒽环类药物或蒽环类抗生素、紫杉烷类药物及其他，如利尿剂、异丙嗪、异丙酚等。

（2）外涂药物：外涂喜疗妥乳膏、1%氢化可的松乳膏、七叶皂苷钠凝胶、中药制剂（金黄散、水晶丹、烧伤膏）等，皮肤水疱及皮肤破溃者禁用。

（3）局部封闭：发疱类和强刺激性药物外渗，拔针后需紧急采取环形局部封闭（表17-6），阻止药物与组织细胞相结合，减轻局部组织反应，减轻疼痛。方法：消毒药物外渗部位，用1ml注射器抽吸相应拮抗剂沿外渗区域的外缘做环形多点注射。

表 17-6 常用药物外渗局部封闭药物

外渗药物	局部封闭药物
血管活性药物	酚妥拉明
烷化剂药物	10%硫代硫酸钠
蒽环类抗生素	右雷佐生
表柔比星	氢化可的松
长春新碱	碳酸氢钠
生物碱类药物、钙剂、氯化钾、碳酸氢钠、万古霉素	透明质酸钠

若没有相应解毒剂，常用盐酸利多卡因注射液0.1g+地塞米松5mg+生理盐水5ml做局部封闭。

（4）皮肤水疱处理

1）皮肤水疱直径<0.5cm，使用有效碘浓度≥0.5%碘伏消毒后，用无菌纱布保护，24～48h更换敷料。

2）皮肤水疱直径>0.5cm，使用有效碘浓度≥0.5%碘伏消毒后，抽去水疱内渗液，局部喷洒或涂抹抗菌修复药物，如百格斯、莫匹罗星软膏等。

3）有条件还可以局部每天行高压氧治疗1次，以促进创面愈合，必要时使用抗生素治疗。

（5）使用水胶体敷料覆盖创面：水胶体敷料作为一种人工合成的高分子溶胀体，具有自溶清创能力，能吸收创面渗液，促进局部水肿的吸收，减轻患儿疼痛，对液体外渗创面起到很好的清洁作用，并且能够促进上皮细胞及微血管的生长，溶解坏死组织，避免伤口感染。

（6）手术干预：对于严重的药物外渗，局部消毒后，外科医生用盐酸利多卡因注射液行局部麻醉，扩创，轻轻按压，将外渗药物尽量挤出皮肤外，然后注入生理盐水/解毒剂清洗干净，如果皮下组织已经发生破溃，清创处理后使用银离子敷料换药，必要时需要植皮处理。

5. 观察外渗部位皮肤的颜色、温度、感觉、关节活动和肢端血运等情况及局部皮肤有无骨筋膜室综合征、神经损伤、皮肤水疱、组织坏死、功能和感觉丧失的症状和体征。

6. 完成护理文书记录。详细记录药物外渗的时间，输注的药物名称，导管的类型、型号及规格，外渗区域及面积，皮肤颜色、温度及感觉，关节活动及患肢远端血运情况，采取的治疗措施和效果。

7. 分析原因，提出整改措施，上报不良事件。

五、预　　防

药物渗出/外渗在临床护理工作中是可以预防和控制的。护理人员可以通过提升专业技术水平、加强对病情和药物理化性质合理评估、正确选择穿刺工具、加强巡视，对患儿及家属进行详细的健康教育等措施，有效预防药物渗出/外渗的发生。

1. 加强培训，提升专业技术。定期对护理人员进行职业培训与考核，尤其是对缺乏临床经验的低年资护理人员。培训的内容主要有药物的理化性质、静脉治疗工具的选择与使用、药物外渗后的处理及督促新入职护士努力学习静脉穿刺的技巧等，从而不断提升低年资护理人员专业技术水平。

2. 根据患儿的年龄、出生体重、药物性质、用药疗程等，制订合适的静脉治疗方案。

（1）超低、极低出生体重儿由于住院时间长，且住院过程中往往需要长时间使用肠外营养液等刺激性强的药物，宜选择脐静脉置管（出生后 2 周内）及 PICC 置管。

（2）选择满足静脉输液治疗需要的最小型号导管。

（3）输注腐蚀性或渗透压大于 900mmol/L 的药物，不应使用外周静脉短导管、中长导管。

（4）连续输注肠外营养液、强酸/强碱性液体、钙剂、血管活性药物、腐蚀性液体等应选择中心静脉导管。

（5）PICC、CVC、Port 不应用于高压注射泵注射对比剂（耐高压导管除外）。

3. 评估患儿病情及血管情况，合理选择穿刺部位及血管。

（1）评估穿刺部位皮肤和静脉，了解用药史及有无血管手术史，避免在有硬结、炎症、瘢痕、损伤等部位进行穿刺。有计划、合理地使用静脉，避免同一部位反复多次穿刺导致损坏血管内膜。瘫痪侧肢体不宜静脉输液。

（2）患儿外周静脉穿刺建议在手部、前臂和腋以下上臂，避免肘部区域，尚未行走的婴儿可选择足部血管。儿童不宜首选头皮静脉，应选择粗直、弹性好的血管。根据患儿血管的实际情况选择合适的留置针型号。

（3）PICC 宜选择肘部或上臂静脉作为穿刺部位，避开肘窝、感染及有损伤的部位。新生儿及婴儿 PICC 置管还可选择腋静脉、颈静脉、颞静脉及下肢大隐静脉。有血栓史和血管手术史的静脉不应置管。

4. 穿刺部位固定牢固　使用透明敷贴，便于观察穿刺部位情况，敷贴潮湿、松动时及时更换。对于不合作、烦躁的患儿，使用夹板、固定器等妥善固定输液导管，减少穿刺部位的活动。

5. 确保输液工具通畅

（1）输注药物前宜通过抽回血来确定导管是否在静脉内。护士对输注药物的浓度、滴速严格掌握，输注刺激性、腐蚀性药物前，先推注生理盐水确保输液通畅，输液中每推注 3～5ml 药液抽回血一次。

（2）给药前后或使用两种不同药物之间宜用生理盐水脉冲式冲洗导管，如果遇到阻力或抽吸无回血，应进一步确定导管通畅性，不应强行冲洗导管。

（3）输注特殊药物时挂上醒目标示牌，随时提醒查看。加强巡视，特别是对无陪护的 NICU、PICU 病房，责任护士定时检查输液部位，及时发现输液外渗。

（4）加强交接班。注意交接穿刺部位有无红肿、疼痛及输入不畅等现象，发现药物外渗，及时报告及处理。

6. 健康教育

（1）输液前告知患儿及家属静脉输液治疗方案及注意事项等。对输入刺激性药物或静脉用药疗程长的患儿，建议家属签署知情同意书后置入 PICC、CVC、Port 等输液工具。

（2）告知患儿及家属在输液过程中注意输液肢体制动、保暖，如果液体滴入不畅或局部出现肿胀、疼痛、烧灼感等不适及时报告。

（3）告知年长的儿童输液时不要长时间保持同一姿势看手机或打游戏，以防肢体麻木、失去知觉，导致输液渗漏不能及时发现。

知 识 链 接

随着静脉治疗技术的不断发展，静脉治疗工具的不断创新，静脉治疗安全已越来越被重视。静脉治疗理念已由传统的被动静脉治疗逐渐过渡到主动静脉治疗。主动静脉治疗即按照护理评估程序，在患儿第一次静脉治疗前即对其各方面因素进行综合评估，再选择最适宜的血管通路工具，防止药物外渗导致的组织损伤发生，从而使患儿静脉治疗能够顺利完成。

第四节　儿童静脉导管相关性血栓

静脉导管相关性血栓（catheter related thrombosis，CRT）是指静脉置管后由于导管的置入导致血液在血管内不正常凝结，使静脉导管外壁或内壁形成血栓。血液高凝状态、血流淤滞、血管内皮损伤是血栓形成的三要素。根据血栓的位置可将 CRT 分为 3 种类型：导管周围鞘、导管管腔内血栓形成及血管附壁血栓形成。根据患者的临床表现将 CRT 分为以下 4 类：深静脉血栓形成（deep venous thrombosis，DVT）、血栓性浅静脉炎、无症状血栓、血栓性导管失功。据报道，儿童 PICC 相关性血栓的发生率为 0~33.3%，新生儿 PICC 相关性血栓的发生率为 9.2%~13.2%。

一、原　　因

CRT 形成的相关因素很多，也可能是多种因素共同作用。

（一）患儿因素

1. 长时间卧床、重症感染、脱水等可引起血液流速减慢及血液成分的改变。
2. 先天性心脏病、肿瘤、接受化疗或手术等原因造成血液高凝状态。
3. 部分患儿因为担心导管移位、断裂而减少置管侧肢体活动，血液流速减慢。
4. 儿童患儿置管侧肢体过度活动造成血管内膜受损，也有可能导致 CRT。

（二）导管相关因素

1. 导管的型号　导管在血管腔内所占空间影响血流的速度，导管置入/植入相关性血栓的发生率与管径成正比，多管腔、粗导管容易导致血流减慢而引起 CRT。儿童血管内径较小，静脉导管占血管腔比例相对较大，影响局部血流形态，易导致 CRT 的发生。

2. 导管的材质　导管的材质及组织相容性与血栓的发生密切相关。硅胶或聚氨酯材质导管生物相容性较好、表面光滑、柔软、对血管内皮损伤较小，导致 CRT 风险低于聚氯乙烯、聚乙烯材料，后两种材质的硬度高、对血管内皮的损伤大。

3. 导管尖端的位置　与血栓的形成有紧密的相关性，中心静脉导管尖端位于上腔静脉下 1/3 时，由于血流量大，CRT 的发生率极低；而尖端位于腋静脉、锁骨下静脉或无名静脉时，血栓发生率高。

4. 导管相关性感染　导管相关性血栓和导管相关性感染双向影响，导管相关性血栓可作为一个感染的病灶，促进局部细菌的聚集，而细菌感染和炎症又能激活血小板释放 5-羟色胺、凝血因子等物质，促进血栓形成。

（三）药物相关因素

药液的 pH、渗透压、浓度等与 CRT 的形成相关。
1. 腐蚀性、刺激性药物对血管的直接刺激导致血管内膜的损伤、炎症。
2. 静脉营养、甘露醇等高渗药物可能引起细胞的应激反应，诱导细胞凋亡，并且可以激活炎性细胞因子和凝血途径，诱导血栓形成。

（四）操作相关因素

1. 置管环节反复穿刺、退送导管、粗暴送管，微粒污染，置管部位固定不良导致导管可自由进出体内，会加重内膜损伤，增加血栓发生风险。

2. 穿刺时操作不规范，不规范地冲、封管，未及时更换液体，导管受压打折等造成导管内回血，这些在一定程度上也是 CRT 的诱因。

3. 婴幼儿一次性穿刺成功率相对较低，静脉壁损伤机会较大。

（五）置管部位

研究显示，对于中心静脉置管相关性深静脉血栓的发生部位，下肢深静脉（股静脉）多于上肢静脉，可能是由于下肢血流速度较慢所致。常见血管通路为经股静脉 CVC 置管及 PICC 置管，置管后 3～5d 为血栓形成的高发期。据报道，儿童股静脉 PICC 置管，导管相关性血栓形成发生率为 2.18%，常在导管放置后 48h 内形成；CVC 发生血栓的时间为导管置入后 1～10d，最常发生于经股静脉置入 CVC。应加强对肢体循环的观察，对于肢体肿胀和双下肢不对称者应及时汇报医生，以便早期进行处理。

二、临 床 表 现

多数 CRT 的临床表现不明显，只有 1%～5% 的患者有明显症状和体征，有时仅表现为穿刺点愈合延迟或少量渗血。因血栓存在部位不同，临床表现各异。

1. 局部症状

（1）置管侧肢体肿胀、水肿、循环不良，肢体颜色稍青紫或有皮肤花斑，皮温升高，肢端皮肤感觉异常，活动受限，有麻木感。

（2）同侧胸壁和颈部的浅静脉充盈、扩张。

2. 严重者可出现上腔静脉综合征　主要表现为头痛、颈部疼痛、颈部和手臂肿胀、上臂出现红斑，甚至肢体坏死。

3. 导管功能障碍　液体推注不畅、冲管有阻力或回血不畅、无法回抽血液，主要是由于在导管尖端或周围出现小凝血块或纤维鞘包裹在导管尖端，长时间集聚可能会导致血管的不完全性堵塞或完全性堵塞。

4. 感染症状　血栓形成可促进感染发生，部分病例是由于出现感染后才被诊断为 CRT。

5. 肺栓塞　为栓子脱落所致，表现为胸痛、呼吸困难、低氧血症、高碳酸血症、血流动力学紊乱等。

三、处　　理

1. 评估。根据患儿的临床表现，结合相关检查结果评估是否为 CRT。

（1）实验室检查：凝血功能异常，D-二聚体升高。

（2）血管多普勒超声：显示血管内可见血栓回声，探头加压时静脉不可压缩；血流动力学改变，部分栓塞时波形无起伏，完全栓塞时静脉内无血流信号。

（3）静脉造影：通过静脉注射对比剂直接显影，可有效判断有无血栓及血栓的位置、形态、范围、侧支循环情况，是深静脉血栓形成诊断的"金标准"。

2. 一旦确诊CRT，应立即通知医生并上报不良事件。

3. 一般治疗

（1）肿胀的对症处理

1）适当抬高患肢15°～30°，以促进血液循环、减轻肿胀。

2）使用静脉血管活性药物：常用的静脉血管活性药物有黄酮类药物（如地奥司明），可以增强静脉张力，降低毛细血管通透性，改善淋巴回流。

3）对于血栓性浅静脉炎导致的肿胀症状，也可局部进行50%硫酸镁湿热敷。CRT非急性期可使用物理治疗，包括加压弹力袜和间歇气压治疗。

（2）疼痛的对症处理：疼痛主要来源于严重肿胀及局部炎症刺激。前者主要发生于深静脉血栓，通过正规抗凝治疗可以促进血栓溶解。后者主要发生于血栓性浅静脉炎，常依赖于抗炎药物缓解症状，使用地奥司明或联合多磺酸黏多糖可改善静脉炎局部疼痛，症状明显者，需口服布洛芬等镇痛药物。

（3）预防栓子脱落：急性期患儿绝对卧床休息7～14d，禁忌挤压、按摩、剧烈运动，肢体制动。

（4）存在感染时进行抗感染治疗。

4. 导管处理。现有指南均不推荐常规拔除中心静脉导管。

外周静脉短导管血栓形成，直接予以拔针。对于中心静脉导管相关性血栓需要进行综合评估，现有指南均不推荐常规拔除导管，如果患者治疗仍然需要该导管通路，可在抗凝治疗下继续保留并正常用于临床治疗。在症状性导管相关性血栓形成的儿科患儿中，指南建议无须移除功能正常的深静脉导管。这是因为如果置入新的深静脉导管会引起新的血管内皮损伤，进而导致新的血栓形成。因此专家组认为，单独的抗凝药物治疗症状性导管相关性血栓可能使并发症最小化，因此不需要拔除功能正常的导管。

（1）综合评估：美国INS《输液治疗实践标准》（2021版）建议，置管患儿发生静脉导管相关性血栓后，如果导管功能完好，头端位置好，且仍有治疗需要，也无感染症状，可以在严密观察下保留导管，继续使用，同时进行抗凝、溶栓治疗。

（2）导管拔除指征：《输液导管相关静脉血栓形成防治中国专家共识》（2020版）建议，当出现以下情况，需考虑拔管：

1）治疗已不需要该导管。

2）导管功能已丧失。

3）导管尖端位置异常。

4）合并导管相关性血流感染。

5）合并抗凝禁忌证或在规范抗凝治疗下症状仍持续进展。

但在临床实际中是否拔管，还要评估治疗对导管的依赖程度，以及重新建立静脉通路的可行性。对于导管高度依赖且建立新静脉通路困难的患儿，需要权衡保留导管的价值和血栓带来的其他潜在风险，可在密切观察随访下保留导管。

（3）导管拔除时机：对于导管相关深静脉血栓，建议在接受一段时间抗凝治疗之后再拔管，有利于血栓的稳定，可以尽量避免因移动栓子导致肺栓塞或反常脑卒中的潜在风险。

（4）拔管护理

1）拔管前备齐吸氧、吸痰、心电监护等急救设备，建立外周静脉留置针通路；一旦拔管过程中出现肺栓塞，可以立即实施急救措施。

2）拔管时保持置管侧肢体始终位于心脏平面以下，防止空气栓塞。

3）责任护士做好拔管前准备，在管床医生的密切观察下实施拔管。

4）拔管过程中及拔管后密切观察患儿有无胸闷、咯血、四肢湿冷及血压下降等肺栓塞表现。

5. 抗凝治疗。目前缺乏足够的临床研究指导儿童 CRT 抗凝药物选择。美国血液病学会《静脉血栓栓塞管理指南》（2018 版）建议，在患有症状性 DVT 的儿科患儿中选用低分子肝素或维生素 K 拮抗剂进行抗凝治疗，不推荐使用口服抗凝药物，因为口服抗凝药物在儿科患儿中应用的资料十分有限。

（1）低分子肝素治疗

1）用药前评估患儿有无禁忌证，遵医嘱用药。

2）多数指南推荐低分子肝素作为抗凝药物。推荐按照说明书建议的剂量给予治疗。

（2）抗凝治疗疗程：对于儿科患儿，DVT 最佳抗凝治疗的确切持续时间尚不清楚，指南建议使用抗凝治疗≤3 个月；但对于持续存在引起 DVT 的致病风险因素的患儿，可以考虑给予更长时间的抗凝。

（3）监测凝血功能：用药期间监测凝血功能，观察有无出血倾向，用药初期每周检测 1～2 次凝血功能，以后逐渐延长至每 2 周、每月检测 1 次。

（4）对于新生儿非闭塞性血栓或门静脉血栓患儿，则不建议使用抗凝治疗。多项新生儿脐静脉置管回顾性队列研究显示，门静脉血栓在没有抗凝治疗的患儿中，70%～77%的非闭塞性血栓患儿和31%～48%的闭塞性血栓患儿会自发消退。

6. 溶栓治疗。因溶栓会增加出血风险，不推荐常规采用溶栓治疗。多个指南建议溶栓治疗应限于危及肢体或生命的重症病例。

（1）《输液导管相关静脉血栓形成防治中国专家共识》（2020 版）建议：不推荐常规采用溶栓治疗。除非患者急性血栓形成症状（症状出现时间<14d）极为严重（如表现出上腔静脉综合征），且经评估后出血风险较低。

（2）美国血液病学会《静脉血栓栓塞管理指南》（2018 版）建议：对于患有 DVT 的儿科患儿，主张单独抗凝治疗，反对溶栓后抗凝治疗（条件性推荐）。根据现有证据，溶栓不太可能降低发生复发性静脉血栓栓塞症的风险，并且溶栓会增加出血风险。因此，该指南建议溶栓治疗应限用于危及肢体或生命，且单独抗凝不太可能成功的病例。

7. 导管失功的处理。引起导管失功的因素包括管腔内的血栓或纤维蛋白鞘等引起的血栓性失功（约占 60%）和药物沉淀或机械原因引起的非血栓性失功。导管失功是导致非计划性拔管的重要原因。溶栓是血栓性导管失功的主要处理方式，溶栓的药物包括尿激酶或重组尿激酶、阿替普酶等。抗凝药物（如肝素）对恢复导管通畅性无效。

8. 无症状性血栓的处理。目前没有确切的临床证据支持无症状血栓需要治疗，考虑到实际临床中超声检查发现的多数是体量极小的附壁血栓，不使用抗凝情况下，进展风险极小，建议对无症状血栓仅予以观察。

9. 祛聚治疗。是抗凝和溶栓治疗的辅助治疗，常用药物有低分子右旋糖酐、肠溶阿司匹林、丹参等。

10. 手术。如果抗凝、溶栓药物治疗失败，则需行血管介入或者手术取栓。

11. 病情观察

（1）严密观察：肢体消肿情况（每日测量患肢、健肢同一水平周径，并进行对比）、局部皮肤颜色、温度、感觉及动脉搏动，判断治疗效果并做好记录。由于患儿血液循环差，加上患肢制动，需特别注意预防患肢压疮的发生。

（2）监测出血倾向：观察皮肤、黏膜、鼻腔、牙龈等有无出血，穿刺点有无渗血，有无血尿、黑便；患儿意识、瞳孔、前囟张力、肌张力的变化，防止颅内出血。遵医嘱进行血常规、大小便常规及凝血功能检查，及时追踪检查结果。

（3）警惕肺栓塞

1）血栓形成后1～2周最不稳定，栓子极易脱落，引起肺栓塞。

2）肺栓塞严重程度取决于血栓量和患者本身基础心肺功能，上肢 CRT 导致肺栓塞较下肢 DVT 发生率低，建议客观、理性地评估 CRT 引起症状性及致死性肺栓塞风险，避免做出过度治疗等不恰当的临床决策。

3）继续留置导管情况下，血栓将随病程发展而与周围血管壁形成一定程度的粘连，降低了脱落风险。避免在血栓病程急性期拔除导管是降低血栓脱落引起肺栓塞发生率的简单有效的措施。

4）《输液导管相关静脉血栓形成防治中国专家共识》（2020 版）不建议常规对患者采取制动措施。但对于血栓范围广，以锁骨下静脉近心端血栓为主，肿胀症状明显的急性期（起病后 2 周）患者，需采取暂时制动的方法，避免引起静脉压升高的因素，以防栓子脱落。

5）如果患儿出现呼吸困难、发绀、咳嗽、咯血、剧烈胸痛等症状，应考虑肺栓塞，立即报告医生并进行相应处理。

12. 健康教育。护士应主动与患儿及家属交流，用合适的方式讲解静脉血栓发生的过程及溶栓治疗的必要性、安全性及注意事项，使患儿及家属了解治疗过程及配合要点，从而积极配合治疗。

四、预　防

1. 人员培训。专业的护理团队是减少包括血栓在内的导管相关并发症的重要先决条件，应开展相关培训，组建专业静脉通路管理团队，规范置入、使用和维护导管操作。

2. 置管前充分评估。评估患儿是否有血栓高危因素（基础病情、血液指标、血管条件等），选择适当的输注途径。输注高危药物选择中心静脉置管。

3. 选择合适的导管及穿刺部位

（1）尽量选择硅胶或聚氨酯材质的导管，在满足治疗方案的前提下选择管径最细、管腔最少、创伤性最小的导管装置。

（2）选择粗直、充盈良好的血管，避免在下肢及瘫痪侧肢体输液和置管。在超声引导下选择肘关节以上部位置入 PICC，可以减少对血管内膜的损伤，同时可对血管管径进行评估。

（3）血管条件允许的情况下，尽量减少下肢深静脉（股静脉）置管。

4. 规范操作，避免因操作不当导致 CRT。

（1）提高穿刺技术，争取一次性穿刺成功，避免反复穿刺。动作轻柔，避免粗暴操作。

（2）严格无菌操作，预防感染。

（3）妥善固定导管，防止导管自由进出体内。

（4）正确维护，定时更换敷料，采用脉冲式正压冲、封管，减少血液回流。

（5）减少微粒污染，使用无粉手套、精密过滤输液器、无针输液接头等，减少各种微粒通过静脉输液进入血液循环。

（6）导管尖端定位

1）美国 INS《输液治疗实践标准》（2021 版）指出，安全性最佳的导管尖端位置：经上肢或头颈部血管置管为上腔静脉下 1/3 段；经下肢置管的导管尖端应在横膈上方的下腔静脉内。新生儿由于体重的增长容易导致导管移位，导管尖端位于上腔静脉与右心房交界处（CAJ）最佳。

2）PICC 置管采用心腔内电图定位技术可在术中实时判断导管尖端是否位于最佳位置，减少导管异位的发生。

3）导管置入后尽早行 X 线检查确定导管尖端位置，拍片时将置管侧手臂一同拍片，以便及时发现体内导管有无打折。

5. 置管后密切观察，及时正确识别血栓的临床表现。

6. 健康教育

（1）功能锻炼：PICC 置管后指导患儿及家属对置管侧肢体每天定时做握拳及手背/足背屈伸运动。

（2）注意肢体保暖，补充足够水分，避免血液黏滞状态。

（3）指导患儿及家属掌握导管自我观察要点。

知 识 链 接

CRT 的发生与导管/静脉直径比例（C/V）有关，发生率随着 C/V 的增大而增大，C/V 的最佳临界值为 34%。临床上可使用可视化评估工具评估静脉直径大小，以此来选择适当型号的导管，前瞻性预防 CRT 的发生。

第五节　儿童静脉导管堵塞

静脉导管堵塞是指血管内置导管部分或完全堵塞，致使液体或药物的输注受阻或受限。导管堵塞按原因可分为 3 种类型：机械性导管堵塞、血栓性导管堵塞和药物性导管堵塞，临床上以血栓性导管堵塞最常见。据文献报道，CVC 堵管的发生率为 5%～25%，PICC 堵管的发生率高达 26%。

一、原　因

静脉导管堵塞通常与多种因素有关：

（一）机械性导管堵塞

1. 导管在体内或体外打折、导管管路扭曲。
2. 过滤器堵塞、无针输液接头堵塞、减压套筒的金属柄堵塞等。
3. 导管异位或移位，导管尖端紧贴于血管壁。
4. 导管夹闭综合征。导管经过第 1 肋骨和锁骨之间，被肋骨与锁骨挤压，导管受到挤压或者夹闭而扭曲，造成间歇性或永久性的阻塞，严重时可导致导管损伤、撕裂甚至断裂，是输液港使用中最严重的并发症。

（二）血栓性导管堵塞

1. 各种原因造成的血液反流　患儿咳嗽、呕吐、便秘、哭闹等造成胸膜腔内压增高，置管侧肢体剧烈活动，未及时更换液体，未做到正压封管，输液夹未关闭，输液装置连接处松脱，导管受压打折等都有可能造成血液反流后凝固，引起导管堵塞。

2. 导管相关性静脉血栓　输注刺激性药物或导管长期刺激血管引起血栓性静脉炎，导管尖端形成纤维蛋白鞘或管周微血栓堵塞导管。儿童血管腔细，操作过程中配合程度差，穿刺操作中容易损伤血管内膜，导致血栓形成。

3. 血液黏稠度高　如创伤、脱水、恶性肿瘤和服用促进血液凝固药物等。

4. 导管维护不当　经静脉导管处输血、采血后未彻底冲净导管内血液等。

（三）药物性导管堵塞

1. 输注两种有配伍禁忌的药物之间没有按要求充分冲管或更换输液装置。
2. 输注黏稠度高、分子颗粒大的药物时，如脂肪乳剂、血液制品等，药物在导管内壁沉淀，形成沉积物堵塞导管。
3. 某些药物需要专用冲洗液，如两性霉素 B、丙泊酚等，若使用冲管液或冲管方法不当，会产生浑浊或白色絮状物而造成导管堵塞。
4. 儿童患儿输液速度和输液量小，对导管的冲洗作用减少，也使导管堵塞概率明显增加。

二、临床表现

PICC、CVC 及输液港堵管的表现为给药时感觉有阻力，滴速减慢或停止；无法冲管或抽出回血。按堵塞程度可分为两种类型：

1. 不完全堵塞 静脉输液速度减慢，冲管时有阻力，抽不到回血或血液回流缓慢。

2. 完全堵塞 无法经导管输液或冲管，无法抽出回血，部分患儿导管外露部分可见血液凝固。

三、处　理

导管堵塞后禁忌用力推注和高压冲管，以免引起导管破裂或血栓脱落。一旦出现输液不畅、导管堵塞时，如果是留置针堵塞，予以拔除留置针；中心静脉导管堵塞则应立即查找原因，及时处理。

（一）评估

评估使用药物的性质及配伍禁忌，冲管液量、性质、频率和方法，患儿的基础疾病及有无胸膜腔内压增高的因素等，确定导管堵塞的原因。

（二）机械性堵塞处理

1. 检查导管是否扭曲、打折、受压，并排除上述原因。

2. 检查敷贴是否固定太紧，必要时予以换药处理。

3. 过滤器、无针输液接头、金属柄堵塞时予以更换。

4. 排除是否导管异位或移位，或导管尖端紧贴于血管壁，必要时予以调整导管尖端位置。

（三）血栓性导管堵塞处理

1. 回抽法 取下肝素帽或无针输液接头，用 10ml 注射器连接导管尾端回抽，将导管内血凝块抽出，再用生理盐水冲管。注意力度要适中，不可用力过猛以免损伤导管和血管壁，适用于导管堵塞时间不长的情况，若回抽法无效则需要溶栓处理。

2. 溶栓 遵医嘱使用溶栓药物，利用负压将溶栓药物缓慢吸入导管内，溶解血凝块，使导管再通。切忌强行冲管，有导致导管爆裂的风险。常用药物为尿激酶。

（1）导管完全堵塞时处理可用三通负压法溶栓。

1）使用生理盐水将尿激酶溶解成为 5000U/ml，用 1ml 注射器抽取 1ml 尿激酶稀释液。

2）取下肝素帽或无针输液接头，连接用生理盐水预冲好的三通接头，使三通处于关闭状态。

3）三通接头侧端连接抽有尿激酶的 1ml 注射器，后端连接 10ml 空的注射器（图 17-1）。

4）先关闭三通侧端阀门，打开后端阀门，

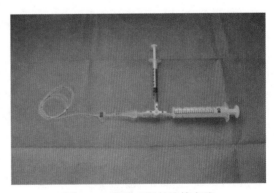

图 17-1 溶栓三通的连接方法

抽吸后端 10ml 注射器，使导管内处于负压状态。

5）快速打开三通侧端阀门，关闭后端阀门，尿激酶稀释液因负压进入导管，等待 15～30min。

6）用 10ml 空注射器回抽，将导管内药液及溶解掉的血液抽出，并弃去，如此重复多次，直到导管完全通畅。

7）更换肝素帽或无针输液接头，用生理盐水脉冲式冲管后继续输液或正压封管。

（2）导管不完全堵塞处理：使用抽有溶栓剂的 10ml 注射器与导管相连，缓慢注入溶栓剂（注入量为导管容积加附加装置管腔容积的 1.2 倍）正压封管，溶栓剂在导管内停留适当时间后抽出，用生理盐水冲洗导管，如未通畅可重复操作。

（3）溶栓时注意事项

1）溶栓操作应由经过专业培训的护士完成。

2）遵医嘱选用合适种类和适当浓度的溶栓剂。

3）溶栓前对患儿和导管进行评估，应评估患儿是否有禁忌证，了解溶栓药物剂量、毒副作用、输注技巧及潜在并发症等，做好患儿和家属的健康教育工作。

4）血栓性导管堵塞应在 6h 内处理，此时血栓形成时间短，对溶栓药物反应较敏感，复通概率高。

（4）如果溶栓失败，遵医嘱拔除导管。

（四）药物性导管堵塞处理

1. 当怀疑药物沉积或脂质残留引起导管堵塞时，可根据导管内腔的容积量灌注一定量的清除剂，保留 20～60min。①由酸性药物（pH<6）引起，灌注 0.1%盐酸；②由碱性药物（pH>7）引起，灌注 8.4%碳酸氢钠；③由脂质残留引起，灌注 70%酒精溶液。对于聚氨酯材质的导管，不宜使用酒精溶液，以免损坏导管。导管再通后回抽血液 2～3ml 弃去，用生理盐水脉冲式冲管后继续输液或正压封管。

2. 导管经处理不能再通时，遵医嘱拔除导管。

四、预　　防

1. 评估。置管前正确评估患儿的血管条件及配合情况，选择适宜的置管部位。

2. 规范操作，正确维护，严格执行标准流程，降低堵管风险。

（1）穿刺技术熟练，避免反复穿刺损伤血管。

（2）正确冲、封管

1）建议使用预充式导管冲洗器：导管封管装置有一次性普通注射器和预充式导管冲洗器两种。预充式导管冲洗器专为消除注射器相关性回血设计，可防止血液反流，有效减少PICC 血栓性堵管的发生率。如果使用普通注射器封管时，最终注射器中应剩余 0.5～1ml的封管液，从而防止血液反流，降低血栓性堵管的风险。

2）冲封管时采用脉冲式、正压冲封管方法：封管时用 10ml 注射器抽取生理盐水，封管溶液的量为导管和附加装置的内部容量加 20%，用大鱼际处推注射器针栓，边冲边停（推—停—推），冲管液剩余 0.5～1ml 时边推边拔除，使封管液完全充满导管形成正压，避免血液反流。脉冲式冲管使冲管液在导管内形成小涡流，将导管内残留的药物和血液充分冲刷干净，减少导管内壁沉淀物的形成。

3）掌握各种导管封管结束夹闭导管的顺序：不同类型导管，封管结束夹闭导管、分离封管装置的顺序不同。使用平衡压接头，封管结束先夹闭导管再分离封管装置；使用正压接头，封管结束先分离封管装置再夹闭导管，这样才能达到正压效果。这是因为，虽然平衡压接头和正压接头均属无针输液接头，但它们的内部机制和液体通路不同。

4）即使仅使用了双腔及三腔导管的一个管腔，输液结束时仍需对每个管腔进行冲管与封管，防止堵管发生。

（3）使用精密输液器可减少微粒污染，尽可能使用正压输液接头，防止堵管发生。

（4）输液附加装置宜选用螺旋接口，减少管路脱落。

（5）输液速度慢时，使用输液泵或推注泵输液。

（6）严格无菌操作，预防感染。

3. 预防机械性导管堵塞

（1）避免导管受压打折、导管管路扭曲。

（2）置管后行胸部 X 线检查时，应将置管侧肢体一起行胸部 X 线检查，以确定导管尖端位置，并确认导管有无打折、盘绕。

（3）及时调整导管尖端位置，禁止将滑出的导管消毒后送回，因软管送回有可能导致导管打折、盘绕。

4. 预防血栓性导管堵塞

（1）输液过程中加强巡视，避免因输液滴空或患儿活动不当引起血液反流后凝固堵管。

（2）尽量减少可能导致胸膜腔内压力增加的活动，如咳嗽、呕吐、便秘、哭闹等，置管侧手臂避免剧烈活动。

（3）经导管输血、采血后立即用生理盐水充分冲洗导管。使用导管直径在 3F 及以下的导管时，禁止经导管采血和输血。

5. 预防药物性导管堵塞

（1）输注血制品或脂肪乳剂等黏滞性药物后，必须立即用 5～10ml 生理盐水脉冲式冲管，再继续输注其他药物。

（2）长时间输注肠外营养液，每隔 4～6h 用 5～10ml 生理盐水脉冲式冲管一次，防止微粒堵管的发生。

（3）多种药物在同一管路输注时，合理安排输液顺序，注意药物配伍禁忌。前后输注的两种不同药物间有配伍禁忌时，在前一种药物输注结束后应冲洗或更换输液器，并冲洗导管，再接下一种药物继续输注，以免产生药物结晶堵塞导管和对患儿身体造成伤害。

（4）输注化疗药物前应充分溶解稀释，输注完毕用生理盐水彻底冲管。

6. 健康教育。指导患儿及家属避免置管肢体受压、剧烈活动、导管打折，尽量避免患儿哭闹，液体输完前及时呼叫，治疗间歇期院外带管维护尽量去当地正规医院进行。

知识链接

研究表明，PICC 选择 10ml 的冲洗量可清除导管腔内更多的纤维蛋白沉积、药物沉淀和其他碎片。输注完血液制品、肠外营养及黏稠溶液需要更大的冲洗量。新生儿每次冲洗量为 3～5ml。

第六节　儿童 PICC 常见并发症

PICC 现已广泛应用于儿童静脉输液治疗，给静脉治疗带来便利的同时，在置管、留置过程中也存在一定的风险及并发症。

一、置管时并发症

（一）送管困难

在置管时导管送入受阻，出现导管回弹或退管紧缩感，患者有疼痛感等症状，导管不能顺利送入，是 PICC 置管时常见的问题。据研究报道，PICC 送管困难的发生率达 14.2%～40.0%，贵要静脉、正中静脉、头静脉发生送管困难的比例分别为 1.2%、9.3%、24.1%。

1. 原因

（1）血管痉挛：患儿情绪过度紧张、疼痛、冷刺激或送管速度过快刺激血管壁导致血管收缩及痉挛。

（2）静脉瓣阻挡。

（3）导管异位进入小血管。

（4）静脉走行及解剖异常：先天性血管畸形、血管瘢痕、以往有血栓形成病史、肿瘤压迫血管等均可影响血管正常解剖。早产儿血管过细，导管头端与血管壁贴合，摩擦增大也可导致送管困难。

（5）患儿体位不当：危重患者（意识障碍、气管插管呼吸机辅助通气等）、四肢强直患者，因受到体位限制不能进行有效体位配合。

（6）操作因素：操作者经验欠缺、血管评估能力不足、反复穿刺损伤血管、送管手法不对、心理素质差、遇到送管困难应变能力不强。

（7）导管因素：导管无导丝，硬度不够，不利于送管，或者导管型号与血管不匹配。

2. 处理　遇到送管困难，分析原因，适当处理。

（1）血管痉挛：导管推进或退出都感困难，导管内抽不出回血，触之该血管呈条索状时，考虑血管痉挛，不可强行送管，处理措施如下：

1）暂停送管，穿刺部位上方热敷，休息 15～30min 再操作。

2）安抚患儿，转移其注意力，消除恐惧心理，协助患儿保持舒适体位，帮助其放松以免过度紧张。

3）可边推生理盐水边送管，送管动作力求轻柔缓慢。

（2）静脉瓣阻挡：当导管送入时有回退现象，回血良好，推注生理盐水导管通畅时，考虑有静脉瓣阻挡，处理措施如下：

1）调整穿刺针导入鞘及送管的角度，可尝试将导管稍后退并左右旋转导管后再送管。

2）边推注生理盐水边匀速、缓慢送管，以便导管能顺利通过静脉瓣。

（3）导管异位进入小血管：导管送入困难，或送管时出现卡顿的感觉，回抽无回血，推注生理盐水有阻力时，考虑导管进入其他分支血管，处理措施如下：

1）将导管退出至有回血、推注通畅处，调整穿刺肢体与躯干的角度或体位，边推注生理盐水边送管。据研究显示，上肢外展45°、90°和160°均可作为 PICC 的置管角度，可以不仅仅局限于90°，可根据患儿具体情况选择置管角度，制订个性化的置管方案。

2）经多次调整仍无法送管到位，拔出导管，重新选择血管穿刺，避免反复调试造成血管内膜损伤。

（4）患儿体位不当：重新调整体位，帮助患儿保持上臂外展 90°，待导管送入至锁骨下静脉长度时，由助手协助患儿将头部偏向置管侧，下颌紧贴置管侧锁骨上缘，或由助手按压患儿锁骨下静脉与颈内静脉夹角处再送管。如仍送管不畅，尝试改变体位再行送管。据研究显示，对送管困难的患儿采用改变体位（去枕平卧，肩下垫枕，头颈后仰，锁骨上抬），置管侧肢体充分外展与躯干呈直角，助手协助压迫颈部、肩部的侧支静脉，送管顺利，导管尖端位于$T_5 \sim T_7$水平。

（5）经多方处理仍送管困难应重新选择血管穿刺。

3. 预防

（1）置管前应评估患儿输液史、血栓史、手术史、置管史及血管情况，尽量选择粗直、静脉瓣少的静脉进行穿刺，首选贵要静脉。如果血管有穿刺史应等待血管恢复后再置管。避免在有胸腔肿瘤、锁骨下和（或）颈下淋巴结肿大、血栓及置管史的一侧手臂进行置管。

（2）置管护士应接受过专业培训，取得 PICC 置管资质，心理素质良好，技术娴熟，有处理应急事件的能力。

（3）选择合适型号和材质的PICC。新生儿及小婴儿选用1.9Fr PICC，儿童选用3Fr PICC。建议选用尖端圆润、有导丝支撑的PICC。

（4）术前指导患儿练习体位配合，置管环境舒适温暖，安抚患儿，缓解患儿紧张情绪，对躁动婴幼儿给予吸吮安抚奶嘴，必要时给予镇静剂。

（5）穿刺后确保穿刺针导入鞘在血管内，避免滑出。

（6）送管匀速、缓慢。

（二）导管原发性异位

PICC 尖端最佳位置为上腔静脉下 1/3。导管原发性异位是指在置管时，PICC 尖端未达到最佳位置，包括置入过浅、过深、导管尖端进入到上腔静脉以外的任何位置，如进入同侧或对侧颈内静脉、锁骨下静脉、头臂静脉、奇静脉等。PICC 尖端异位易致血管内膜损伤，导致导管相关并发症发生。原发性异位是置管过程中最常见的并发症之一，发生率达

12.5%～24.6%，新生儿 PICC 原发性异位的发生率高达 11.0%～32.0%。

1. 原因

（1）血管解剖因素：血管的走行及瓣膜情况与导管异位关系密切。上肢 PICC 置管导管异位的发生率由低到高依次为贵要静脉、肘正中静脉、头静脉。

（2）置管方式：传统置管方式在置管过程中难以发现导管尖端异位，只能在术后通过 X 线检查确定导管尖端位置。超声引导下置管过程中，通过探查相应血管中有无强光点，可以及时发现 PICC 异位情况；心腔内电图定位技术通过对置管过程中心电图 P 波的变化判断导管尖端是否达到上腔静脉最佳位置，进而及时采取相应的调整措施以保障置管成功率。

（3）置管时患儿体位不当、配合不好：患儿意识障碍、上呼吸机、强迫体位、过度消瘦及肥胖等情况，婴幼儿配合性差，送管过程中患儿向置管侧偏头不到位，导致导管尖端容易异位到颈静脉。

（4）血管变异：穿刺侧血管行程有外伤史或手术史，可能导致血管行程改变；由于穿刺损伤及置管史，血管内瘢痕易形成；部分患儿存在血管瓣膜畸形或血管分叉等解剖变异，血管狭窄，送管受阻，导管尖端异位到其他血管。

（5）胸腔内压力增加：患儿置管过程中过度紧张、哭闹、咳嗽、打喷嚏、屏住呼吸、占位性病变等可以导致胸腔内压力增加，血管受压，导致导管顽固性反折或异位。

（6）操作者因素：操作者体表测量导管置入长度不够准确，导致导管置入过浅或过深，操作者的置管经验和水平、送管的手法也影响导管尖端位置的准确性。

2. 处理　置管过程中发现导管尖端异位应在无菌条件下及时调整，置管后立即行胸部 X 线检查确定导管尖端位置。如果置管后发现导管尖端异位，应立即进行相应调整，原则是导管只能往外退而不能往里送。针对不同部位的导管尖端异位，处理方法如下：

（1）异位至颈内静脉

1）置管过程中发现导管尖端异位至颈静脉：协助患儿取坐位或半坐位，在无菌条件下将导管退至锁骨下静脉位置，请助手协助患儿将头转向穿刺侧并低头使下颌贴近锁骨上缘，或者助手协助按压颈部静脉，边推生理盐水边送管，利用生理盐水的重力作用促使导管往下进入上腔静脉，如调整失败更换穿刺部位重新置管。

2）置管结束后胸部 X 线检查发现导管异位至颈静脉：可尝试采用体外手法复位，利用血流动力学和重力的协同作用，通过改变体位，辅以脉冲式冲管，利用各种外力使导管头端改变方向，进入上腔静脉。若复位失败，将导管尖端退至锁骨下静脉，使用中严密观察有无并发症发生。

（2）异位至腋静脉

1）置管过程中发现导管尖端异位至腋静脉：在无菌条件下将导管尖端退至肩部，重新匀速送管。送管时调整穿刺侧上肢与躯体角度（加大或减小上肢与躯体的角度，或放松上肢，手臂自然下垂位），有利于导管送入。如调整失败，更换穿刺部位重新置管。

2）置管结束后胸部 X 线片发现导管折返至腋静脉：将导管尖端退至腋静脉，当外周静脉使用。

（3）异位至右心房或右心室：将导管尖端退至上腔静脉理想位置。

（4）异位于锁骨下静脉

1）导管尖端位于同侧锁骨下静脉：导管没有折返的情况下可不做处理，如果导管有折返，将导管折返长度退出，使用中严密观察有无并发症发生。

2）导管尖端异位至对侧锁骨下静脉：将导管尖端退出至胸骨柄上方、上腔静脉入口处，严密观察下使用。

（5）导管异位于胸壁静脉：不建议使用，拔出导管。

（6）异位至其他静脉（如头臂静脉、奇静脉等）：置管过程中发现导管尖端未达到预定位置，视情况将导管退出部分重新送管，可适当改变患儿体位有利于帮助导管尖端进入上腔静脉。置管结束后发现导管尖端误入其他小血管，将导管退出至血管相对较粗、血流量较大的位置，如上腔静脉中上段、锁骨下静脉，严密观察下使用。部分导管尖端无法调整复位，可按中等长度导管使用或重新置管。

3. 预防

（1）PICC 置管由有经验、熟练掌握各项置管技巧的专职护士完成。

（2）准确测量导管置入长度，防止导管置入过深或过浅。

（3）做好健康教育，置管前教会患儿转头方法，置管时分散患儿的注意力，解除患儿紧张情绪。对于不合作的患儿，请助手协助偏头或正确按压颈内静脉。

（4）血管的选择：上肢置管首选贵要静脉，贵要静脉管径粗直、静脉瓣少，经过腋静脉和锁骨下静脉便可以直接到达上腔静脉，很少发生导管异位，是最佳的置管途径。其次是肘正中静脉，应尽量避免头静脉。新生儿可以选择腋静脉、大隐静脉。

（5）送管应匀速而缓慢，不能过快，遇到阻力不能强行送管，或边推注生理盐水边送管，以免发生导管反折。

（6）置管过程中发现导管送入不畅或导管尖端未到预定位置，可调整肢体与躯体角度或变换体位再送管。穿刺侧上肢上举与身体成一直线能有效预防婴幼儿颈内静脉异位。

（7）采用新技术置管，如超声引导下改良塞丁格技术、心腔内电图定位技术，提高了置管的一次到位率。应用数字减影血管造影（DSA）技术行 PICC 置管，通过静脉注射对比剂能清晰显示患儿血流状态及血管走行趋势，该方法需要在介入室完成，优点是直观，置管时就可以使尖端处于最佳位置。

（三）出血/血肿

PICC 置管时因各种原因均可导致穿刺点出血或形成血肿，表现为穿刺点渗血不止、皮下淤血、局部肿胀、刺痛、血肿。

1. 原因

（1）患儿因素：血管条件差，营养不良、贫血、水肿、循环障碍导致静脉血管显露差；凝血功能异常，或服用抗凝药物；患儿不合作，躁动导致穿刺点出血。

（2）操作因素：穿刺不当，穿刺针穿破血管壁、针尖未完全进入静脉血管内；穿刺时针头直接进入血管而未在皮下移行；多次反复穿刺；扩皮的创面较大、较深；拔针后按压不妥。

（3）误入动脉，拔出穿刺针后按压力度及时间不够。

2. 处理

（1）穿刺见回血后，放低角度继续送入 0.5～1cm，确保针头斜面完全进入血管，固定导入鞘后退出针芯，防止导入鞘滑出或刺破血管。

（2）发现血管穿破应立即拔出穿刺针，局部按压，待止血后更换部位重新穿刺。

（3）置管完毕，用无菌纱布按压穿刺点 3～5min，用无菌透明敷料固定后继续按压穿刺点至不出血为止，按压时力度均匀，切忌时重时轻。对渗血不止的患儿，加用止血敷料（如明胶海绵、藻酸盐敷料）并以无菌透明敷料固定，再用弹力绷带加压包扎，24h 内适当限制置管侧肢体活动。

3. 预防

（1）置管前评估：了解患儿是否服用抗凝药物，有无凝血功能异常、出血倾向；评估患儿静脉情况，选择合适型号的导管及穿刺方式，避免选择过粗的穿刺针，选择合适的置管方式（如超声引导下穿刺）。

（2）熟练掌握穿刺技术，尽量避免反复多次穿刺。穿刺时延长穿刺针皮下移行可减少穿刺血管损伤，减少术后穿刺点渗血。使用改良塞丁格技术时改良扩皮方式，减少皮肤损伤。据研究显示，行纵切方式 90°扩皮且扩皮方向与皮纹保持垂直的患儿，与采取横向方式 180°扩皮的患儿比较，前者穿刺点即刻、置管 2d 及 7d 存在中量、大量出血明显低于后者。

（3）观察穿刺点渗血情况，妥善按压穿刺点，对渗血不止的患儿，延长按压时间并加压包扎固定，防止血肿的发生。加压包扎切忌太紧，以免影响血液回流。

（4）安抚患儿，避免哭闹、躁动。

（四）心律失常

导管尖端进入右心房或右心室，可以诱发心律失常，临床表现为患儿出现心悸、胸闷、气促、心率加快、伴有大汗淋漓，心电图检查提示窦性心动过速、室性期前收缩、室上性心动过速等。

1. 原因　PICC 置管过程中由于导管置入过深，进入右心房或右心室，刺激窦房结，导管尖端与心肌壁接触及液体输注带来的冲力可干扰心肌电生理传导，从而引起房性或室性心律失常。

2. 处理

（1）置管过程中患儿出现心悸、胸闷等心律失常症状时，应立即停止送管并将导管适当退出，大多可自行缓解，严密观察患儿病情变化及心电波形变化，如症状没有缓解立即报告医生，妥善处理，必要时遵医嘱给予抗心律失常药物、刺激迷走神经、直流同步电复律等处理。

（2）给患儿及其家属讲解导致心律失常的原因与处理措施，消除患儿恐惧。

3. 预防

（1）置管前准确测量导管置入长度。

（2）患儿置管时给予心电监护，监测心电变化，并备好抢救物品和仪器。

（3）置管时采用心腔内电图定位技术，有利于在置管过程中判断导管尖端位置，避免导管置入过深。

（4）置管后立即行胸部 X 线检查，发现导管尖端进入右心房或右心室时，应及时将导管尖端退至上腔静脉理想位置。

（五）误伤动脉

置管时穿刺针误入动脉，此时回血颜色鲜红、速度快，退出穿刺针会有持续鲜红色血液从导入鞘尾端口向外涌出或喷出，按压穿刺点上方血管后，仍可见大量鲜红血液涌出，送管感阻力大，送入的导管会自动退出，仔细观察导管内回血有节律搏动，推注生理盐水会有阻力或穿刺点上方皮肤颜色发白，患儿主诉胸闷、心悸，伴出冷汗。部分儿童患儿特别是新生儿，即使误入动脉，上述现象也不明显，缺氧或先天性心脏病患儿氧合功能较差，单纯通过回血颜色很难区分动、静脉血。导管留置后穿刺点渗血不止，输液不畅，容易回血，胸部 X 线检查可见 PICC 尖端没有位于上腔静脉行程之内，而是在胸骨左缘。

1. 原因

（1）患儿因素：肥胖、血管条件差、动脉搏动较弱、解剖结构变异，置管时选择血管的难度升高。

（2）选择的穿刺部位离动脉较近，血管辨认错误：肘关节以上 PICC 置管的靶静脉主要为贵要静脉、肱静脉和头静脉，其中贵要静脉和头静脉均属于浅静脉，没有动脉伴行，一般不易误入动脉，肱静脉属于深静脉，与肱动脉伴行，穿刺肱静脉时容易误入肱动脉。新生儿中心静脉穿刺置管操作大多为盲穿，选择腋静脉、颈内静脉、颞浅静脉、股静脉穿刺时，因其动脉与静脉均是相邻并行的解剖位置，两者距离较近，容易误入动脉。

（3）操作者因素：穿刺过深；超声引导下改良塞丁格 PICC 置管时评估、选择血管错误，或定位有误；经验不足，难于一次性穿刺成功，随着穿刺次数的增多，置管误入动脉的概率升高。

2. 处理

（1）一旦误入动脉，应立即拔出穿刺针或导管，用纱布按压穿刺点 15～30min 直到出血停止，并加压包扎，观察渗血情况。

（2）重新选择静脉穿刺置管。

3. 预防

（1）置管前全面评估患儿病情、凝血功能及置管侧肢体的情况。

（2）合理选择血管：尽量不要选择与动脉相邻的静脉。如必须选择时通过触摸搏动、检查血管充盈度等仔细辨认；选择肱静脉置管时，应调整穿刺位置，尽可能将肱动脉和肱静脉错开，使之不在一个垂直平面上再进行穿刺。

（3）盲穿时避免穿刺过深，静脉穿刺时以 15°～30°进针。

（4）操作者经验丰富，操作技能熟练，在出现异常情况时应进行快速准确的判断，并及时给予准确的处理。超声引导下改良塞丁格 PICC 置管时，能准确识别静脉与动脉：静脉用探头容易压瘪，且看不到搏动；而动脉不容易压瘪，有明显搏动。但对于有心血管疾病、血压低、循环差的患儿，动脉也会出现被压瘪或搏动不明显的情况，应仔细评估判断。

（5）怀疑穿刺入动脉又难以判断时，从导管抽血做血气分析，根据患儿氧分压（PaO_2）、血氧饱和度（SaO₂）的值判断是否为动脉血。

（6）置管时，多与患儿沟通，注重患儿的主观感觉，缓解紧张情绪。如有不适，应立即查找原因。

（六）误伤神经

穿刺时患儿突然感觉发麻、出现触电般的疼痛或剧烈哭吵，主诉指端麻木感，手臂无力，症状可持续，严重者可出现穿刺侧上肢感觉、运动障碍，退针症状常消退，可能是穿刺针触碰并损伤神经导致。临床上 PICC 置管损伤神经者报道少见，据报道，行上臂超声引导下 PICC 置管发生神经损伤的发生率为 0.68%。

1. 原因

（1）穿刺部位离神经较近：上臂穿刺区域解剖复杂，静脉位置较肘部深，神经淋巴管丰富，穿刺时误伤神经。行上臂 PICC 置管可损伤正中神经、尺神经和前臂内侧皮神经，股静脉穿刺易损伤股神经。

（2）超声引导置管时，操作者缺少对超声下神经显影的正确认识。神经不能被目视，且除了某些神经束，通过超声也多不可见，且超声检查时，神经组织与某些软组织产生的显影类似。

（3）评估、选择血管不当，或定位有误，穿刺过深致穿刺针接触神经。

（4）置管期间手臂肢体长时间摆放于同一位置，可发生临时的神经刺激。

2. 处理措施

（1）穿刺时怀疑误伤神经，立即拔针，安抚患儿。

（2）选择合适的血管重新穿刺，放松患儿的肢体，以合适的进针角度和深度进行穿刺。

（3）询问、观察患儿置管侧肢体感觉、运动等情况，并做好记录。如出现感觉运动异常，告知医生，请神经内科医师会诊，遵医嘱使用营养神经和减轻神经水肿的药物。

3. 预防措施

（1）提高专业知识水平，置管者熟练掌握血管神经的走向，可有效预防和减少神经损伤的发生。

（2）提高穿刺技术及评估能力，合理选择穿刺区域与静脉。置管经验较少的初学者一般不建议肱静脉置管。

（3）置管时注意观察及询问患儿的反应及感受，正确识别神经刺激或损伤。

二、留置时并发症

（一）穿刺点渗血

置管后，皮肤穿刺点渗血或出血，固定的纱布敷料或无菌透明敷料被血液渗湿，皮下淤血，多发生在置管后 1～3d。如不及时给予妥善处理，将会增加穿刺点感染、静脉炎发生的风险。PICC 术后穿刺点持续渗血（>3d）的发生率达 24.1%，穿刺点渗血按程度分为

4 级（表 17-7）。

表 17-7　穿刺点渗血的分级

级别	临床表现
0 级	24h 内敷料有少量渗血，属正常现象
Ⅰ 级	敷料有少量渗血，持续 2~3d
Ⅱ 级	敷料有渗血，持续 4~5d
Ⅲ 级	敷料有渗血≥6d

1. 原因　PICC 置管穿刺损伤了局部皮肤组织、血管，形成创面，术后因导管的牵拉刺激血管或其他原因，导致穿刺点渗血。

（1）患儿因素

1）基础疾病：恶病质、营养不良、严重贫血、血小板减少、凝血功能障碍、长期服用抗凝药物、糖尿病、肝功能异常等患者，穿刺点愈合受到影响，引起穿刺点反复渗血。严重凝血功能障碍的患儿，可能大量渗血。

2）肢体活动：置管后肢体的活动会导致导管与皮肤之间微小的摩擦，出现不同程度的出血。儿童患儿配合度差，置管后肢体过早活动、过度活动均可导致穿刺点渗血。

（2）操作因素

1）操作者操作欠熟练、选择的穿刺套件型号过大，穿刺点位置靠近肘关节或在肘下。

2）运用改良塞丁格技术置管时，穿刺点扩皮损伤，容易造成穿刺点渗血。

3）穿刺后局部按压时间不够，按压力度不均匀。

4）导管维护手法不当，过于频繁的维护，机械地剥掉穿刺点已形成的血痂。

（3）与化疗药物输注时间有关：置管 24h 内输入化疗药物，化疗药物刺激受损的血管内膜，血管壁的通透性增加，增加穿刺点渗血的概率。

2. 处理

（1）0 级出血不必特殊处理，常规 24h 内更换敷料即可。

（2）留置过程中穿刺点少许渗血，予以换药处理，适当按压穿刺点，放置无菌小纱布吸收渗血，24h 后再次换药。

（3）由于各种原因出现穿刺点渗血不止时，按压穿刺点，局部使用藻酸盐敷料或明胶海绵敷料以阻止或减少出血，更换无菌透明敷料后用弹力绷带加压包扎，穿刺侧肢体适当制动。

（4）患儿穿刺点严重出血，沿 PICC 管壁有血液流出时考虑拔除导管。

3. 预防

（1）置管前评估：全面评估患儿的病情、血常规、凝血功能、肝功能，以及是否正在使用抗凝药物等，严格把握置管适应证及置管时间。

（2）根据患儿血管情况选择合适的穿刺部位、穿刺工具及导管。穿刺点尽量避开肘窝，采取超声引导下置管，提高穿刺成功率。

（3）置管后，正确按压穿刺点，按压力度应均匀、适中。凝血机制差的患儿需延长按压时间,局部加压包扎。

(4)牢固固定导管,导管外露部分摆放成"S"或"C"形,防止导管被牵拉而随意进出刺激穿刺点。

(5)置管后避免过早换药、撕除贴膜等动作造成对伤口局部组织的牵拉。更换敷料时操作规范,用75%酒精消毒时避开穿刺点,以免刺激穿刺点引起出血。避免机械地剥掉已形成的血痂,防止穿刺点感染及不必要的损伤。

(6)健康教育:做好肢体活动指导,嘱患儿避免穿刺侧肢体过度活动。

(二)感染

1. 静脉炎 详见本章第一节。

2. 导管相关性感染 详见本章第二节。

(三)导管相关性血栓

详见本章第四节。

(四)导管堵塞

详见本章第五节。

(五)穿刺点渗液

PICC穿刺点有无色透明或淡黄色液体渗出,敷料被污染或渗湿,穿刺点周围皮肤因渗液刺激出现发红、皮疹,敷料潮湿、松动,致使导管容易脱出,并增加导管相关性感染的风险。据研究报道,PICC穿刺点渗液的发生率为5%。

1. 原因

(1)患儿因素

1)严重水肿、各种原因引起的低蛋白血症使血浆胶体渗透压降低,组织液渗出血管外,顺穿刺点渗出体外。

2)营养状况差,血管弹性差,皮肤组织松弛,皮下脂肪少,无法包裹导管,致使穿刺部位渗液。

3)瘢痕体质,扩皮切口愈合延迟,形成微小隧道,不能完全包裹导管,导致穿刺点渗液。

(2)操作因素

1)置管时扩皮切口过大,穿刺点无法紧缩导管。

2)导管固定不当,肢体活动时导管随意进出或牵拉穿刺点,破坏穿刺点肉芽包裹,造成穿刺口不愈合引起渗液。

3)淋巴管损伤:浅淋巴管常与浅静脉伴行,穿刺过程中损伤淋巴管,淋巴液沿导管从穿刺点渗出,渗出液为透明或淡黄色液体。

(3)纤维蛋白鞘形成:纤维蛋白鞘包裹导管头端,导致液体输入不畅,从导管尖端顺导管与纤维蛋白鞘之间的缝隙流至穿刺点渗出。

（4）导管原因：导管破裂或对导管过敏。

2. 处理

（1）换药处理

1）发现 PICC 穿刺点渗液时应及时换药，根据渗液的多少提高换药的频率。

2）常规换药后可在穿刺点上方覆盖无菌小纱布或吸收性好的敷料吸收渗液。研究显示，银离子藻酸盐敷料、美皮康敷料、纳米银敷料、亲水性纤维含银敷料等都能很好吸收渗液，其透气性好可预防 PICC 穿刺点感染，促进伤口的愈合。

3）换药时适当调整导管的位置，以不发生渗液或渗液减少的位置为佳，换药后予以弹力绷带加压包扎，阻止淋巴液外渗，减少穿刺处渗液。

4）对于顽固性渗液患儿，换药时将无菌透明敷料中间剪 1 个直径约 2cm 的圆孔，常规消毒穿刺点后，穿刺点与透明敷料圆孔相对，以穿刺点为中心无张力粘贴无菌透明敷料，再取泡沫敷料覆盖穿刺点以吸收穿刺点周围的渗液。每日观察渗液情况，根据渗液量多少选择不同规格、型号的泡沫敷料，按需更换外层泡沫敷料，内层无菌透明敷料如无特殊情况，7d 更换 1 次，避免短期内频繁撕贴敷料造成置管周围皮肤损伤。

（2）对渗液原因进行分析，进行针对性的处理。

1）对低蛋白血症患儿：加强饮食指导，根据病情给予高蛋白、高热量、高维生素饮食，必要时静脉补充白蛋白、血浆，行静脉高营养治疗，以增加蛋白质和其他营养物质的摄入，提高患者自身免疫力，加快破损组织的修复，促进穿刺点愈合。

2）淋巴管受损：用吸收性敷料压迫穿刺部位，再贴无菌透明敷料，外加弹力绷带加压包扎。

3）纤维蛋白鞘形成：遵医嘱使用尿激酶溶解纤维蛋白鞘。

4）导管破裂：处理方法参见本节。

3. 预防

（1）置管前全面评估患儿病情、血管条件、营养状况及是否为瘢痕体质，评估是否为渗液高风险者。对于高度水肿、低蛋白血症者，遵医嘱给予营养支持，从而改善患儿全身情况，积极治疗原发疾病，促进伤口愈合。

（2）由 PICC 专职护士置管，规范流程，改良穿刺技术，提高置管成功率，减少相关并发症的发生。

（3）穿刺前仔细检查导管及其瓣膜功能是否正常，有无漏液；避免锐器损坏导管。

（4）规范导管维护，防止维护不当损伤导管；输液前、后及特殊药物输注后，及时规范冲、封管；妥善固定导管，防止导管牵拉损伤穿刺点。

（5）加强健康教育，指导患儿置管侧肢体活动，避免受压。

（六）皮肤过敏反应

穿刺点周围皮肤过敏反应表现为敷料以内及周边皮肤发红，出现皮疹，患儿自觉穿刺点周围皮肤有瘙痒、烧灼或胀痛感，无明显全身反应。据报道，PICC 相关皮肤过敏发生率约为 19%。皮肤过敏反应根据临床表现可分为轻度、中度、重度（表 17-8）。

表 17-8 穿刺点皮肤过敏反应分度

分度	临床表现
轻度	穿刺点周围（无菌透明敷料内）轻微皮肤瘙痒和红斑，面积在 5cm×5cm 以内
中度	皮肤瘙痒感明显，穿刺点周围（无菌透明敷料内）潮湿及出现散在红斑、丘疹、部分散在的粟粒状皮疹，面积在 5cm×5cm 以上
重度	瘙痒难忍，可出现大面积红疹、局部肿胀、水疱、糜烂、渗液，夜间不能入睡或睡眠差，面积在 10cm×10cm 以上

1. 原因

（1）内源性因素

1）体质：患儿为过敏体质。

2）内环境改变：疾病与治疗导致机体内环境不稳定，皮肤敏感性增加，易发生过敏样反应。

3）年龄：儿童皮肤结构和功能不成熟，比成人更易发生皮肤刺激反应。新生儿尤其是早产儿皮肤娇嫩，消毒液及敷贴刺激后易发生皮肤过敏反应。

4）皮肤状况：皮肤湿疹、皮疹、大疱性表皮松解症等，易发生过敏反应，患儿带管期间皮肤清洁度差会增加皮肤过敏发生率。

（2）外源性因素

1）患儿对导管的材质过敏。

2）置管和维护时消毒液的刺激性导致患儿皮肤过敏。

3）患儿皮肤对敷贴的粘胶过敏，易出现过敏性皮炎症状，此外，皮肤覆盖密闭的敷贴增加表皮水分损失，损伤表皮屏障保护，致使皮肤消毒液易渗透到角质层。

4）导管维护时撕揭敷贴，易引起轻微的表皮细胞损伤。

5）与季节相关：夏季患儿出汗多，皮肤潮湿，汗液积聚于敷贴下，皮肤受到刺激后易发生红肿和瘙痒。

6）药物影响：接受化疗药物治疗的患儿易出现皮肤过敏。

2. 处理 治疗原则是确定过敏原，去除过敏物质，消除或减轻应激反应，保护受损皮肤，给予对症处理。

（1）一般治疗

1）去除过敏原：积极排除过敏原，去除病因，避免再次接触。

2）对敷料过敏者，改用透气的抗过敏敷料、纱布敷料、泡沫类敷料或水胶体类敷料。据报道，PICC 置管后皮肤对敷料过敏，改用康惠尔水胶体敷料，皮肤过敏缓解率为 68.42%；改用疢愈妥薄片，皮肤过敏缓解率为 87.5%。

3）对消毒剂过敏者，改用其他消毒剂或用生理盐水清洁局部皮肤。

4）对导管的材质过敏者，固定导管时，用小纱布或敷料将导管外露部分与皮肤分隔开。

（2）局部治疗：嘱患儿避免搔抓，根据皮损情况遵医嘱使用药物，如局部涂抹地塞米松乳膏或氧化锌软膏，注意避开穿刺点及导管，用无菌纱布敷料固定，纱布敷料每 48h 更换一次。地塞米松乳膏具有抗炎、抗毒、抗过敏的功效，氧化锌软膏具有收敛、保护作用。据研究报道，庆大霉素和地塞米松注射液加入生理盐水中湿敷、康复新液联合派瑞松软膏（康复新液具有养阴生肌、通利血脉的功效，能够增强免疫功能，促进细胞增殖和组织生长，调节机体的生理平衡）、炉甘石洗剂（有消炎、吸湿、消肿和抗菌作用）对皮肤过敏有效；患儿皮肤过敏合并细菌感染时，可用硼酸湿敷。

（3）全身治疗：包括抗组胺类药物治疗、糖皮质激素治疗、非特异性脱敏治疗和对症治疗。

（4）患儿出现重度皮肤过敏反应或合并导管相关性血流感染时，考虑拔除导管。

3. 预防

（1）置管前评估患儿皮肤情况，避免在皮肤皮疹、溃疡、破损部位置管，仔细询问患儿过敏史，严重过敏体质者一般避免置管。

（2）导管留置期间规范维护，避免使用易致过敏的消毒剂、敷料及药物，选用透气、低敏的敷料。新生儿推荐使用有效碘浓度≥0.5%的碘伏消毒后，再用无菌0.9%氯化钠溶液清洗碘伏残留物，不推荐使用酒精消毒皮肤，因含酒精成分的消毒剂可能导致新生儿皮肤灼伤。

（3）健康教育：指导患儿洗澡时用保鲜膜包裹置管部位，避免敷贴覆盖处潮湿；在穿衣上选择透气性良好的布料，可将穿刺的肢体侧衣袖做一个开口，方便穿脱，减少摩擦；避免进食易致敏的食物。

（七）导管移位

PICC移位是指导管留置过程中尖端位置发生改变，又称为继发性导管异位，是PICC留置期间最为常见的并发症之一。常见的导管尖端移位包括移位至颈内静脉、头臂静脉、锁骨下静脉、腋静脉、奇静脉、右心房和右心室等。导管反复回血、导管滑脱≥3cm及持续导管功能障碍是PICC继发性导管异位的主要临床指征，发生率为1.09%～10%。患儿诉肩膀、胸部、背部疼痛及水肿、肿胀，置管侧听到汩汩声或者血流声，心悸，心律发生变化，导管顽固性返血，冲管困难或不能冲管时，应警惕导管移位的发生。

1. 原因

（1）胸腔内压力增加：剧烈咳嗽、哭闹、恶心、呕吐、呃逆、憋气、用力排便等引起胸腔内压力突然增加，中心静脉压和血流随之发生改变，导致导管漂浮移位。正压通气时呼吸道内持续正压，胸腔内压力升高，导管尖端容易从压力高的上腔静脉向压力低的血管漂移。心力衰竭可导致中心静脉压升高，也是继发性导管异位的一个高危因素。

（2）上腔静脉压力增加：纵隔肿瘤、肿大的淋巴结等压迫上腔静脉致上腔静脉血液回流不畅或淤血。

（3）导管尖端位置不良：导管尖端置入过浅时，容易移位至锁骨下静脉、同侧颈内静脉；置入过深时，由于上腔静脉血流量大，对导管会产生一定的向下冲击力，导致导管尖端位置更深，进入心脏。

（4）置管侧肢体运动：上肢的内收、外展及手臂过度活动导致导管尖端移位，穿刺点在肘下时肘关节的活动牵拉导致导管移位。

（5）置管部位：头静脉管腔从下向上逐渐变细，血管分支和静脉瓣较多，进入腋静脉处形成的夹角角度较大，经头静脉置管容易发生导管异位。据研究显示，新生儿下腔静脉的长度为（6.78±0.02）cm，较上腔静脉的（1.8±0.3）cm 更长，经下肢置入 PICC 时，继发导管异位的发生率低于上肢。

（6）操作因素：敷料松动，未及时维护；维护手法不熟练，不慎牵拉导管；导管固定不当或受外力牵拉导致导管部分滑出体外；暴力冲管及高压注射等。

（7）新生儿生长发育迅速，因身体的自然生长会导致导管逐渐移至上腔静脉的远端位置而发生异位。据研究显示，当患儿体重增长 40%、70% 时，对应导管尖端出现 2 个、3 个椎体移位，当患儿体重增长 100% 时，导管可能移出上腔静脉。

2. 处理

（1）密切观察患儿置管部位的局部情况，重视患儿主诉，发现异常后及时处理。

（2）发现导管外露长度改变时，复查胸部 X 线片，确定导管尖端位置，根据移位情况酌情处理。处理原则及方法同原发性导管异位。

（3）患儿出现胸部、背部、腋下肿胀，排除体位性因素时拔除导管。

3. 预防

（1）尽量选择在肘关节上置管，首选贵要静脉，新生儿可选择大隐静脉。

（2）置管时采用心腔内电图定位技术，使导管尖端位于上腔静脉最佳位置，避免置入过浅或过深。

（3）妥善固定导管，及时、规范地做好维护。

（4）新生儿 PICC 尖端位置随着生长发育发生变化，导管留置期间需定期复查胸部 X 线片。研究表明，应该在极低出生体重儿置管后 1 周开始采用 X 线检查定期追踪 PICC 尖端位置，但高频次的胸部 X 线检查定位存在射线暴露问题。

（5）健康教育：告知患儿及家属尽量减少剧烈咳嗽、哭闹等可能导致胸腔内压力增加的因素，避免置管侧肢体做大幅度的伸展动作及剧烈活动，避免抓脱敷贴、牵拉导管。

（八）胸腔积液

PICC 所致胸腔积液是非常少见而又非常严重的并发症，严重时可危及患者生命。临床常表现为心率增快、气促、频发呼吸暂停、呼吸困难持续加重、皮肤出现花纹，穿刺侧颈、肩、胸、背部软组织不同程度肿胀，胸部 X 线片或 B 超提示胸腔积液，行胸腔穿刺可能抽出乳糜样液体。检索相关文献发现，目前儿童 PICC 导致胸腔积液鲜有报道，新生儿及早产儿有少数案例报道。据报道，PICC 相关胸腔积液的发生率为 1.2%。

1. 原因

（1）导管异位：导管末端漂移至血管内径较小的锁骨下静脉时，刺激性药物不能在此处得到丰富血流的快速稀释，损伤血管内膜，血管通透性增高，导致胸腔积液。据报道，新生儿 PICC 输液致胸腔积液的直接原因是 PICC 尖端异位。有研究显示，新生儿 PICC 置管时胸腔积液平均发生在置管后第 21 天，且均与导管异位有直接关系。

（2）输注高渗溶液和刺激性药物对血管内皮造成损伤。

（3）置管过程中血管壁损伤。

（4）其他：胸导管栓塞、上腔静脉回流受阻等。

2. 处理

（1）出现置管侧颈、肩、胸、背部肿胀时，立即停止 PICC 输液，在其他肢体置入留置针行静脉输液，并行相关检查确定有无胸腔积液。

（2）一旦胸部 X 线片或床旁 B 超确定有胸腔积液，依据胸腔积液量决定是否在 B 超定位下行胸腔穿刺，抽出积液解除压迫。

（3）当患儿出现呼吸窘迫时立即给予气管插管呼吸机辅助通气支持。

（4）拔除 PICC，检查导管有无破裂、断裂现象，确认拔除导管长度与插管时的长度是否相等，做好记录，行导管培养和胸腔内穿刺液常规检查。

（5）给予患儿家长心理支持：及时与家长沟通，缓解家长的紧张和焦虑心理。

3. 预防

（1）准确定位导管，新生儿导管尖端位于上腔静脉与右心房交界处（CAJ）最佳。

（2）置管过程尽量一次穿刺、送管成功，避免粗暴送管对血管壁的损伤，每次推注药物时先抽回血，避免导管尖端顶住血管壁。

（3）动态监测回血情况，抽不到回血时，及时查找原因，必要时拍胸部 X 线片确定导管尖端位置。

（4）动态监测导管尖端的位置，定期复查胸部 X 线片，对于体重增长快、活动相对剧烈的患儿，建议每 1～2 周复查胸部 X 线片。

（5）PICC 输液时仔细观察穿刺肢体及颈、肩、胸、背部有无肿胀，患儿出现不明原因氧饱和度下降，导管尖端部位肿胀，高度警惕胸腔积液。

（6）避免导致导管移位的因素：规范维护，更换敷贴时严格掌握导管外露长度，避免穿刺侧肢体剧烈活动。

（九）导管自由滑入体内与脱出

PICC 置入后，导管外露部分自由滑动进出体内，使导管外露长度改变甚至完全脱出体外。

1. 原因

（1）患儿因素：儿童患儿依从性差，肢体过度活动导致导管自由进出体内；出于好奇或不合作，抓扯导管导致脱出；患儿穿衣、睡觉时无意识地牵拉导管；皮肤瘙痒、过敏，瘙抓时不慎将敷料抓破将导管带出；消瘦患儿，皮下脂肪少，皮肤松弛，导管易滑出。

（2）导管固定不牢：敷贴潮湿、松动未及时换药；皮肤消毒后未充分待干即覆盖无菌透明敷贴，降低了敷贴黏性；导管柄未固定好；无菌透明敷贴未完全覆盖导管；未及时维护等。

（3）穿刺点部位：穿刺点在肘关节处，关节活动牵拉导管。

（4）操作因素：更换敷料时，操作不慎带出导管；进行护理操作时牵拉导管，导致导管脱出。

2. 处理　发现导管外露长度与记录不相符，及时进行维护。

（1）导管外露部分滑入体内，更换敷料，严格消毒皮肤后将导管拔出至外露长度与置管定位时一致，妥善固定导管。可使用辅助装置，如思乐扣装置固定导管，缓冲外力的牵拉。

（2）导管部分脱出，更换敷料，复查胸部 X 线检查重新确定导管尖端位置，按导管移位处理。

（3）导管完全脱出，立即按拔管后操作流程处理。

3. 预防

（1）正确选择穿刺部位：尽量选择肘上血管进行穿刺，穿刺时穿刺针先皮下移行再进血管。

（2）妥善固定导管：导管外露部分摆放成"S"或"C"形，先用无菌胶带固定导管柄，再无张力地粘贴无菌透明敷贴，排尽敷贴下空气，使导管、皮肤及无菌敷贴三者合一，靠近无菌敷贴处用思乐扣固定导管。

（3）规范操作：严格按标准维护流程进行维护，操作时避免将导管牵拉脱出。

（4）健康教育：加强患儿及家属对 PICC 自我护理的健康教育，指导置管侧肢体活动，以及沐浴、穿脱衣服的注意事项等。如果出现敷料潮湿、松动等情况，及时到正规医院维护。

（十）导管破裂/断裂

PICC 破裂/断裂是指各种原因导致导管完整性受损，出现导管部分破裂或完全断裂，是 PICC 置管后的严重并发症。据报道，PICC 断裂的发生率为 0.67%～3.5%。根据导管受损的部位可分为体外导管破裂/断裂和体内导管破裂/断裂。体外导管破裂/断裂可出现渗血、渗液，导致继发感染、空气栓塞等。体内导管破裂/断裂的临床表现不明显，在输入刺激性药物时，易发生静脉炎。若体内导管断裂，断裂的导管可随血流进入右心房，形成导管栓塞，可导致心律失常、心肌梗死、心肌穿孔或坏死、心脏瓣膜穿孔、心搏骤停及栓塞部位感染。

1. 原因

（1）导管因素：硅胶导管材质比较柔软，而导管连接器为不锈钢材质，导管与连接器结合部位过度或反复弯折，容易形成曲折磨损导管，导致导管破裂/断裂。

（2）操作因素

1）穿刺部位：肘关节以下部位置管，导管易随手臂的活动出现打折，增加了导管破裂/断裂的可能。

2）导管受损：置管过程中操作不当使锐器损伤导管；粗暴送管、操作技术不熟练、去除敷贴的手法、去除导管上的粘胶不当等因素都可导致导管受损。使用肝素帽连接针头时，操作不慎刺破导管。

3）冲管不当：暴力冲管，使用小容量（＜10ml）注射器冲、封管，对非耐高压导管使用高压注射器进行加压注射均可导致导管破裂/断裂。

4）导管固定不当：不规范的导管固定使导管受到牵拉时管壁变薄；导管外露部分摆放不当，长期打折扭曲，导管易在扭曲打折处发生断裂。

5）暴力拔管：PICC 拔管困难时暴力拔管，导致导管在体内或体外断裂。

（3）患儿因素：患儿躁动、带管侧肢体过度活动或过度牵拉导管导致导管断裂；锐利物品意外损伤或割断导管，患儿因好奇剪断或剪破导管。

（4）其他：导管留置时间、导管相关并发症（导管堵塞、渗漏）与导管断裂显著相关。

2. 处理

（1）体外导管破裂

1）瓣膜式：在导管没有堵塞的情况下，可以修复导管，建立无菌区，去除敷贴，严格消毒皮肤及导管后，用 10ml 注射器推注生理盐水查找导管破损点，将导管拔出距破损点6cm，剪去破损导管，将导管与相同规格的连接器连接。导管修复后复查胸部 X 线片确定导管尖端位置。若尖端位置不在上腔静脉则作为中等长度导管使用。

2）前端裁剪式：导管置入后不能修剪，如导管破裂按照拔管操作流程拔管。

（2）体外导管断裂

1）瓣膜式：断裂部分在体外可见，消毒后，如果导管没有堵塞，使用相同规格的连接器连接，方法同上。如果导管堵塞，按照拔管操作流程拔管。如果断裂导管滑入血管，处理方法同导管体内断裂。

2）前端裁剪式：夹闭残端开口，拔出导管。

（3）皮肤穿刺点处导管断裂：应立即夹住导管残端，置管侧肢体制动，以免导管残端进入血流。夹闭残端开口缓慢拔出，防止空气栓塞。

（4）体内导管断裂

1）立即在置管侧肢体腋下扎止血带以减少导管向前继续漂移，止血带应松紧适宜，每间隔 5～10min 放松止血带 1 次，每次放松 30s，并随时检查桡动脉搏动及肢体末梢循环情况。

2）患儿绝对卧床，采取头低左侧卧位，置管侧肢体制动，避免导管断端阻塞肺动脉出口，防止栓塞。

3）通知医生，止血带应由医生取下。查看 PICC 维护记录单，再根据留在体外导管的长度，初步判断体内的断裂导管残端长度。

4）立即行床旁胸部 X 线检查确认导管断端位置。

5）如患儿突然出现发绀、呼吸困难、咳嗽、咯血、心动过速、低血压、剧烈胸痛等症状，应考虑肺栓塞，立即配合医生紧急处理。

6）如断裂导管留在外周静脉，静脉切开取出，如断裂导管在中心静脉或进入心脏，则需通过介入手术或开胸手术取出。体内断裂导管取出后检查导管长度及完整性，防止导管二次断裂，碎片残留患儿体内。

（5）体内导管破裂：体内导管破裂一般难以发现，若静脉造影检查提示 PICC 体内部分破裂，沿血管平行方向缓慢拔管，拔出后观察导管是否完整，以防导管断裂在体内。

3. 预防

（1）选用优质的 PICC，尽量选择肘上部位置管。

（2）尽量使用无针输液接头。使用肝素帽时，防止头皮针或注射器针头刺破导管。

（3）PICC 置管操作由有经验的 PICC 专职护士完成，熟练掌握穿刺、置管及维护技术。

1）严格遵守操作流程，置管前用生理盐水预冲导管，检查导管完整性，避免将锐器与导管放在一起。

2）置管时送管手法轻柔，送导管时如遇阻力不可强行送入，避免导管发生钝性或机械性损伤。

3）正确固定导管：导管体外留置长度适宜，将导管体外部分摆放成"S"或"C"形，避免打折或扭曲，使用透明敷料固定导管，便于观察外露导管的完整性，敷贴无张力粘贴，勿粘贴过紧。

4）正确冲、封管，避免导管堵塞：冲洗导管遇到阻力时，不可强行推注，应分析原因，对非耐高压导管，禁止高压注射；使用 10ml 以上的注射器冲、封管。仔细观察体外导管有无漏液，及时给予处理。

5）避免导管老化：正确选择消毒剂，导管上不可缝合或粘贴胶带，以免造成导管老化。

6）规范拔管：①在置管的上臂下放一条止血带，以应对导管断裂的情况。②沿着与皮肤平行的方向缓慢拔出导管。拔管过程如遇阻力，立即停止拔管，根据情况采取措施对症处理，具体参见本节"（十一）拔管困难"。③导管拔出后检查导管长度和完整性。

（4）加强宣教与指导

1）对患儿及家属详细讲解 PICC 的日常维护，以及活动、穿脱衣服、沐浴、睡觉时的注意事项，防止导管打折、受压、回血堵塞。

2）提高防范意识，防止导管意外损伤或开裂，对儿童加强监管，防止利器损伤导管或故意剪断导管。

（十一）拔管困难

PICC 拔管困难是指在拔管过程中出现牵拉感或弹性回缩，致使拔管过程不畅或无法拔除，沿血管走行出现疼痛、肿胀等，若强行拔管会导致导管断裂。据报道，PICC 拔管困难的发生率为 0.34%～0.96%。

1. 原因

（1）血管痉挛：输注低温药液、患儿过度紧张、疼痛均可引起血管收缩、痉挛，导管拔出速度太快导致交感神经兴奋并反射性刺激迷走神经也可引起血管收缩和痉挛，导致拔管困难。

（2）导管异位、打折或体内打结：导管尖端异位、迂曲反折，导管维护时冲管不当致导管体内打结，导致拔管困难。

（3）体位不当：拔管时体位不正或上肢外展不充分，使腋静脉转弯处成角加大，或局部受压导致拔管困难。

（4）感染：静脉炎、静脉瓣炎症、炎性血栓致静脉管腔狭窄，导致导管拔除时有阻力。

（5）纤维蛋白鞘和血栓形成：导管尖端纤维蛋白鞘包裹或形成微血栓，导致血管腔变窄，拔除导管时，导管外壁包裹的纤维蛋白组织挛缩形成纤维环，使导管无法拔出。

（6）导管留置时间过长：导管和静脉壁、穿刺点皮下组织或皮肤粘连。

（7）夹闭综合征：导管经过第 1 肋骨和锁骨之间，受到挤压发生嵌顿，导致拔出困难。

2. 处理

（1）评估：导管拔除有阻力时，应立即停止拔管，备止血带于置管侧肢体腋下部位，评估导管类型、留置长度、留置时间，分析导管拔除困难的原因。在拔管遇阻力或出现严重疼痛时行胸部 X 线片或血管超声检查，切忌强行拔管。

（2）血管痉挛和收缩：分散患儿注意力，缓解紧张情绪，让患儿饮用热饮料，导管内注入温生理盐水，沿静脉走行方向热敷穿刺点上方静脉 20～30min，调整手臂位置后再行拔管。若导管拔出仍困难，用 5mg/ml 硝酸甘油和 2% 利多卡因 5ml 混合液涂擦穿刺点上方静脉走行区，并辅以局部湿热敷 20～30min，再试拔管。若拔管仍困难，应间歇热敷，等待 12～24h 后再拔管。

（3）导管异位：行胸部 X 线检查了解导管行程及有无体内打结。嘱患儿适当抬高穿刺侧肢体，变换不同姿势（手臂内旋、外旋、内收、外展等），缓慢拔出导管。

（4）静脉炎：暂停拔管，按静脉炎处理，待症状好转后再行拔管。

（5）纤维蛋白鞘或血栓形成：行血管多普勒超声检查了解导管与周围血管有无粘连，有无血栓形成等。遵医嘱给予抗凝、溶栓治疗后再根据治疗方案决定是否拔管。

（6）夹闭综合征：去枕平卧，抬高肩部，头颈后仰，锁骨上抬，打开锁骨及第 1 肋间的夹角，手臂外展 90°，缓慢拔管。

（7）综合各种原因，拔管时为避免过度牵拉导管，可行导丝支撑协助拔管。若导管已大部分拔出，只剩最后一小段拔出困难，行胸部 X 线检查无体内打结时应考虑为导管尖端被纤维蛋白鞘包裹牵拉，可按摩导管出口处、使用皮肤扩张器或扩皮刀扩开皮肤协助拔管。

（8）经以上措施仍拔管困难，可行介入或静脉切开取出导管。

（9）导管拔出后用无菌敷贴覆盖穿刺点 24h，检查导管长度及完整性，与置入前比较，嘱患儿平卧休息 30min，做好记录。

3. 预防

（1）导管尖端位置理想可以降低静脉导管相关性血栓形成的风险，减少导管拔除困难。

（2）导管拔除前评估患儿病情，属于正常拔管还是非正常拔管，患儿情绪是否紧张，与患儿及家属充分沟通，告知导管拔除是无痛、无创的操作。嘱其深呼吸，边操作边同患儿交谈以分散患儿注意力、减轻患儿恐惧心理，避免血管痉挛导致导管拔除困难。

（3）穿刺点上方湿热敷 20～30min 再拔管，热疗能够扩张血管、促进血液循环，同时能降低痛觉神经的兴奋性，解除神经末梢的刺激和压迫，减轻导管对血管的刺激，有利于导管顺利拔出。

（4）拔管时保持正确体位：导管拔除时，患儿取平卧位，脱去衣袖，使置管侧肢体充分外展与躯干垂直，减小腋静脉与锁骨下静脉的成角，减少导管拔除时的摩擦阻力，有利于顺利拔管。

（5）更换敷料时轻轻转动导管，防止导管粘连；导管使用及维护时，仔细评估局部情况及导管功能状况，发现异常及时处理。

（6）做好健康宣教

1）带管期间指导患儿及家属做好日常维护，防止并发症的发生。

2）拔管前讲解拔管过程，嘱放松心情，避免紧张，嘱患儿拔管时如有不适，及时告知护士。

知 识 链 接

由经过培训且置管经验丰富的护士组成静脉治疗团队，应用超声引导下置管、心腔内电图定位技术精准定位导管尖端位置，提高置管成功率；加强置管前评估、规范维护、对患儿及家属个体化健康教育指导，从患儿 PICC 置管到治疗结束，拔管的整个过程中给予全面、全程、有计划、有目的、有预见性的护理干预，变被动防御为主动预防，降低各个环节可能出现的并发症，有效降低 PICC 留置期间非计划性拔管率。

（彭 敏）

参 考 文 献

成芳，傅麒宁，何佩仪，等，2020. 输液导管相关静脉血栓形成防治中国专家共识（2020版）. 中国实用外科杂志，40（4）：377-383.

儿童静脉输液治疗临床实践循证指南组，中华医学会儿科学分会护理学组（筹），复旦大学附属儿科医院临床指南制作和评价中心，2021. 儿童静脉输液治疗临床实践循证指南. 中国循证儿科杂志，16（1）：3.

国家卫生和计划生育委员会，2014. 静脉治疗护理技术操作规范. 中国护理管理，14（1）：1-4.

国家卫生健康委员会，2021. 血管导管相关感染预防与控制指南. 中国感染控制杂志，20（4）387-388.

胡艳玲，唐孟言，李小文，等，2020. 新生儿 PICC 导管异位影响因素及预防措施的研究进展. 护理学杂志，35（22）：105-108.

江南，赵锐祎，张月娇，2020. 经外周穿刺置入中心静脉导管血栓性堵塞的护理进展. 护士进修杂志，35（19）：1755-1758.

金欣，2019. 基于药物特性选择输液工具降低液体渗出和外渗的研究. 中国护理管理，19（S1）：187-188.

李红，王芳，熊云兰，2019. PICC 置管送管困难的护理研究进展. 护理研究，33（7）：1176-1179.

李乐之，2018. 静脉治疗护士临床工作手册. 北京：人民卫生出版社：42，124-153.

陆海燕，王丽英，薛嵋，2019. PICC 继发性导管异位的观察与处理. 介入放射学杂志，28（4）：390-393.

罗飞翔，陈朔晖，程晓英，等，2017. 极低出生体重儿 PICC 尖端位置与体重增长的相关性分析. 中华护理杂志，52（8）：949-953.

罗珍，陈海燕，2018. 新生儿经下肢静脉留置 PICC 应用的研究进展. 中国护理管理，18（10）：1414-1417.

邵肖梅，叶鸿瑁，丘小汕，2019. 实用新生儿学. 北京：人民卫生出版社：227-229.

宋燕伶，何金爱，刘胤佃，等，2017. PICC 导管/静脉直径比最佳临界值的研究. 中国护理管理，17（6）：737-742.

陶雍，李颜霞，薛嵋，等，2019. PICC 原发性异位患者导管留置期间相关并发症的研究. 上海护理，19（12）：34-36.

王蒨，褚红，傅荣，等，2021. 多学科合作模式下 PICC 导管体内断裂漂移入心脏的急救护理与原因分析. 全科护理，19（4）：574-576.

吴丽芬，何娇，刘恋，2018. 儿童静脉治疗安全与管理. 郑州：河南科学技术出版社：32-34，124.

吴旭红，2017. 新生儿 PICC 并发症原因分析及护理干预的研究进展. 中国护理管理，17（2）：166-171.

吴玉芬，杨巧芳，夏琪，2021. 静脉输液治疗专科护士培训教材. 2 版. 北京：人民卫生出版社：363-366，371-379，394，408-411，413-448.

张小玉，2019. PICC 穿刺点渗液的原因及护理现状. 全科护理，17（30）：3763-3766.

张晓芬，李育玲，于静，等，2020. 中心静脉导管堵塞风险预测模型的构建及验证. 护理学杂志，35（23）：35-38.

中国医师协会新生儿科医师分会循证专业委员会，2021. 新生儿经外周置入中心静脉导管操作及管理指南（2021）. 中国当代儿科杂志 23（3）：201-212.

Annisa F，Nurhaeni N，Wanda D，2017. Warm water compress as an alternative for decreasing the degree of phlebitis. Compr Child Adoles Nurs，40（Sup1）：107-113.

Gorski LA，Hadaway L，Hagle ME，et al，2021. Infusion therapy standards of practice，8th ed. J Infus Nurs，44（Sup 1）：S1-S224.

Saijo F，Odaka Y，Mutoh M，et al，2018. A novel technique of axillary vein puncture involving peripherally inserted central venous catheters for a small basilic vein. J Vasc Access，19（3）：311-315.

Sertic A J，Connolly B L，Temple M J，et al，2018. Perforations associated with peripherally inserted central catheters in a neonatal population. Pediatr Radiol，48（1）：109-119.

第十八章

儿童静脉输液治疗不良反应

静脉输液是现代医疗中最为常见的治疗手段之一，通过静脉输液，药物可以较快地达到有效治疗浓度，迅速发挥药物治疗作用，并可维持治疗所需的稳定药物浓度。大多数儿童家长担心口服药效果不佳，常选择静脉输液治疗，但静脉输液在达到治疗效果的同时，也可能发生静脉输液不良反应，如发热反应、药物过敏反应、急性肺水肿、空气栓塞等。

第一节 发热反应

发热反应（febrile reaction）是指静脉输液时由致热源、药物、杂质、药液温度过低、药液浓度过高及输液速度过快等因素所引起的不良反应，是儿童静脉输液治疗中较常见的并发症。

一、原 因

（一）药物

1. 由于药物本身的澄明度质量不高，如右旋糖酐中带有大分子物质可产生致热作用。
2. 生物制剂或生物制品包含了抗肿瘤坏死因子抗体、抗白介素1抗体、针对B细胞的抗体等，是带有免疫原性的药物。
3. 结晶药物未溶解进行输注，如甘露醇。
4. 药物或溶液密封度不合要求，储存运输过程中瓶身因碰撞等出现不明显的裂痕，被空气污染。
5. 液体或药物制剂纯度不达标、变质或被污染。
6. 药物配制后未及时输注，放置时间过长。

（二）杂质

1. 空气中的灰尘、微粒，开安瓿时或输液器插入安瓿时的橡胶屑、纤维、玻璃屑等随着静脉输液输入体内。
2. 塑料管中未塑化的高分子异物，或生产环境、生产过程中切割组装等摩擦工艺带入的机械微粒等随着静脉输液输入体内。

（三）输液工具质量问题

1. 输液器、注射器、留置针、CVC、PICC等输液工具因医院或科室管理不当，未及时使用导致过期。
2. 因输液工具外包装简陋，在储运过程中外包装发生磨损破裂、漏气等，从而造成污染，达不到无菌使用标准。

3. 普通输液器终端滤过器对 5μm 以下的微粒滤除率较低。

（四）联合用药

1. 一个输液瓶在配制多种药物时，因反复穿刺瓶塞而增加了污染机会。

2. 多种药物联合应用易发生配伍反应，如分解、聚合、沉淀等导致热源反应。

3. 多种药物联用时热源叠加和超量，小儿体重轻，热源反应阈值低，发生输液反应的危险性大增。

（五）违反无菌操作原则

1. 配药前未洗手或洗手不到位，手卫生不达标。

2. 安瓿的消毒及切割方法不规范，使玻璃微粒进入药物造成污染。

3. 药物瓶口消毒不严格。

4. 手持注射器抽吸药物时污染注射器未及时更换而注入液体内造成液体污染。

5. 静脉穿刺时皮肤消毒不彻底，或消毒剂不在有效期内而失效，穿刺时污染针头，将细菌带入静脉。

6. 静脉穿刺不成功或输液过程中药液外渗，需要重新穿刺时未更换针头，造成污染微粒进入静脉而引起发热。

（六）环境卫生

1. 病房环境不达标，尤其是儿科门急诊输液室，陪护多、人员密集、人流量大、通风效果差、空气质量差。

2. 配药室、处置室无菌物品和非无菌物品没有分类管理，操作台面洁净程度不达标，垃圾分类处置不当。

（七）其他机械刺激

输入静脉的液体温度与人体体温相差太大，药物浓度过高，刺激性过大，输液速度过快等都会造成机体刺激，机体产生反射性的发冷或发热。

二、临　床　表　现

发热反应发生的时间因致热源进入机体内的量、性质及患儿的个体耐受程度而异。儿童年龄小，体质弱，耐受性远小于成人。发热反应多发生于输液后数分钟至 1h。其表现主要分为 3 个阶段：

1. 寒战阶段　一般发生在开始输液的前 15min，临床表现为突感畏寒，寒战，脸色苍白，身体皮肤出现鸡皮样疙瘩和花斑，四肢发冷，呼吸较为急促。

2. 发热阶段　患儿的体温快速上升，出现高热，可达 40℃以上，呼吸较为急促，还有头痛、恶心、呕吐、面色潮红、烦躁不安等症状。严重者可发生呼吸困难、昏迷、休克、惊厥、低血压和死亡等情况。

3. 恢复阶段 经过及时处置后，患儿进入恢复阶段，身体开始出汗，体温开始下降，但会感觉疲倦、乏力等。

然而，幼小婴儿发热的 3 个阶段不能清晰地划分。患儿可急剧发生高热，也极易出现高热惊厥，因此临床上要重视婴幼儿的发热反应，更需密切观察。

三、预 防 措 施

1. 尽可能选择口服给药治疗，减少儿童静脉输液治疗。

2. 加强药物质量管理，分类、分层管理无菌物品和非无菌物品。

3. 加强环境管理，加强通风，加速空气流通，减少探陪人员，治疗室、处置室每天定时消毒，操作台面及时清洁消毒，条件允许可安装消毒机。

4. 护士严格执行静脉输液配药、给药查对制度，检查药品和溶液的名称、质量及有效期，瓶盖有无松动，瓶身有无裂缝，药物是否有变色、变质改变等。

5. 药物尽量现配现用，减少联合用药，注意药物配伍禁忌。配制粉剂药品时要充分摇振，完全溶解，特殊药物的配制应按要求配制，避免过度摇晃，破坏药物成分。药物配制后应注意观察有无发生变色或出现沉淀、浑浊等现象。

6. 加强科室输液器具的管理，禁止使用过期、包装破损、漏气、污染的输液器具。按照药品的输注要求合理使用输液器，如精密过滤输液器、避光输液器等。静脉输液时检查并保证输液装置系统的紧密连接和无菌状态，避免连接部位脱落造成污染。连续静脉输液时，超过 24h 则需要更换输液装置系统。输液过程中怀疑受到破坏、污染时则应立即更换输液装置。

7. 规范操作行为，提高慎独精神。及时更换污染的注射器、输液器等。静脉穿刺时严格消毒皮肤，不使用过期消毒剂。穿刺失败、输液外渗等需要重新静脉穿刺时应更换穿刺针头或留置针等。穿刺成功后，应正确、有效固定。

8. 遵医嘱合理调节输液速度和药物温度，及时巡视，密切观察。做好患儿及家长的健康宣教，告知其输液的注意事项，避免自行调节输液速度，若有不适及时呼叫。

四、处 理

1. 发生静脉输液发热反应时，应评估患儿的全身表现，监测生命体征的变化。轻度表现时应立即更换输液器，减慢输液速度或停止输液，并及时通知医生。重度表现时应立即停止输液，并遵医嘱输入生理盐水等，保持静脉输液通路通畅，并保留剩余溶液和输液器，必要时送检以查找发热源。

2. 对于高热患儿，严密观察患儿生命体征，根据不同情况给予不同的处置。

（1）畏寒或寒战时注意保暖，如适当增加衣物、被子，给予温度合适的热水袋（防止烫伤）和温度适宜的开水等。

（2）高热时，给予物理降温，额头予以冷毛巾湿敷，温水擦浴颈部、腋窝、腘窝等大血管处，在允许的情况下可用热水泡脚（注意温度避免烫伤），禁止用冷水泡脚。

（3）呼吸困难、发绀时给予吸氧；烦躁不安时遵医嘱给予镇静剂，必要时予以适当约束。

（4）遵医嘱进行正确和准确的药物治疗，如解热镇痛药（布洛芬）、地塞米松等。

（5）如出现抽搐、昏迷甚至危及生命时，则配合医生一同实施抢救措施并进行不良事件上报。

（6）及时、正确、准确地填写三测单和护理记录单。

3. 当患儿体温逐渐下降，出汗时应及时更换汗湿衣物，多饮温开水，遵医嘱进行静脉补液治疗，避免电解质紊乱。

知识链接

静脉输液前需要对药液进行仔细观察，是否出现沉淀、肉眼可见颗粒物或药液颜色改变等，确保患儿输注药物质量合格。输注脂肪乳剂、化疗药物及中药制剂时宜使用精密过滤输液器；输注的两种不同药物间有配伍禁忌时，在前一种药物输注结束后，应冲洗或更换输液器，并冲洗导管，再接下一种药物继续输注，避免因配伍禁忌导致的热源反应。

第二节　药物过敏反应

药物过敏反应（drug anaphylaxis）又称为药物变态反应（drug allergy，DA），是由药物制剂，包括有效药和赋形剂（在药物制剂中除主药以外的附加物）及其代谢产物引起的类似过敏症状的不良反应。它是由某种药物作用于人体后产生的免疫反应，是药物不良反应中的一种特殊类型，与人的特异性过敏体质有关，仅见于少数人，在儿童静脉输液中也时有发生。当药物作为一种抗原，进入人体后，有些个体体内会产生特异性抗体（IgE、IgG及 IgM），使 T 淋巴细胞致敏，当再次应用同类药物时，抗原抗体在致敏淋巴细胞上相互作用，引起过敏反应。这种过敏反应与药物剂量、正常的药理反应或毒性无关，小剂量亦可引起过敏反应，反应性质各有不同，难以预测。

一、原　因

（一）遗传因素

近年来有研究证实人类白细胞抗原（human leukocyte antigen，HLA）基因型与大多数重症药疹有明显的相关性，如卡马西平、氨苯砜、别嘌呤醇等药物。若确定患儿具有高风险的 HLA 基因型，则应建议其本人及家族成员避免使用相关药物。

（二）过敏体质

药物过敏反应是一种异常的免疫反应，常发生于有过敏体质的个体。若患儿本为过敏体质，则发生药物过敏反应的概率较无过敏病史的人群高。

（三）机体状态

患儿的年龄、性别、营养状况和环境因素等均可影响免疫系统。当患儿处于某些疾病状态时，药物过敏反应发生的风险明显升高。如存在 EB 病毒、巨细胞病毒感染，以及某些免疫缺陷性疾病、自身免疫性疾病等，药物过敏反应发生的概率便会明显增加。

（四）药物

小分子药物或其代谢产物、药物中的杂质和赋形剂等进入机体，形成完全抗原后可诱发机体的免疫反应，使之产生特异性抗体或致敏淋巴细胞，当再次使用时就容易发生过敏反应。药物的给药频率、时间和途径也可能影响过敏反应的发生。常用的可引起儿童过敏的药物包括抗生素类，如青霉素类、头孢类、氨基糖苷类等；镇静及抗癫痫类，如苯巴比妥、苯妥英钠、卡马西平等；生物制品如各种疫苗、血液制品、破伤风抗毒素等；中药注射剂如鱼腥草注射剂、双黄连注射剂等。

二、临 床 表 现

由于个人体质和所用药物的不同，药物过敏反应临床表现亦不同。临床上按过敏反应发生的时间分为速发型药物过敏反应（在用药当时立即发生或用药 1h 内发生的过敏反应，严重者可发生过敏性休克，甚至危及生命）及迟发型药物过敏反应（在用药后潜伏 1h 以上或用药后几天发生的过敏反应）。

1. 皮肤症状最为常见，药物可引起多种过敏性皮疹，称为药物疹。儿童常见药物疹主要有以下几种类型：

（1）固定性红斑：是药物疹中最常见的一种，皮疹为水肿性斑疹，呈圆形或椭圆形，边缘清楚，重症者斑疹上有 1 个至数个水疱或大疱。

（2）荨麻疹：表现为全身性大小不等的风团，扁平高起，形态不规则，伴有明显的瘙痒，部分患儿有发热、乏力、关节痛及腹痛等全身症状。

（3）猩红热样皮疹：常伴寒战、发热、头痛、全身不适等症状。

（4）重症多形性渗出性红斑：常伴寒战、高热，除皮肤损害外，眼、口、外生殖器等出现严重的黏膜损害。

（5）大疱性表皮坏死松解型药物疹：最为严重的药物性皮肤损害。该病起病急，皮疹于 2～3d 遍及全身。

（6）过敏性紫癜：儿童多见。

2. 药物热。药物热即药物过敏反应所致的发热，可单独表现，也可与其他症状并存。青霉素类和头孢类抗生素是儿童常见引起药物热的药物。

3. 血清病样反应。首次应用异种血清制剂，并历经 1～2 周发生的一种过敏反应即血清病样反应，一般临床症状较轻，常为自限性。主要有发热、淋巴结肿大、关节肿痛、肝脾肿大等临床表现。

4. 其他系统的损害

（1）呼吸系统症状如鼻炎、哮喘、肺泡炎、肺纤维化等。

（2）血液系统损害如血小板减少、溶血性贫血、粒细胞减少等。

（3）消化系统症状如恶心、呕吐、腹痛、腹泻等。

（4）肾损害如血尿、蛋白尿、肾衰竭等。

（5）肝损害如黄疸、胆汁淤滞、肝坏死等。

（6）神经系统损害如偏头痛、惊厥、脑炎等。

三、预　　防

1. 用药前详细询问患儿及直系亲属有无过敏史，包括药物、食物及接触物过敏史。对于即将输入的药物有过敏史者，禁用该类药物。高敏体质者或其家属有过敏史者，应慎用易过敏药物。注意复方制剂中所含有易过敏药物。

2. 遵医嘱做皮肤药物敏感试验，严格按药物说明书要求进行皮试液的配制，并准确地判断皮试结果。对皮试结果判断模棱两可时，可以做生理盐水皮肤敏感试验对照，排除皮肤消毒液过敏等情况。药物敏感试验阴性并且用药后，若停药超过 24h 或遇抗生素类药物批号更新，则需重新进行药物敏感试验。

3. 初次使用某种药物时，必须严密观察患儿有无药物过敏反应 15～20min。

4. 在使用易过敏药物及中成药制剂时，尽量使用精密输液器进行输液。

5. 对于过敏体质的患儿在使用易引发过敏反应的药物之前，可以给予抗组胺药物以预防过敏反应的发生，尽量采用口服的方式给药。

6. 医生应熟悉所用药物的药理特性，特别是禁忌证，切忌滥用药物。

四、处　　理

1. **去除诱因**　发生药物过敏反应时首要处理的是迅速停用可疑药物。报告医生，保留输液通路，更换输液器，妥善保存剩余的药物。

2. **加强药物排泄**　可酌情进行补液、利尿处理，以期促进体内药物的排出。重症者可考虑行血液滤过等治疗手段。

3. **皮疹的处理**　当患儿只有局部皮肤轻微皮疹表现时，可予以抗组胺药物口服治疗；若出现严重的皮疹时，则需要予以肾上腺皮质激素治疗。做好皮肤护理，预防皮肤继发感染。

4. 若发生过敏性休克，立即采取抢救措施

（1）立即平卧，就地抢救。头偏向一侧，清理口腔分泌物。

（2）遵医嘱立即皮下注射 0.1% 的盐酸肾上腺素，若症状未缓解，每隔 30min 再皮下注射或静脉注射肾上腺素一次，直至脱离危险。

（3）如有心搏骤停，立即进行心肺复苏。

（4）改善缺氧症状，给予氧气吸入，并肌内注射呼吸兴奋剂。喉头水肿致窒息时，应立即准备气管插管，必要时实施气管切开。

（5）建立两条静脉通路，以便迅速补充血容量。必要时，应用多巴胺维持血压。

（6）遵医嘱给予地塞米松等抗过敏药物及抗组织胺类药物，纠正酸中毒。

（7）密切观察患儿生命体征变化，同时注意神志、末梢循环、尿量及皮肤情况，保护重要脏器功能和维持水电解质平衡并注意保暖。

（8）做好抢救记录。

知识链接

药物过敏反应发生时间不定，反应的类型也多种多样，尤其是过敏性休克，出现急促且不可预知，可危及患儿的生命。因此，用药前医生一定要详细询问患儿的过敏史，提高药物过敏的临床诊断及治疗水平。

第三节　急性肺水肿

急性肺水肿（acute pulmonary edema，APE）是指由于心脏或其他原因导致短时间内液体从肺毛细血管异常渗透到肺泡或者肺间质内，超过了淋巴回流的代偿能力，造成肺血管外液体异常聚积、肺泡灌水的一种病理状态。其典型的临床表现为严重的呼吸困难或咯出粉红色泡沫样痰液，是一种临床急重症，需要紧急处置或抢救。

一、发病原因

临床上通常将急性肺水肿分为心源性肺水肿和非心源性肺水肿。心源性肺水肿的主要发病机制是肺毛细血管静水压超过了肺间质压，液体穿过肺泡-毛细血管膜，进入肺泡腔，肺的顺应性降低，影响气体交换。非心源性肺水肿多继发于急性肺损伤或 ARDS。急性肺水肿的发病原因主要有以下几个方面：

1. 急性广泛性心肌梗死或感染性心内膜炎、心脏外伤等引起心瓣膜损害、室间隔穿孔等导致急性的心脏容量负荷过重，从而发生急性肺水肿。

2. 短时间内静脉输液和（或）输血过多、过快，导致循环血量急剧增加，心脏负荷过重。

3. 急性的大量心包积液导致急性心脏压塞，心室舒张受到限制，引起心排血量减低和体循环淤血。

4. 甲状腺功能亢进、严重贫血等可引起组织代谢增加和循环加速。

5. 便秘、较大的情绪波动、过度劳累等也可诱发急性肺水肿。

二、临床表现

临床表现主要为呼吸和循环障碍的症状与体征。包括突然出现严重的呼吸困难、端坐呼吸，咳粉红色泡沫样痰，烦躁不安，口唇发绀，大汗淋漓，心悸、心率增快，两肺布满湿啰音及哮鸣音，肺部听诊双肺有小水泡音。严重者可发生晕厥及心脏骤停。根据病理变化及临床表现的严重程度可分为 4 期。

1. 间质性水肿期　有咳嗽、胸闷等症状，呼吸浅速或急促，心动过速，血压升高。查体两肺可闻及哮鸣音，面色苍白、发绀，严重者出现呼吸困难、咳白色或血性泡沫痰，出现低氧血症。

2. 肺泡性水肿期　出现严重的呼吸困难，呈端坐呼吸，伴有恐惧窒息感，面色青灰，皮肤、口唇出现明显发绀，伴有大汗淋漓、咳嗽等不适症状，甚至咳大量粉红色泡沫样痰，部分出现大小便失禁的症状，肺部听诊可闻及广泛湿啰音，血气分析显示二氧化碳分压升高或降低，pH 偏低，出现低氧血症和酸中毒。

3. 休克期　在很短的时间内出现大量血浆外渗现象，导致血容量迅速减少，低血容量性休克。因为心肌收缩力减弱，导致心源性休克，呼吸急促，皮肤湿冷，血压下降，出现少尿或无尿，神志意识发生改变。

4. 终末期　进入昏迷状态，多因心肺等器官功能衰竭而死亡。

三、预防措施

肺水肿的预防除了积极治疗疾病病因外，还需要对患儿进行准确、充分的评估，制订合适的输液方案，动态监测静脉输液治疗的全过程并做好静脉输液的健康宣教。

（一）详细评估

1. 详细了解患儿的年龄、主诉、诊断、病因、临床表现、既往史、家族史、过敏史等内容，详细询问患儿有无引起心功能不全的基础疾病。

2. 了解患儿意识及精神状况、生命体征、24h 出入量等。评估患儿有无水肿、水肿的原因、部位及程度。

3. 查看相关实验室检查，评估是否存在诱发急性心功能不全的诱因，包括血常规、电解质、肝功能、肾功能、血气分析、胸部 X 线检查、超声心动图等。

4. 做好心理评估，了解患儿及家长对疾病知识及静脉治疗的认识程度。

（二）制订合理的输液计划

1. 根据医生的医嘱、治疗方案、药物的性质、输液量、输液方式，选择合适的输液工具。

2. 根据所输药物的理化特性、不良反应及输注速度的要求，控制输液速度。宜采用输液泵或注射泵进行输注，输液速度分别为：儿童 80～160ml/h；婴幼儿 30～60ml/h；新生儿 5～20ml/h。避免因液体输注速度过快而加重心脏负荷。

（三）加强巡视及监测

1. 输液过程中加强巡视，密切观察患儿病情及精神状态，了解有无药物不良反应，并密切关注输液速度。

2. 必要时给予心电监护，监测生命体征的变化。若突然出现不明原因的乏力、心悸、心神不安、呼吸急促等及时告知医生查看，积极处理。

3. 监测体重。水肿患儿每天监测体重，必要时详细记录 24h 出入水量。

4. 加强交接班。各班详细交接患儿的全身状况如有无水肿、精神心理状态，输液治疗相关注意事项，如药物的性质、输液量、输注速度及不良反应等。

（四）健康宣教

在静脉输液过程中加强与患儿及家属的沟通交流，进行相关健康宣教。告知患儿及家长静脉输液的目的、所输药物的名称、作用及有可能出现的不良反应，切勿自行调节输液开关或输液泵速度，避免造成不良后果，输液过程中有任何不适，随时呼叫护士。

四、处　理

急性肺水肿的处理措施主要包括端坐位呼吸、镇静、吸氧；使用利尿剂、血管扩张剂、正性肌力药、正压通气等。

1. 停止静脉输液　立即停止静脉输液或将输液速度降至最低，保持静脉通路通畅，严密监测生命体征、血氧饱和度等，必要时予以心电监护。

2. 减少静脉回流　取端坐位，两腿下垂，以减少静脉回流。病情平稳可取舒适的半卧位或平卧位，如昏迷或心源性休克则取复苏体位，做好心肺复苏抢救的准备。

3. 给予高流量吸氧　有明显呼吸困难并伴有低氧血症时，建议给予高流量吸氧 6～8L/min，不建议湿化瓶内加入酒精，这可能导致支气管和肺泡壁损伤。严重者如没有低血压、气胸或颅内高压等禁忌证，建议使用无创双水平正压通气或持续正压通气。

4. 镇静　做好患儿心理护理，缓解紧张、焦虑情绪。必要时遵医嘱给予镇静剂，如肌内注射苯巴比妥、静脉注射地西泮等。不建议常规使用吗啡，因其可出现呼吸抑制等不良反应。

5. 利尿 对于因容量负荷过重所致的 APE，临床常使用强效利尿剂如呋塞米或依他尼酸等，以减轻心脏负荷。首选静脉给药，但大量使用利尿剂需严密监测血压、尿量及电解质变化，避免低钾血症和低血容量的发生。

6. 使用血管扩张剂 如卡托普利、硝普钠、酚妥拉明等。硝普钠能扩张小动脉、静脉的血管平滑肌，作用强，生效快，对肺水肿和急性左心衰竭伴周围血管阻力明显增加者效果显著。但不宜长期使用，应密切监测血压变化。

7. 强心 使用洋地黄类药物。儿童常用的洋地黄制剂为地高辛，但在使用前护士需了解患儿 2～3 周的洋地黄用量，以防过量引起中毒。

8. 观察与记录 观察患儿的临床表现，及时、准确地做好相关护理记录。

知 识 链 接

儿童是一个特殊群体，临床静脉输液治疗中应选择合适的流速控制设备如容积控制输液泵、微量注射泵等，精确控制输液速度和量，使药液均匀输注，并能对输液过程中出现的异常情况（如堵塞、空气等）进行报警，有助于减轻医护人员的工作强度，提高静脉输液治疗的安全性。

第四节 空 气 栓 塞

空气栓塞（air embolism）是在静脉输液或输血过程中，以及人为因素下造成的空气进入机体静脉系统，随着血流通过中心静脉进入到右心房、右心室、肺动脉而引起血液循环障碍的现象。空气栓塞对患儿的影响主要与空气进入血液循环的量、速度、气体进入时患儿的体位及异常解剖结构等有关。若进入的空气量较少，则被右心室压入肺动脉，并分散到肺小动脉内，最后经毛细血管吸收，因而损害较小；若大量空气快速进入静脉，经右心房到右心室，随着心脏的跳动，空气与血液混合呈泡沫状，阻塞在肺动脉入口，使右心室内的静脉血不能进入肺动脉，影响血液肺内气体交换，严重者可造成死亡。当患儿处于左侧卧位时耐受力最好，若处于垂直体位或有右向左的心内分流时则症状相对较重。

一、原 因

1. 输液前输液器导管内空气未排尽。
2. 输液器各部位连接不紧密或有裂隙，有漏气现象。
3. 在连续输液过程中，未及时更换药液瓶或更换后未及时排尽导管内空气。
4. 输液泵输液时，输液泵故障，输液完毕未及时报警并停止输液，导致未及时拔针或封管，空气进入静脉。
5. 加压输液，无专人看守，输液完毕未及时拔针或封管，导致空气进入静脉。

6. 拔除较粗的近胸腔深静脉导管后，穿刺点封闭不严密。

二、临 床 表 现

空气栓塞的临床表现差异大，可表现为无症状或患儿仅有轻微不适而未被发现，严重时患儿自觉胸部异常不适或有胸骨后疼痛，随之发生呼吸困难和严重的发绀，并伴有濒死感，心前区听诊可闻及响亮的、持续的"水泡声"，心电图呈现心肌缺血和急性肺心病的改变。患儿空气栓塞的临床表现的严重程度与以下几个因素有关。

1. 气体进入的量和速度 气体进入静脉的量和速度是影响病情严重程度的最重要因素。少量空气可被血液或肺泡吸收，不会产生不良影响，但大量空气快速进入血管后在右心室积聚，阻碍右心充盈并影响肺血流循环，导致左心室前负荷和心排血量减少，以及全身低灌注。此外，血管中的大量气泡激活血小板释放 5-HT 促进血管收缩，且小气泡流入肺血管会刺激交感神经，引起反射性肺支气管收缩和血管收缩，从而进一步加重血液循环障碍，出现低血压、心肌损伤、脑缺血，甚至死亡。有报道显示，成人空气栓塞致死量估计在 200～300ml。儿童及新生儿循环系统容量小，更少的空气量亦可引起更严重的不良反应。

2. 患儿的体位 当发生空气栓塞，患儿处于左侧卧位时耐受力最佳，当处于垂直体位时，大气压与血管内压差增大，则进入静脉的气体量增加，临床症状相对更重。

3. 其他 静脉空气栓子可以通过异常解剖结构，如卵圆孔未闭、房间隔缺损、动静脉分流、肺内分流和潜在的动静脉畸形进入心房循环，使静脉空气直接进入动脉系统，这样即使非常少量的空气也可能导致比较严重的后果。患儿空气栓塞的临床表现的严重程度也受患儿心肺功能代偿情况的影响。

三、预 防

1. 静脉输液前

（1）认真检查输液器及附加装置的质量，建议所有附加装置、无针输液接头和给药装置都使用螺旋口接头，以确保连接牢固。

（2）观察各连接处是否衔接紧密，有无缝隙，输液管是否一次性排气成功，观察有无漏气。输液管连接留置针正压接头时确保衔接紧密，使用无菌溶液预充所有给药装置，排出空气。

2. 静脉输液中

（1）加强巡视，及时更换输液瓶，若未能及时更换，输液管路有空气时，及时使用正确的方法完全排尽空气。

（2）使用输液泵输液时，不可过度依赖输液泵，发现输液泵有流量不准或报警消失等故障时应及时更换。

（3）使用一次性钢针的患儿在输液过程中如需静脉注射，注射完毕后先观察并确定输液管内无气体，然后分开注射器与头皮针，打开输液器开关，滴 1～2 滴药液进入头皮针接口，使液体充满头皮针接口部，再将输液器迅速连接头皮针接口。

3. 静脉输液完毕 应及时拔针，留置针或中心静脉置管者及时封管，拔除较粗的近胸腔深静脉导管后，穿刺点需严密封闭 24h，严防空气进入，并鼓励患儿拔管后 30min 尽量保持平卧位或侧卧位，以降低发生空气栓塞的风险。空气栓塞是引起中心静脉导管拔管窘迫综合征最常见的原因。

4. 健康宣教 做好患儿及家属静脉输液过程中相关注意事项的宣教，指导患儿和看护者不要对导管连接处的任何一个静脉给药装置或接头进行拔除或再连接操作，取得患儿及家属的配合，在输液过程中如遇任何问题请及时呼叫医务人员。

四、处 理

1. 立即夹闭静脉管道，阻断空气继续进入静脉内，并寻找空气栓塞的原因。

2. 立即让家属或旁人呼叫医生。

3. 如无疾病禁忌则立即将患儿置于左侧卧位，并保持头低足高位。该体位有助于气体浮向右心室尖部，避免阻塞肺动脉入口。随着心脏的跳动，血液将空气打成小气泡，可分次小量进入肺动脉内，最后逐渐被吸收。如患儿情况危重，呼吸、心搏骤停需行心肺复苏，需将患儿置于仰卧位。

4. 立即予以高流量氧气吸入，可以减少气体栓子的体积，提高体内血氧饱和度，从而缓解缺氧状态。

5. 当有条件、有技术时，可以采用中心静脉导管或肺动脉导管抽出气体。此方法受各家医院的条件、技术及穿刺导管的位置等多方面因素的影响。

6. 严密观察患儿病情变化，遵医嘱给予镇静、抗心律失常、补液、强心、利尿等对症处理。

7. 患儿病情稳定后，将引起患儿空气栓塞的原因、护理评估、治疗及护理措施和病情的转归客观、详细地记录于护理记录单上。

8. 完成不良事件的上报。

知 识 链 接

随着医疗水平的提高及医疗器械、耗材的不断完善优化，静脉输液引起空气栓塞的发生率逐渐下降。关于空气进入血液循环而引起的严重不良反应甚至致死的量，临床研究意见尚未统一，针对儿童的空气进入血液循环而引起严重不良反应甚至致死量的研究更少。无论儿童在医院还是在诊所进行静脉输液，护理人员应严格参照静脉输液标准流程进行操作，便可以大大降低空气栓塞的发生。

（彭芳容）

参 考 文 献

国家卫生和计划生育委员会，2014. 静脉治疗护理技术操作规范. 中国护理管理，14（1）：1-4.

何方凯，管小俊，朱晔涵，2021. 急性肺水肿的临床研究和诊疗策略. 国际呼吸杂志，41（15）：1190-1194.

李小寒，尚少梅，2017. 基础护理学.6 版. 北京：人民卫生出版社：418-419.

吴玉芬，杨巧芳，夏琪，2021. 静脉输液治疗专科护士培训教材.2 版. 北京：人民卫生出版社：464-479.

Wu T，Wang Q，Zhao M，et al，2021. Two cases of fatal iatrogenic air embolism confirmed by autopsies. J Forensic Leg Med，82（1）：102209.

第十九章

儿童静脉输液治疗专业防护

静脉输液治疗过程中存在各种风险，不仅对患儿的健康造成危害，也严重威胁着护理人员的身心健康。静脉治疗过程中护士承担的职业风险来自诸多方面，临床工作中最常见和突出的表现为由针刺伤引起的生物性感染和由化疗药物暴露引起的化学性损伤。儿科护士的护理对象是小儿，其年龄较小，表达能力弱或不善表达，配合度差，因此儿科护士承担了更大的职业暴露风险。

第一节 针 刺 伤

针刺伤是护士最常见的职业伤害，是血源性传播疾病最主要的职业性因素。医务人员血源性职业暴露中 80%~90%的是由针刺伤所致。儿科患者具有年龄小、躁动易哭闹、不配合、血管细小穿刺难度高、陪同家属多、情绪易激动等特点，导致护士心理压力过大，增加了儿科护士进行有创操作时发生针刺伤的风险。研究显示，儿科护士针刺伤发生率高于其他科护士。

一、定 义

1. 针刺伤 是指由医疗利器如注射针头、缝合针、各种穿刺针、手术刀片等造成的皮肤损伤或出血。

2. 血源性职业暴露 是指医务人员在从事医疗护理等工作过程中意外被感染性病原体携带者或患儿的血液、体液等污染了皮肤、黏膜，或被含有感染性病原体的血液、体液污染了的针头及其他锐器刺破皮肤，或工作中被实验动物或患儿抓伤等，以及其他有可能被感染的情况。

二、针刺伤的危害

针刺伤可引起血源性疾病的传播，威胁着医务人员的职业安全和生命健康，给暴露者带来极大的精神和心理压力，也给医疗卫生机构和暴露者带来沉重的经济负担。

1. 生理危害 针刺伤后的主要生理危害包括感染、疾病、残疾，甚至死亡。针刺伤可引起 20 余种血源性疾病，包括乙型肝炎病毒（HBV）、丙型肝炎病毒（HCV）和艾滋病病毒（HIV），其他如梅毒、淋病、结核等病原体也可经针刺伤进入体内，引起局部或全身感染，对医务人员身体健康造成极大危害。护士与针具接触频繁，因针刺伤所致的血源性传染病的发生率均高于其他医务工作者。针刺伤时 0.004ml 血液足以感染病毒。

2. 心理危害 针刺伤给医务人员除造成生理伤害，还会造成心理上的巨大创伤。发生针刺伤后，医务人员往往出现各种负面心理，包括不同程度的压力、焦虑、愤怒和罪恶感，其程度取决于引起针刺伤的锐器来源。如果被不明来源的针刺伤后，被刺者会产生较重的思想负担，甚至影响其生活质量；如果被明确血液传播的病原体所污染的针刺伤，被刺者的情绪会极度低落，心理状况极差，惊惶失措，即使经过既定的观察期后检测血液中病毒呈阴性，其精神心理状态仍然受到影响。

3. 经济损失　医务人员发生针刺伤后，造成的经济损失包括误工损失、检查费用、初始及随访治疗的直接医疗费用，暴露后担心被感染的紧张心理反应所导致的治疗费用，以及与 HBV、HCV 或 HIV 血清阳转阴有关的治疗费用等。

4. 卫生人力资源的流失　医务人员一旦被感染，就会导致他们离开自己的岗位，并且可能影响卫生服务队伍的稳定。

三、针刺伤易发生的环节

1. 医疗废物处理、整理用毕的锐器物，是针刺伤发生的最高危因素。

2. 静脉治疗操作，如将针头插入输液瓶、输液后拔针、静脉抽血、将血标本注入采血管内时，回套针帽、分离针头、传递针头时，抽吸药液与拔开针帽，静脉穿刺、静脉置管后拔出针芯、静脉封管等。

3. 被他人碰撞、患儿不合作时，此为儿科护士针刺伤相对高于其他科护士的主要原因。

4. 其他如针具不适当放置、手术缝合、手术器械传递、肌内注射、微量血糖测试等。

四、针刺伤发生的原因

1. 操作因素　诊疗操作不规范，实习生操作不熟练，违反操作原则，如为节约时间，注射针头弃于治疗盘集中进行二次锐器处理、回套针帽、手拿锐器做其他工作、使用后的锐器未及时弃于锐器盒误伤他人等。

2. 管理因素　缺乏预防针刺伤的标准化规范操作流程，职业安全培训不到位，日常操作缺乏监督，培训后依从性低，发生针刺伤后上报率低，人员配备不足致工作任务繁重、高度紧张忙碌等。

3. 人员因素　对针刺伤的危害认识不足，自我防护意识薄弱，各种因素导致的疲劳工作，手术过程中传递器械时配合欠佳等。

4. 环境因素　采光不良、拥挤、嘈杂及患儿不配合的操作环境，锐器盒摆放位置不合理。

5. 防护用品因素　安全器具使用率低，防护用具不能就近获取，锐器回收容器的容积与口径比例不匹配，不易投入，锐器回收容器配备数量不足、规格不适宜等。

五、针刺伤的预防

1. 加强培训　对新入职的护理人员就预防针刺伤的重要性等进行安全意识培训，定期对护理人员进行标准的安全工作流程培训及血源性传播疾病的流行病学知识培训。

2. 严格执行各项护理操作的标准防护流程　改变危险行为，任何时候都不应该回套针帽，锐器使用后立即弃于锐器盒，严禁锐器集中二次处理。为有明确血源性传播疾病的患儿执行各类穿刺操作时应戴双层手套。手术中需传递锐器时，避免徒手传递，应将锐器置于防刺破的容器（如弯盘、托盘）中进行无接触式传递。

3. 改善环境　各类穿刺操作的视野环境应保持光线充足、明亮，操作台面应平整宽敞。在进行穿刺操作前，应确保各种穿刺及辅助用品在操作者的可及范围内并有序放置，避免手持锐器远距离移动。配备足量的锐器回收容器，合理摆放锐器盒。

4. 合理配备人力资源　根据各时段工作量实行弹性排班，确保充足的诊疗、操作时间，避免忙中出错，为不合作的患儿做治疗时必须有他人的协助。

5. 使用安全型静脉治疗工具　使用安全型密闭式血管通路工具，选择带自动激活装置的安全型针具、无针输液接头，建立静脉无针系统。

6. 完善管理制度　制定使用锐器时的安全操作规范，建立职业安全和预防针刺伤发生的管理制度、针刺伤发生后的管理机制及报告反馈制度，定期分析反馈结果。

六、针刺伤的处理

（一）局部处理

1. 立即在伤口旁由近心端向远心端轻轻挤压，尽可能挤出损伤处的血液，避免挤压伤口局部，再用肥皂水和流动水进行冲洗。被接触的黏膜，用生理盐水反复冲洗干净。

2. 用消毒剂如 75% 酒精或有效碘浓度 ≥0.5% 碘伏对受伤部位进行消毒，必要时对伤口进行包扎。

（二）上报不良事件

1. 紧急处理后，立即向护士长和科室主任报告，护士长在 2h 内上报预防保健科，暴露源为 HIV 阳性或疑似患儿，应当在暴露发生后 1h 内上报。

2. 填写职业暴露登记表，一式三份（所在科室、医院感染控制中心、医务科或护理部）。向上级部门报告的内容包括被何物刺伤、刺伤地点、时间、伤口情况、现场处理措施及用药记录。

3. 检验科接到相应检查项目单后立即进行检验，迅速报告检验结果，并注意保存样本和资料。

（三）根据现有信息评估被感染的风险

针刺伤发生后，尽快确定传染源及风险程度，采取相应的补救措施。

1. 对已知源患儿进行乙型肝炎病毒表面抗原、丙型肝炎病毒抗体和艾滋病病毒检测。

2. 对于未知源患儿，要评估接触者被 HBV、HCV 或 HIV 感染的风险。

3. 对接触者通过其乙型肝炎疫苗接种史和接种效果评估 HBV 感染的免疫状况。

（四）采取接触后预防措施

应遵循《中华人民共和国国家职业卫生标准》中关于血源性病原体职业接触的防护要求，定期进行相关血清学检测，并根据实际情况接种疫苗。

1. HBV　应在 24h 内抽血查乙型肝炎抗体，必要时同时抽患儿血对比。有保护性抗体者，无须处理；未接种疫苗者或以前接种过疫苗，没有保护性抗体者应注射乙型肝炎免疫球蛋白和接种乙型肝炎疫苗。

2. HCV　不推荐采用接触后预防措施。于接触 4～6 周后检测 HCV 核糖核酸，在接触4～6 个月之后追踪检测丙型肝炎抗体和丙氨酸转氨酶基线，通过补充检测，反复确认 HCV抗体酶免疫水平。

3. HIV　尽快采取接触后预防措施，在发生 HIV 职业暴露后 4h 内进行预防性用药，最迟不得超过 24h。但即使超过 24h，仍有实施预防性用药的必要。对不知是否妊娠的育龄妇女进行妊娠检测。育龄妇女在预防性用药期间，应避免或终止妊娠。做好接触后的随访和咨询，内容包括：

（1）接触后应于 6 个月内开展 HIV 追踪检测，包括在接触后的第 4 周、第 8 周、第 12 周及 6 个月时进行 HIV 抗体检测。对服用药物的毒性进行监测和处理，观察并记录 HIV 感染的早期症状等。

（2）如果疾病伴随反复出现的急性症状，则开展 HIV 抗体检测。

（3）接触者应采取预防措施防止随访期间的再次传染。

（4）在接触后 72h 内评估接触者的接触后预防水平，并进行至少 2 周的药品毒性监测。

（5）如证实患儿未感染 HIV，应当立即中断接触后预防性用药。

（五）原因分析

每例针刺伤发生后均要组织小组分析、讨论，并记录；根据分析结果，不断改进流程，进行必要的培训。由设备或工具等造成的针刺伤，及时向相关部门反馈，减少或避免再次发生伤害。

（六）针刺伤处理操作流程

针刺伤处理操作流程见图 19-1。

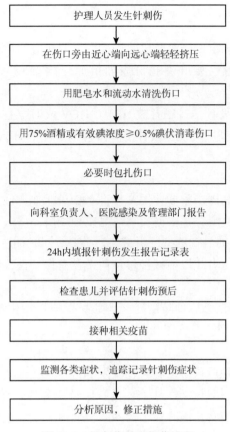

图 19-1　针刺伤处理操作流程

知识链接

　　采用三指拔针法可预防拔针时针刺伤的发生，即在拔针时，右手掌心向上，示指与中指呈剪刀状，示指向下，置于针尾下端，中指由上而下，与示指夹住头皮针延长管并反折，拇指压向示指方向，与示指共同捏住针柄，迅速将针头拔出。拔出的针头直接从输液管连接处断开，将针头置于锐器盒内。三指拔针的优点在于可以将针头自始至终掌握在手中，避免意外针刺伤。

（彭　敏）

第二节　微粒污染管理

　　不溶性微粒是一种肉眼不可见的非水溶性、非代谢性颗粒杂质。这些不溶性微粒由于各种原因通过静脉输液而直接进入人体组织，对人体造成极大危害的过程被称为静脉输液微粒污染。药液中直径超过 4μm 的微粒进入人体会蓄积在心、肝、肺、脑、肾、肌肉、皮肤等器官或组织中。较小的微粒可通过肺毛细血管床弥散到各种肺外器官，然后被网状内皮细胞系统清除，较大的微粒可使毛细血管栓塞导致脑缺血、肺缺血等严重并发症。成人毛细血管为 6~8μm，婴儿毛细血管仅为 3μm。婴幼儿的血管比成人更细小，且自身免疫功能低下，微粒对儿童，尤其新生儿的危害更大。研究人员利用 Qicpic 动态颗粒图像分析（应用该图像分析仪对大量快速移动颗粒直接进行粒度大小和粒形分析的快速图像分析）显示，在新生儿重症监护病房，每个患儿每天可能被输入高达 85 000 个微粒。儿科医护人员必须严格规范每一个输液环节，加强对静脉输液不溶性微粒的控制，以确保患儿输液安全。

一、输液微粒的来源

注射剂中不溶性微粒种类主要包含尘埃、金属屑、玻璃屑、橡皮塞屑、石棉纤维等外源性微粒；也可由于药品不合理储存、药物之间不配伍等产生的内源性微粒，如细菌、沉淀物、结晶等。静脉输液微粒主要来源于以下方面：

1. 环境因素 空气中的烟尘、粉尘、细菌等都有可能在药品生产、药物配制和药物输入环节形成微粒而被输入患儿体内。

2. 包装材料 玻璃安瓿是微粒污染的危险来源。砂轮切割玻璃安瓿瓶时会产生大量玻璃微粒而进入溶液中；配药时穿刺橡胶塞产生碎屑；一次性输液器、注射器等塑化材料的高分子异物、不耐摩擦而脱落的微粒等。

3. 药物的生理不相容性 因多药同时输注、溶媒选择不当、药物配伍不当等原因产生沉淀或药物微晶。

（1）在重症监护室常需要联合用药，尤其早产儿需要长期的肠外营养及血液病患儿常需多种药物输注，但静脉通路十分有限。如果所有的药液都通过一根静脉导管泵入，且泵入速度缓慢，延长了药物各成分之间的接触时间，显著增加微粒形成的风险。研究表明，在 NICU 实行几种药物的联合输注导致≥10μm 和≥25μm 的微粒数量增加了两倍。

（2）新生儿及儿童通常需要限制液体量，如果没有加入足量的溶媒，可导致药物不完全溶解，也会产生大量微粒而被输入患儿体内。

4. 护理操作不当 如不规范切割玻璃安瓿；无菌技术不严带入细菌；消毒剂（碘化合物）等未干被带入体内；重复使用一次性注射器导致材料摩擦产生微粒；输液器使用过久导致过滤装置纤维脱落等。

5. 药物储存不当 药物随着存储条件的变化（如温度、湿度、避光要求、放置时间等）而产生结晶或沉淀。如脂肪乳剂储存使用过程中由于脂肪乳化不全而形成脂肪乳微粒等。

二、微粒污染对人体的危害

微粒作为一种异物进入体内，对人体的危害是潜在的、长期的、严重的，甚至是难以被人发现的。其危害程度主要取决于微粒的理化性质（数量、大小、形状和成分）及患儿人群。微粒越大，数量越多，机体抵抗力越弱，其对人体的危害越大。

早在 1988 年就有研究者报道，在一例坏死性小肠结肠炎致死患儿的尸检中发现，肠系膜动脉血栓中含有 50～200μm 塑料微粒，证明微粒可导致血栓形成。国外曾报道了一例因输注全肠外营养相关的结晶沉淀物而导致肺动脉栓塞和肺肉芽肿的病例。研究表明，使用直列式过滤器显著减少微粒输入，从而降低了心脏病患儿的全身炎症反应综合征、肾脏和血液系统功能障碍发生率。可见，输液微粒污染对人体造成的危害不可估量，其一般表现如下：

1. 炎性反应　微粒作为一种异物进入体内，刺激组织，激活释放促炎细胞因子及巨噬细胞吞噬，启动局部炎症过程（如静脉炎、肺炎），甚至扩展为全身炎症反应。玻璃微粒中主要成分为二氧化硅，研究者利用小鼠实验证实，巨噬细胞吞噬二氧化硅微粒，产生促炎症细胞因子，如 IL-1β 和 IL-18，进而导致肺部炎症，且无法溶解的微粒最终又从凋亡的巨噬细胞中释放，持续刺激和破坏巨噬细胞，导致慢性炎症。

2. 血管栓塞　微粒进入血管损伤血管内壁，导致血小板聚集，增加血栓形成的风险；大于毛细血管直径的微粒可能堵塞血管，造成机体器官组织的局部缺血。血管栓塞的影响取决于微粒的大小及侧支循环情况。

3. 肉芽肿　是机体的一种增生反应。不溶性微粒进入机体后被巨噬细胞识别、包围、增殖，可在多个部位形成肉芽肿，肺是最主要的受害器官。危重患儿，尤其早产儿，需要长期使用全肠外静脉营养（TPN），TPN 中加入的脂肪乳及多种电解质如钙、钾、磷等，如果脂肪乳生产、储存或使用不当，可产生大量微粒甚至可见的沉淀物，输入患儿体内后造成严重肺栓塞及肺肉芽肿形成。

4. 肺动脉高压　肺部毛细血管网丰富且细小，是微粒滞留的重要场所。微粒进入血液循环很难通过肺部微循环，阻塞肺血管引起肺动脉压力增高而形成肺动脉高压。对于持续肺动脉高压的新生儿及早产儿，其危害更大。

5. 其他　微粒可与组织蛋白发生反应引起过敏反应；与血细胞之间碰撞致其破坏造成出血等症状；放射性微粒进入人体可直接引起白血病或白细胞减少症等。

三、静脉输液治疗微粒污染防控管理

输液微粒污染对患儿的潜在危害随着静脉输液人数的增多而不断增加，国家药品监督管理局、药品生产机构、医疗机构已从各个环节采取行之有效的措施控制微粒污染，保障患儿输液安全。

（一）从药品生产源头控制输液微粒的污染

1. 改善生产单位环境，安装层流空气系统，防止空气中悬浮微粒与细菌污染。

2. 选用优质材料，减少包装材料来源的微粒污染，如减少玻璃安瓿，尽量使用塑料安瓿代替。

3. 优化检验技术，杜绝不合格药物流入市场。根据《中华人民共和国药典》（2020 年版），对不溶性微粒采用显微计数法检查规定如下：

（1）标示装量为 100ml 或 100ml 以上的静脉用注射液除另有规定外，每 1ml 中含 10μm 及 10μm 以上的微粒数不得超过 12 粒，含 25μm 及 25μm 以上的微粒数不得超过 2 粒。

（2）标示装量为 100ml 以下的静脉用注射液、静脉注射用无菌粉末、注射用浓溶液及供注射用无菌原料药除另有规定外，每个供试品容器（份）中含 10μm 及 10μm 以上的微粒数不得超过 3000 粒，含 25μm 及 25μm 以上的微粒数不得超过 300 粒。

（二）规范医务人员药液配制及输注流程，切断或减少微粒污染

1. 加强医务人员对输液微粒危害的认识，提高自主防控微粒污染意识。培养静脉治疗专科护士，提高静脉治疗质量。

2. 优化配药及输液环境，保证治疗室及患儿输液室空气洁净。

（1）配药前、配药时及输液时，避免清扫台面、地面、床面；减少人员流动；减少陪护及探视人员。

（2）治疗室及病房安装空气净化设施或配备净化无菌工作台。

（3）有条件的医疗机构可建立静脉药物配制中心（pharmacy intravenous admixture service，PIVAS）。相较于自然环境，在 PIVAS 环境下配制的溶液，≥10μm 的不溶性微粒数量显著减少。

3. 规范医务人员操作行为，提高静脉输液安全性。

（1）操作者配药及输液时要求穿工作服、戴工作帽及口罩，严格遵守无菌操作原则及查对制度。配药前仔细检查容器质量、药液质量及有效期。

（2）规范护理操作，减少玻璃微粒、橡胶微粒、塑料微粒等。

1）砂轮切割玻璃安瓿瓶时，切割安瓿颈部≤1/4 周，并在切割前后擦拭消毒；禁止使用镊子等直接敲碎安瓿。

2）避免反复穿刺橡胶瓶塞，采用双侧孔针与斜面穿刺能有效减少橡胶微粒污染。

3）避免使用同一注射器反复抽吸药液，及时更换一次性输液器及延长管，使用时间不超过 24h。

（3）合理用药，减少因药物相互作用导致的微粒污染。

1）注意药物配伍合理。护士应熟知药物的药理性质和配伍禁忌。不同药物连续输注时，使用生理盐水间隔冲管。合理安排输液顺序，避免出现沉淀、混浊和结晶析出。减少联合用药，尽量单独输注。

2）合理选择溶媒及用量。儿童及新生儿，尤其早产儿，临床常用少量溶媒稀释药物，需待充分溶解后再使用。自带专用溶媒不得随意替换。使用药用振荡器充分溶解药物。

3）药液现配现用。药物配制时间越长，微粒产生越多。

（4）正确的药物搬运、储存及放置。药物搬运时减少碰撞及摩擦，动作轻柔；药品应密闭、干燥、避光储存。

（三）选用优质输液器材，最大限度地减少微粒污染对患儿的危害

1. 使用终端滤过器。终端过滤器的使用减少了约 96% 的微粒，是临床减少输液微粒污染的理想措施。危重患儿使用 TPN 时，尽量使用精密输液器以防止大量微粒输入。

2. 尽量选用易折型玻璃安瓿或塑料安瓿，选用无针输液接头避免对肝素帽等胶塞的反复穿刺。

3. 选择优良的供货单位，保证药品及输液器材的高质量。

知识链接

玻璃安瓿是输液微粒污染的重要来源，而玻璃安瓿是目前主流的药品包装，临床护士需要正确打开玻璃安瓿或优化操作方法，尽量减少玻璃微粒污染。先将安瓿内药液全部弹至体部，再消毒安瓿颈部及砂轮。使用无菌纱布包裹折断后，等待两分钟后再抽吸药液，抽吸时倾斜安瓿，针头置于安瓿瓶中部缓慢抽吸。建议抽吸安瓿瓶药液时使用过滤注射器以减少微粒污染。

第三节　无针输液系统的应用

无针输液系统是指除用套管针等进行一次性穿刺外，抽血、输液、注射等一系列临床操作均采用无针输液接头直接与周围静脉留置针或中心静脉导管相连。无针输液系统在欧美国家已应用广泛，在美国几乎所有血管通路装置都使用无针输液接头，实现无针输液。随着我国针刺伤管理制度的日益健全，以及护士对自身职业安全的不断重视，无针输液系统的应用也越来越广泛。

一、无针输液系统的优点

1. 避免针刺伤，防止血源性疾病感染。无针输液的主要目的在于保护医务人员，通过去除针头，消除针刺伤的风险。据中华护理学会统计，我国自 2005 年开始使用无针输液接头后医护人员针刺伤的发生率降低了 50%。职业暴露机会减少，护士职业安全得到保障，在一定程度上提高了护士的职业满意度。

2. 避免反复穿刺，保护患者血管。正压无针密闭输液接头在断开输液瞬间产生压力，使导管内液体流向血管，降低了血栓性导管堵塞的发生率，延长了留置针的使用时间。

3. 静脉滴注流速大，有利于休克、烧伤等危重患者抢救时快速输液。

4. 其他。在临床上操作简单，使用方便，可以与注射器、输液器和输血器等连接，避免针头反复穿刺肝素帽，减少橡胶微粒污染及医护人员针刺伤的发生风险；接头螺口设计，全封闭输液，防止输液导管脱出引起液体外溢，并减少了感染的机会。

二、无针输液接头的使用和维护

无针输液接头是连接血管通路装置导管座和持续输液的给药装置之间的安全连接装

置，是无针输液系统的关键环节。但如果护理操作不规范，则会使其成为微生物入侵的门户，增加血管相关性血流感染的发生率。

（一）无针输液接头的分类

根据内部结构不同，可分为机械阀式输液接头和分隔膜式输液接头。

1. 机械阀式输液接头 根据其内部功能，分为正压、负压和平衡压三种机械阀式输液接头，临床多使用正压机械阀式输液接头连接 PICC、CVC 等导管，以防止导管内的血液逆行导致血栓性导管堵塞。但机械阀式输液接头由于内部结构较复杂，潜在无效腔及接头表面存在空隙，如果消毒不彻底，容易滋生细菌，增加感染的风险。

2. 分隔膜式输液接头 均为负压接头，其内部结构简单透明，无潜在无效腔，细菌不易定植，表面光滑易于消毒。相较于机械阀式输液接头，感染风险低。我国《输液治疗护理实践指南与实施细则》建议医务人员使用分隔膜式无针输液接头，以有效控制 CRBSI 的发生。

（二）无针输液接头的维护

1. 无针输液接头的消毒

（1）每次连接之前必须使用 75%酒精、70%异丙醇溶液、2%氯己定溶液等有效消毒剂对无针输液接头进行机械摩擦消毒至少 15s，并待干。

（2）消毒和待干的时间由无针输液接头的设计与消毒剂的性质决定，由于碘伏待干时间较长，不做首选消毒剂。使用含有消毒剂的消毒棉片比棉签消毒效果好。

2. 抗菌帽的使用 抗菌帽是一种含有消毒剂（如丙醇）的一次性消毒装置。使用消毒帽覆盖输液接头端口可替代接入前的消毒，降低导管相关性血流感染的风险。但使用过的消毒帽一旦取下就应丢弃，不可再与无针输液接头连接。外周静脉导管使用抗菌帽的证据有限，但应予以考虑。目前抗菌帽有效使用时间长短取决于产品设计，使用时应参照生产商提供的说明以定期更换。

3. 无针输液接头的冲/封管

（1）使用正压脉冲式方式对无针输液接头进行冲/封管。确保无针输液接头内无可见血液及残留药物。

（2）冲洗液一般选择 0.9%氯化钠溶液；封管液可为肝素盐水或 0.9%氯化钠溶液。

（3）根据输液接头类型，严格遵循夹紧-断开顺序，以防血液回流导致导管堵塞。负压接头应先夹闭止逆夹，再断开注射器；正压接头则应先断开注射器，再夹闭止逆夹。平衡压力接头和防回流接头，无须遵循特定顺序。

4. 无针输液接头的更换时间

（1）应依据厂家建议定期更换无针输液接头，但更换频率和时机与输注溶液、是否污染等有关，目前尚没有证据可提供最佳的更换时间，给出的更换频率多集中在 72～96h。

（2）输注脂肪乳剂、血液或血液制品等促进微生物生长的液体时，建议每 24h 更换 1 次。

（3）此外，以下情况也应更换无针输液接头：①接头内有血液残留或残留物；②在血管通路装置的血液培养取样前；③明确被污染或损坏时；④按照生产商的使用说明更换。

（4）使用预连接无针输液接头的三通或多通路，应根据临床指征尽快将三通更换为无针输液接头。

5. 更换无针输液接头的操作步骤

（1）物品准备：无针输液接头、生理盐水预冲液、75%酒精棉片。

（2）打开无针输液接头外包装，用生理盐水预冲无针输液接头。

（3）取下原有无针输液接头，用75%酒精棉片消毒无针输液接头的横断面及周围。

（4）连接新的无针输液接头，确保连接紧密；连接注射器，以脉冲正压方式冲洗导管；记录更换时间并签名。

三、无针输液接头的使用注意事项

1. 目前无针输液接头的主要使用目的是减少针刺伤，保护医护人员。

2. 无针输液接头是发生腔内微生物污染的潜在部位，目前对可预防或减少感染的无针输液接头的设计和类型尚未达成共识。

3. 不推荐将无针输液接头用于快速输注晶体溶液或者细胞悬液。其原因主要是无针输液接头内部结构对此类输注成分或者输注效果会有影响。

临床工作中对如何正确使用无针输液接头的关注较少，因此应加强对临床护士的无针输液接头使用注意事项的培训，使其明确无针输液接头的临床应用范围，避免影响无针输液接头的应用效果。

知 识 链 接

无针系统的应用避免了医务人员针刺伤及随之导致的血源性感染，但若使用和维护不当，会对患儿输液安全造成威胁。无针输液接头作为连接血管通路与静脉通路的重要环节，因其反复使用的特点及临床操作的不规范会直接导致血流感染风险增加。目前对无针输液接头的临床实践及研究仍然在探索中，临床操作实践缺乏全国统一的规范及临床应用标准。

第四节　抗肿瘤化疗药物防护

抗肿瘤药物（antineoplastic drug，AD）为治疗肿瘤疾病的一类药物。主要用于恶性肿瘤患者的化疗，其在杀伤和抑制肿瘤细胞的同时，对正常的组织、细胞也有致畸、致癌、致突变等毒性作用。儿科护士也在一定程度上会接触抗肿瘤药物，且服务对象特殊，相较于频繁接触抗肿瘤药物的肿瘤科、血液科护士，儿科护士对抗肿瘤药物职业暴露危害的了解程度较低。因此，应提高儿科护理人员对抗肿瘤化疗药物职业危害的认识，规范职业防护安全行为，从而减少职业暴露，保障自身安全。

一、抗肿瘤化疗药物对护士的危害

1. 急性反应　可持续数周或数月。

（1）刺激性症状：多数抗肿瘤药物具有极强的刺激性，如环磷酰胺、氟尿嘧啶等，在配药时会出现头痛、咳嗽、感觉异常、皮肤过敏等现象，多数可在短时间内自行缓解。

（2）脱发：研究报道，约73%的接触抗肿瘤药物的医务人员自述出现脱发增多现象。化疗药物进入人体后抑制毛发根部细胞群的有丝分裂，细胞不能及时更新而发生萎缩脱落。

（3）消化道反应：如食欲缺乏、恶心与呕吐、腹泻与便秘等。

（4）其他：可出现风团、荨麻疹、皮肤瘙痒等皮肤异常反应及血液系统异常，如血小板减少、白细胞异常等。

2. 慢性毒性　大多与累积剂量有关，包括心、肺、肝、肾等功能损伤，骨髓抑制，不孕不育，胎儿发育异常（早产、流产、畸形），听力障碍和肿瘤等。

二、抗肿瘤化疗药物职业防护

1. 配制场地及环境要求　配制抗肿瘤药物的区域应为相对独立的空间，宜在Ⅱ级或Ⅲ级垂直层流生物安全柜内配制。建立静脉药物调配中心，根据临床需要逐步建立肿瘤化疗药物静脉用药调配中心，实行集中调配和供应。

2. 配备溢出包　使用抗肿瘤药物的环境中可配备溢出包，内含防水隔离衣、一次性口罩、乳胶手套、面罩、护目镜、鞋套、吸水垫及垃圾袋等。

3. 配药时操作者准备　应戴双层手套（内层为PVC手套，外层为乳胶手套）、一次性口罩；穿防水、由无絮状物材料制成、前部完全封闭的隔离衣；可佩戴护目镜。

4. 给药时注意事项

（1）操作前：严格执行手卫生，有效穿戴个人防护设备，戴一次性口罩，手套需戴双层（内层为PVC手套，外层为乳胶手套），内层手套袖口在隔离衣袖口下，外层手套袖口在隔离衣袖口上。

（2）操作中

1）在拿取、配药、输注抗肿瘤药物及处理医疗废物及化疗患者排泄物、污染被服等时都应全程佩戴手套及口罩。研究显示，许多抗肿瘤药物外包装表面就已存在污染，且国产比进口产品污染更严重。

2）静脉给药时宜采用全密闭式输注系统。固定旋紧针头，避免针头的脱落分离导致药液溢出。

3）避免对药瓶内容物加压，使用负压抽吸技术，使药液沿瓶壁缓慢注入。

4）尽量避免排气，如必须排气，则需套上护针帽后再排气。

5）切割玻璃安瓿时垫以纱布，以防划破手套，破损后应立即更换。

（3）操作后

1）配药结束后使用酒精棉片或纱布及时清除输液瓶（袋）外表面残余药液，使用合适的消毒液清洁、消毒操作台面。

2）污染物装入双层医疗垃圾袋内，封闭丢弃在有毒性药物标识的容器中。

3）规范脱去个人防护设备，流动水下清洁双手。

5. 抗肿瘤药物外溢时的处理

（1）操作者穿戴个人防护用品。

（2）立即标明污染范围，从污染区域四周向中心处理，避免污染扩大。粉剂药物外溢应使用湿纱布垫擦拭，水剂药物外溅应使用吸水纱布垫吸附，污染表面应使用清水清洗。

（3）如药液不慎溅在皮肤或眼睛内，应立即用清水反复冲洗。

（4）记录外溢药物名称、时间、溢出量、处理过程及受污染的人员。

6. 加强护士职业安全培训　需对实施抗肿瘤药物的医务人员进行专业教育及能力培训，经考核认证合格后方可从事抗肿瘤药物调配，并建议每年对其进行能力评估。

7. 建立护士健康档案　对长期接触抗肿瘤药物的护士建立健康档案，每年进行体检。发生溢出或外泄事件直接导致皮肤或眼睛污染时，应及时检查，并登记在溢出事件登记本上，同时上报保健科备案，并给予人文关怀。妊娠、哺乳人员避免接触抗肿瘤药物。

知识链接

机器人智能配药系统是一种用于自动混合无菌注射用危险药物的机器人系统，可实现抗肿瘤药物配制的全自动化，减轻医务人员工作量，降低伤害。机器人智能配药系统为化疗药物的配制工作提供了新的途径，但需投入较大财力，依靠先进的软件技术。

（卓珍玉　陈　媛）

参 考 文 献

方嘉欣，陈建军，韩飞飞，等，2020. 全国儿科护士针刺伤现状调查与影响因素分析. 中国护理管理，20（11）：1648-1652.

国家卫生健康委员会，2021. 血管导管相关感染预防与控制指南（2021 版）. 中国感染控制杂志，20（4）387-388.

韩柳，杨宏艳，刘飞，等，2020. 无针输液接头临床应用的最佳证据总结. 中华护理杂志，55（8）：1239-1246.

郝梦琳，边原，朱九群，等，2020. 四川省医务人员抗肿瘤药职业暴露调查分析. 中国药房，31（8）：1009-1014.

吴丽芬，何娇，刘恋，2018. 儿童静脉治疗安全与管理. 郑州：河南科学技术出版社：209-210.

郑一宁，李映兰，吴欣娟，2018. 针刺伤防护的护理专家共识. 中华护理杂志，53（12）：1434-1438.

周国清，尹丹萍，何多多，等，2018. 临床针刺伤的相关因素及防治措施. 中华医院感染学杂志，28（4）：628-630.

Hilliquin D, Bussières JF, 2020. External contamination of antineoplastic drug containers from a Canadian wholesaler. J Oncol Pharm Pract，26（2）：423-427.

Perez M，Décaudin B，Chahla WA. et al，2018. Effectiveness of in-line filters to completely remove particulate contamination during a pediatric multidrug infusion protocol. Sci Rep，8（1）：7714.

Rickard CM，Flynn J，Larsen E，et al，2021. Needleless connector decontamination for prevention of central venous access device infection：a pilot randomized controlled trial. Am J Infect Control，49（2）：269-273.

Slater K，Fullerton F，Cooke M，et al，2018. Needleless connector drying time-how long does it take? Am J Infect Control，46（9）：1080-1081.

附　　录

附录 1　儿童中心静脉置管知情同意书

科室：	床号：	姓名：	性别：	年龄：
住院号：		诊断：		

一、中心静脉导管置入或经外周静脉穿刺的中心静脉导管（PICC）适应证告知

☐ 需要长期静脉输液治疗者

☐ 早产儿或危重患儿抢救时

☐ 外周静脉血管条件差或缺乏外周静脉通路者

☐ 使用 TPN、化疗药物、碳酸氢钠等对外周静脉刺激性大及渗透压高的药物

☐ 长期需要间歇治疗者

二、中心静脉导管置入或 PICC 优点告知

☐ 减少反复静脉穿刺的痛苦，提高患儿生活质量

☐ 保护外周静脉，预防静脉炎和药物渗出

☐ 治疗间歇期可带管回家（较大的儿童患儿），不影响正常生活和活动

☐ 相对于其他血管通路，具有较安全、易护理的特点

三、中心静脉导管置入或 PICC 风险告知

1. 置管过程中可能出现以下情况

☐ 多次穿刺或穿刺失败

☐ 导管异位（必要时在放射介入下进行调管，费用另计）

☐ 误穿动脉，发生出血或血肿

☐ 空气栓塞

☐ 心律失常甚至心搏骤停

☐ 神经损伤，霍纳综合征

☐ 导管夹闭

☐ 其他

2. 留置过程中可能出现以下情况

☐ 穿刺点出血、渗液、疼痛

☐ 手臂肿胀

☐ 局部或全身感染、败血症

☐ 皮肤过敏

☐ 静脉血栓形成或肺动脉栓塞

☐ 导管堵管、漂移

☐ 导管脱出、损伤或断裂

☐ 不能耐受置入材料

☐ 其他

四、您以下的签名表示

1. 已阅读并理解、同意前面所述的内容。

2. 您的医生或护士对以上情况已向您做了充分的解释和说明。

3. 您授权并同意医生或护士为您施行上述操作。

患儿（监护人/委托人）签字：_____；关系：_____；时间：_____年____月____日____时____分

医生/护士签字：_____　　　　　　　　时间：_____年____月____日____时____分

附录 2　儿童中心静脉导管置入操作记录

科室：　　　　　床号：　　　　　姓名：　　　　　性别：　　　　　年龄：

住院号：　　　　　　　　　　　诊断：

操作者：　　　　　助手：　　　　　　　　　　　置管时间：

一、置管前准备

□ 核实置管医嘱

□ 已签署儿童中心静脉置管知情同意书

□ 完成置管前评估

二、置管情况

1. 测量

（1）置入长度_____cm；（2）臂围_____cm

2. 消毒

（1）消毒液：□2%葡萄糖酸氯己定　　　　□有效碘浓度≥0.5%碘伏　　□2.5%碘酊＋75%酒精

（2）消毒范围：□符合标准

（3）消毒方法：□符合标准

3. 穿刺过程：□护士操作符合规范　　　　□用物准备符合规范

4. 送管过程：□顺利　　□较顺利（送管稍有阻力）　　□不顺利（送管困难，反复调管）

5. 麻醉方式：□局麻　　□全麻　　　□无

6. 置管方式：□超声引导改良塞丁格技术　　□改良塞丁格技术　　□传统穿刺法技术

7. 穿刺：部位_____；血管_____

8. 实际置入____cm；外露____cm

9. 弹力绷带加压：□有　　　□无

10. ECG定位：□有，结果　　　□无

11. 导管尖端位置：（X线结果）

三、导管资料

类型_____；厂家_____；批号_____；规格_____cm；导管长度_____cm

四、置管后相关工作

1. 导管尖端位置_____

2. 调管：□有（调管次数：_____次）　　　　□无

（1）调管后置入长度_____cm；（2）外露长度_____cm；（3）导管尖端位置_____

调管者：_____；助手：_____　　　　时间：_____年____月____日

附录 3　新生儿脐动脉/脐静脉置管知情同意书

科室：	床号：	姓名：	性别：	年龄：
住院号：		诊断：		

脐动脉/脐静脉置管适用于出生后早期（一般出生 10d 内）的极低、超低出生体重儿及病情危重新生儿，可以解决其周围血管条件差，穿刺困难，往往出生后又需立即建立动、静脉通道，以满足静脉药物的输入及中心动、静脉压监测等需要的难题。

一、脐动脉/脐静脉置管的优点

☐ 尽快获得抢救治疗血管通路，如新生儿复苏或危重新生儿的抢救

☐ 便于治疗、辅助诊断，如动静脉换血、血管造影、中心静脉压及动脉有创血压监测

☐ 便于反复留取血标本

☐ 减少反复多次静脉穿刺的痛苦

☐ 减少对外周动、静脉的刺激，保护血管

二、脐动脉/脐静脉置管可能的意外风险或并发症

☐ 置管困难或失败

☐ 局部出血、液体外渗、感染或导管相关性血流感染

☐ 血栓形成、栓塞，血小板减少

☐ 坏死性小肠结肠炎、肠穿孔、肝坏死

☐ 导管异位、移位、堵塞或断裂

☐ 心律不齐

☐ 外周皮肤供血不足导致皮肤坏死等

三、您以下的签名表示

1. 已阅读以上内容，理解、同意上述内容。

2. 医生/护士已经详细告知脐动脉/脐静脉置管存在的各种风险，并表示完全理解。

3. 授权并同意医生/护士为患儿施行脐动脉/脐静脉置管术，并愿意承担相应的后果。

患儿（监护人/委托人）签字：_____；关系：_____；时间：_____年____月____日____时____分

医生/护士签字：_____　　　　　　时间：_____年____月____日____时____分

附录 4　儿童输液港置入术知情同意书

科室：	床号：	姓名：	性别：	年龄：
住院号：		诊断：		

一、输液港置入适应证告知

1. 需要长期输液的患儿。

2. 使用对静脉刺激性强的药物，如静脉营养液、化疗药、强刺激药物等。

3. 因 PICC 置管影响外观、形象及不方便维护的患儿。

二、输液港置入优点告知

1. 保护外周静脉，减少反复穿刺的痛苦。

2. 输液港导管和注射座都埋在皮下，感染风险小，且不影响外观形象和日常生活。

3. 维护间隔时间较 PICC 长，一般治疗间歇期可每 4 周维护 1 次。

4. 留置时间长，使用寿命可达 10 年以上。

三、可能存在的风险告知

1. 置入术中可能发生的并发症

☐ 麻醉意外

☐ 误穿动脉，出血或血肿形成

☐ 穿刺损伤邻近器官，引起气胸、空气栓塞

☐ 导管刺激心脏，导致心律不齐

☐ 其他难以预料的意外情况

2. 留置期间可能发生的并发症

☐ 伤口处发生渗血、渗液、疼痛、皮肤过敏、皮肤瘀斑或坏死

☐ 局部或全身感染、败血症

☐ 手臂血管穿刺误伤置入侧臂丛神经，引起相应功能障碍

☐ 导管堵塞、血栓形成

☐ 夹闭综合征

☐ 注射座与导管连接处分离、断裂，注射座翻转

☐ 不能耐受置入材料

四、您以下的签名表示

1. 已阅读并理解、同意上述内容。

2. 医生或护士对以上情况已向您做了充分的解释和说明。

3. 您授权并同意医生或护士为您实施上述操作。

患儿（监护人/委托人）签字：_____；关系：_____；时间：_____年____月____日____时____分

医生/护士签字：_____　　　　　　时间：_____年____月____日____时____分

附录5 儿童PICC带管出院患儿健康宣教

科室：	床号：	姓名：	性别：	年龄：
住院号：		诊断：		

经外周静脉穿刺的中心静脉导管（PICC）是长期静脉输液患儿比较理想的静脉通路选择，治疗间歇期或在社区医院进行治疗的患儿，出院时可携带导管回家。出院后建议在医院PICC门诊进行导管维护。

一、置管信息

1. 置管医院：_____；置管护士：_____；置管时间：_____

2. 置管部位：_____；置管血管：_____；置管长度：_____ cm；外露长度：_____ cm；

   臂围：_____ cm（或大腿中段围_____cm）

3. 导管：品牌：_____；型号：_____；类型：□单腔；□双腔；□三向瓣膜；□前端开口

二、患儿/家属注意事项

1. 置管一侧手臂可进行一般的日常活动，如使用电脑、做家务及部分轻微的体育锻炼。

2. 避免提5kg以上物品，不做托举哑铃等持重锻炼。

3. 禁止测量血压，禁止在穿刺点上方扎压脉带进行静脉穿刺。

4. 避免游泳、浴缸泡澡。可进行淋浴，淋浴时注意防止敷料下进水，沐浴前应戴PICC专用沐浴袖套，沐浴后敷贴下如果进水需及时更换。

5. 禁止经非耐高压导管高压推注对比剂。

6. 如出现以下症状及体征，请及时到PICC门诊处理，电话号码：_____。

   □ 穿刺点出血、渗液、红肿、化脓　　　　　　□ 置管手臂麻木、疼痛、烧灼感

   □ 置管手臂肿胀，臂围超过置管前2cm　　　　□ 体温升高，>38℃

   □ 导管不通畅，冲管、封管有阻力；导管有漏液　□ 呼吸困难

7. 避免损伤或拖拉导管体外部分，导致导管脱出体外或断裂。

8. 如果PICC破损或断裂，请立即在导管断裂上方或靠近穿刺点处将导管进行反折，并用胶布妥善固定。如果看不见导管，请立即在置管侧腋窝部间用压脉带加压固定，与医院专业人员联系并到医院做进一步处理。

9. 导管维护应在PICC门诊由专业人员进行。

三、患儿在基层医院进行维护时注意事项

1. 冲封管注意事项

（1）冲管：①方法，脉冲式。②液体，0.9%氯化钠注射液10ml或预冲式注射器10ml。

（2）封管：①方法，正压封管。②液体，肝素盐水（0～10U/ml）3～5ml。

（3）禁止使用小于10ml的注射器冲封管，不可暴力冲管，以免造成导管破裂。

2. 更换敷料注意事项

（1）更换前评估置管局部皮肤、导管及敷料情况。

（2）从远心端向近心端，以0°或180°去除原有敷料，保护局部皮肤，并避免导管脱出。

（3）常规每周至少更换1次敷料，如敷料松脱、卷曲或潮湿时及时更换。

（4）消毒液自然待干后，以穿刺点为中心，无张力粘贴，敷料下不能有气泡。禁止将胶带直接贴于导管上。

（5）对透明敷料过敏者，应相应缩短更换敷料的间隔时间或更换时增加纱布保护皮肤。

（6）维护过程严格遵守无菌操作原则，严禁将导管外露部分再次送入体内。

3. 无针输液接头至少每7d更换1次

宣教护士签字：_____　　　　　　　　时间：_____年____月____日

附录 6 儿童中心静脉导管拔除/手术拔港知情同意书

| 科室: | 床号: | 姓名: | 性别: | 年龄: |
| 住院号: | | 诊断: | | |

患儿于_____年_____月_____日置入中心静脉导管,现因已完成静脉输液治疗计划,或其他原因导致导管不能继续使用,造成非计划性拔管,现予以拔除中心静脉导管。

一、拔除中心静脉导管时潜在风险

☐ 中心静脉导管拔管/拔港过程中,可能发生因附在中心静脉导管外壁的血栓脱落而出现身体重要脏器栓塞,如肺栓塞等,进而危及患儿生命

☐ 出现拔管困难,通过多种方法处理仍不能将导管拔出的,需要进一步做血管超声、X线或介入等相关检查以确认拔管困难的原因,严重者需手术取管

☐ 在拔除中心静脉导管的过程中可能出现导管断裂情况,需手术取管

☐ 其他难以预料的并发症

二、您以下的签名表示

1. 本人已阅读以上内容,并理解、同意前面所述的内容。

2. 医生/护士已经详细告知拔管/拔港存在的各种风险,我们完全理解。

3. 经商量并认真考虑,现同意并配合医生/护士为患儿施行拔管/拔港操作,并愿意承担相应的后果。

患儿(监护人/委托人)签字:_____;关系:_____;时间:_____年____月____日____时____分

医生/护士签字:_____ 时间:_____年____月____日____时____分

附录 7　儿童 PICC 异位调整知情同意书

科室:	床号:	姓名:	性别:	年龄:
住院号:		诊断:		

患儿于_____年_____月_____日置入 PICC，术后经 X 线检查，确认出现导管异位，为了减少导管相关并发症，顺利完成静脉输液治疗，需在无菌技术操作下行 PICC 异位调整，将导管送入预定位置，如果调管失败，必要时将在介入下调整 PICC 尖端位置。

一、在调整导管过程中及调整后，有可能出现如下危险

☐ 穿刺点出血，出现血肿

☐ 出现局部或全身感染

☐ 血栓脱落，导致器官组织的缺血、坏死

☐ 术后血栓形成

☐ 原有基础疾病加重

☐ 由于各种原因，PICC 无法调整至理想的位置

☐ 难以预料的其他可能

二、您以下的签名表示

1. 本人已阅读以上内容，并理解、同意前面所述的内容。

2. 医生/护士已详细告知 PICC 异位调整存在的各种风险，我们完全理解。

3. 现同意并配合医生/护士为患儿施行 PICC 异位调整操作，并愿意承担相应的后果。

患儿（监护人/委托人）签字：_____；关系：_____；时间：_____年____月____日____时____分

医生/护士签字：_____　　　　　　时间：_____年____月____日____时____分

（吴丽元　邓小青）